Kerstin Rosenberg

DAS GROSSE
AYURVEDA
BUCH

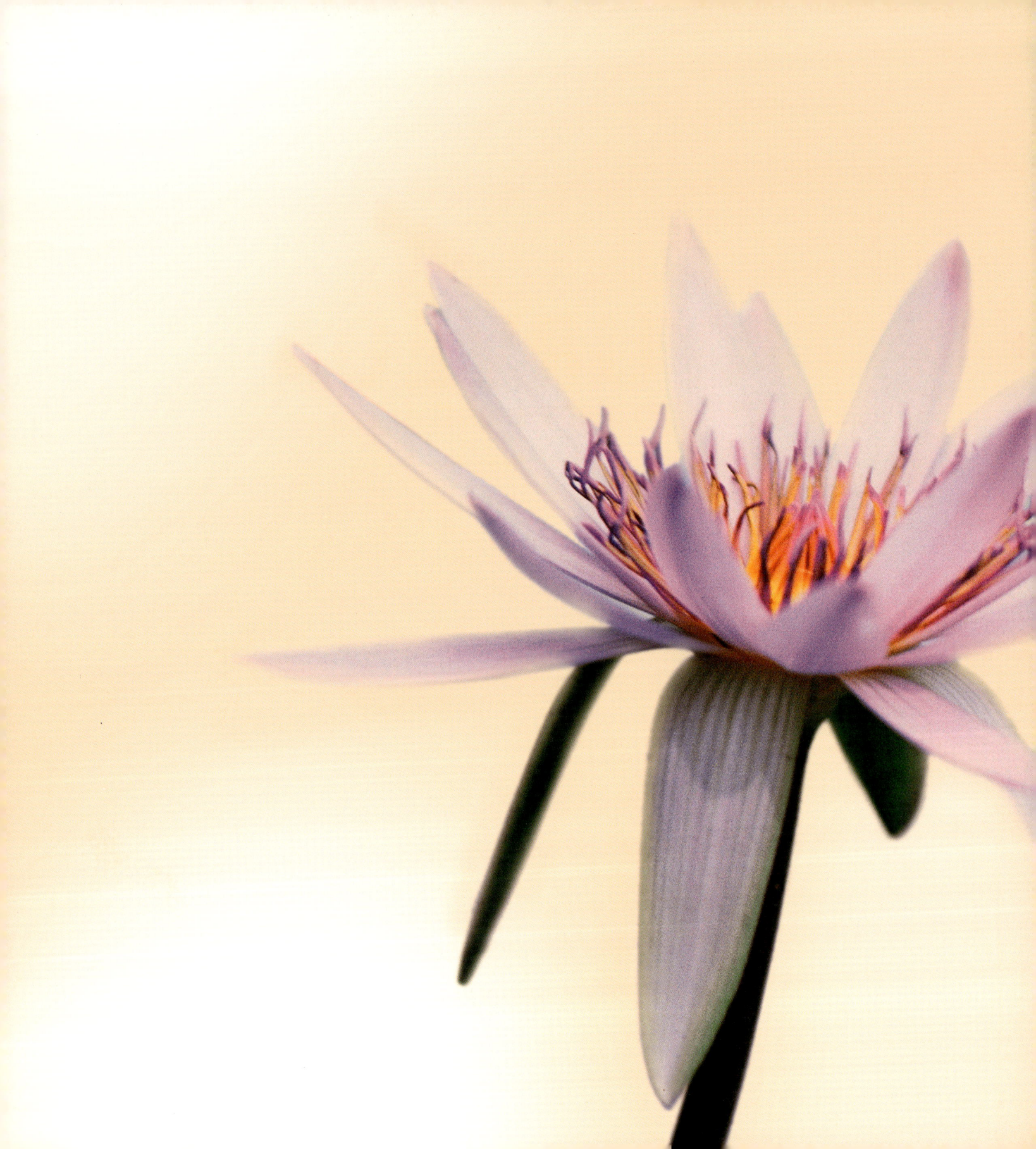

Kerstin Rosenberg

DAS GROSSE
AYURVEDA
BUCH

INHALT

EIN WORT ZUVOR

Ayurveda offenbart jedem Menschen ein ganzheitliches und intelligentes System, mit dem er sein wahres Selbst schätzen und lieben lernt. Der Schlüssel zu ganzheitlicher Gesundheit, Vitalität und Lebensfreude ist eine harmonischen Lebensweise, in der körperliche, geistige und seelische Bedürfnisse und Anlagen wohltuende Erfüllung finden.

Ayurveda, das Wissen vom Leben, begleitet mich seit meiner frühesten Jugend und hat mein ganzes Leben geprägt und bereichert. Seit über 20 Jahren studiere ich diese spannende Heilkunde und Lebenskunst. Angetrieben von einer tiefen Sehnsucht nach einer seelisch-geistigen Heimat und innerer Selbsterfüllung begegnete ich schon als Jugendliche meinem ersten Yoga- und Ayurveda-Lehrer, und sein tiefes Wissen, sein liebevolles Wesen und seine geistige Kraft haben mich im Innersten meiner Seele berührt. Er weihte mich in das alte Wissen um die menschliche Natur und Heilung ein und war während meines Ayurveda-Studiums jahrelang mein persönlicher Mentor und Ratgeber. Mit Ayurveda offenbarte sich mir eine einzigartige Welt, in der ich mich vertraut und sicher fühlte. Obwohl mir all die Begriffe und Lehren vorher unbekannt waren, fühlte ich mich »zu Hause angekommen«, und oft erschien es mir, als hätte ich das soeben neu Gelernte schon lange zuvor gewusst.

Auf meinem weiteren Ausbildungsweg durfte ich vielen bedeutenden Ayurveda-Persönlichkeiten und -Ärzten aus Indien und Europa begegnen und aus den authentischen Quellen der altindischen Heilkunst schöpfen. Sie alle verbindet die Liebe zum Ayurveda und die Hingabe an die göttliche Schöpfung, in der jeder Einzelne seinen für ihn bestimmten Beitrag leisten kann.

Bis heute lerne ich neue Aspekte und ganzheitliche Zusammenhänge dieser spannenden Wissenschaft kennen. Die täglichen Praxiserfahrungen mit Patienten, Seminar- und Ausbildungsteilnehmmern schenken mir immer tiefere Einsicht in die menschliche Natur und die individuellen Wege zur ganzheitlichen Heilung.

Dass ich das komplexe Wissen der Ayurveda-Philosophie und -Medizin in der nun vorliegenden Weise zusammenfassen und verständlich machen konnte, verdanke ich in großem Maße der Hilfe von Prof. Dr. Shive Narain Gupta. Er hat langjährige Erfahrungen als Ayurveda-Arzt und Leiter eines indischen Universitätsspitals, in dem ihn viele europäische Patienten konsultieren. In Deutschland leitet Dr. Gupta regelmäßig Ayurveda-Kuren. Deshalb ist er mit den westlichen Lebensgewohnheiten und Krankheitsbildern sehr vertraut. Ebenso kennt er durch seine intensive Dozententätigkeit für Ayurveda-Ärzte und -Therapeuten in Deutschland und anderen europäischen Ländern die hiesige Art, Ayurveda zu vermitteln und einem gebildeten Publikum zugänglich zu machen. Von all dem durfte ich in der Zusammenarbeit mit ihm für dieses Buch profitieren und danke dafür von Herzen.

INNERER REICHTUM, GESUNDHEIT UND LEBENSFREUDE

Ich verstehe den Ayurveda nicht nur als eine alte indische Medizinlehre. Vielmehr ist er eine ganzheitliche Lebensphilosophie und ein spirituelles Wissen und kann jedem Menschen helfen, sich selbst mit all seinen Persönlichkeitsanteilen als individuelles Abbild der göttlichen Schöpfung zu erleben. Mit Hilfe von Ayurveda leben wir in innerer Einheit mit unserem Körper, unseren Gefühlen und verwirklichen mit unseren Handlungen unsere Fähigkeiten und Wünsche. Wir erleben die Verbindung zu unserer Umwelt, indem wir eine bewusste Beziehung mit den Pflanzen, Tieren, Menschen, Steinen und Göttern, die unser Leben begleiten und bestimmen, aufbauen.

All dies schenkt uns inneren Reichtum, ganzheitliche Gesundheit und herzerfüllende Lebensfreude. Mit Ayurveda wird jede Stunde unseres Lebens mit wertvollen Erfahrungen angefüllt und bereichert, die der gesunden Lebensentfaltung und spirituell-geistigen Entwicklung dienen.

Ebenso gibt uns Ayurveda die Kraft, die täglichen Herausforderungen zu meistern. Als Mutter von drei Kindern, geschäftsführende Gesellschafterin einer der größten Ayurveda-Einrichtungen Europas und international tätige Seminar- und Ausbildungsleiterin weiß ich aus eigener Erfahrung, wie schwierig es ist, eine gesunde und den eigenen Bedürfnissen entsprechende Lebensweise mit den beruflichen und privaten Verpflichtungen in Einklang zu bringen. So benötigen wir einfache Maßnahmen und praktisch umsetzbare Tipps für unsere Gesundheit und Regeneration, die sich mit unserem Terminkalender und dem Familienleben vereinbaren lassen. Mit den Grundregeln der ayurvedischen Ernährung und Lebensweise erhalten wir die notwendige Kraft, Klarheit und Gelassenheit, um das eigene Leben erfolgreich zu meistern und zu genießen. Bereits kleine Änderungen der täglichen Gewohnheiten zeigen schon deutliche Wirkungen, so dass wir mit wenig Mühe einen großen Gewinn erzielen können.

»Das große Ayurveda-Buch« soll Sie auf dem Weg zu einem gesünderen und glücklicheren Leben begleiten und Ihnen ein praktischer Ratgeber für Ihre persönliche Lebensumstellung sein. Nutzen Sie das umfassende und individuell anwendbare Wissen des Ayurveda, um neue Vitalität, Schönheit und Lebensfreude zu gewinnen!

Zu Beginn des Buches lernen Sie den Ursprung des Ayurveda kennen und die Grundlagen seiner Philosophie, Geschichte und Betrachtungsweise der menschlichen Natur. Hierauf bauen alle praktischen Empfehlungen und Therapieformen auf.

Im zweiten Kapitel folgen die Erkenntnisse um die individuelle Persönlichkeit des Menschen. Mit der ayurvedischen Konstitutionslehre können wir unser ureigenes Wesen erfahren und lernen unseren facettenreichen Konstitutionstyp mit seinen körperlichen und psychischen Anlagen, seinen bevorzugten Verhaltensweisen und Anfälligkeiten für Störungen und Krankheiten kennen.

Wie wir gemäß der individuellen Lebenssituation und Konstitution unser Leben positiv verändern und bereichern können, zeigen das dritte und vierte Kapitel mit ayurvedischen Lebens- und Ernährungsempfehlungen. Die praktischen Ratschläge und Anleitungen vermitteln alles, was uns an Leib und Seele gut tut – von der ayurvedischen Lebenskunde, Körperpflege, Ernährung bis zur erfüllenden Sexualität und Partnerschaft. Die hier beschriebenen Maßnahmen stellen im ayurvedischen Verständnis die Grundlage für ein gesundes und selbsterfülltes Leben dar, und sie sollten individuell auf die eigene Persönlichkeit und Lebensweise abgestimmt werden. Gelingt es Ihnen, nur einen Teil dieser kraftvollen Maßnahmen in Ihrem eigenen Alltag umzusetzen, so haben Sie einen wahren Schatz gewonnen!

Das letzte Kapitel beschreibt die Grundlagen der Ayurveda-Heilkunde und ihrer Anwendungsmöglichkeit. Sie lernen, Krankheiten aus ayurvedischer Sicht zu betrachten, und erhalten einfache Hausrezepturen und ganzheitliche Empfehlungen, um sich von leichteren Beschwerden und konstitutionsbezogenen Störungen zu befreien.

All dies soll Ihnen innere Freiheit und Selbstverantwortung schenken, so dass Sie aus eigener Kraft Ihr Leben in Freude und Leichtigkeit auf gesunde Weise verändern und bereichern können.

Ihre Kerstin Rosenberg

WENN JEMAND DURCH EIN GROSSES STUDIUM EIN SCHRIFTGELEHRTER UND WISSENDER WIRD, ABER KEINE BEMÜHUNGEN UNTERNIMMT, SEINEN GEIST AUF DAS WESENTLICHE – DAS GÖTTLICHE BEWUSSTSEIN – ZU LENKEN, DANN GLEICHT SEINE BEMÜHUNG DER EINES MANNES, DER SEHR HART ARBEITET, UM FÜR EINE KUH ZU SORGEN, DIE KEINE MILCH GIBT.

Srimad Bhagavatam

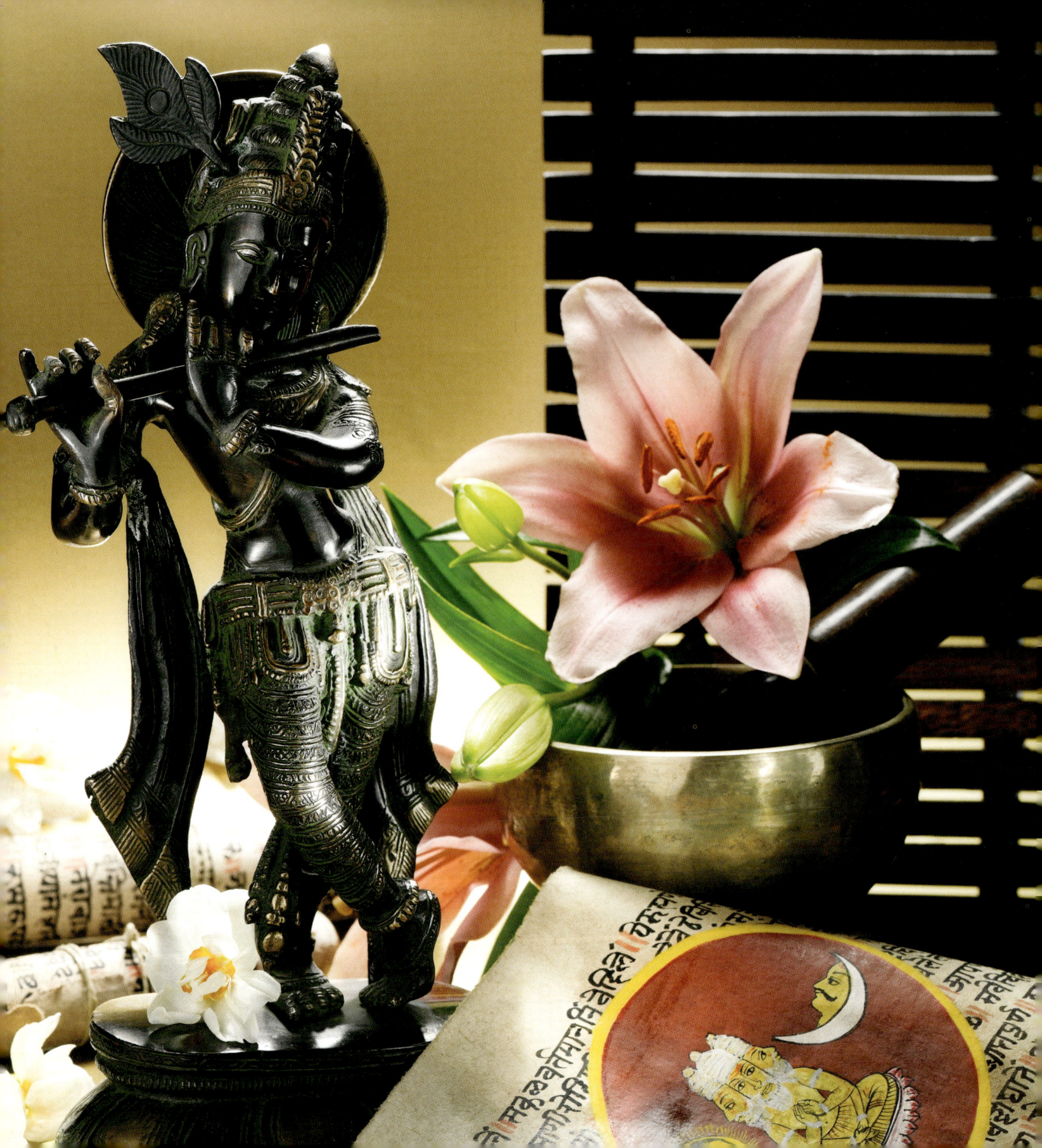

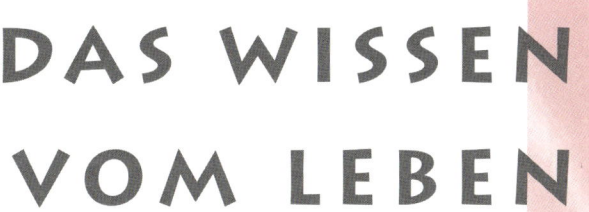

DAS WISSEN VOM LEBEN

GUTES UND SCHLECHTES LEBEN;
GLÜCKLICHES UND
UNGLÜCKLICHES LEBEN;
DAS, WAS DEM LEBEN
ZU- BZW. ABTRÄGLICH IST;
DAS MASS DES LEBENS
UND SEINER KOMPONENTEN;
UND DAS LEBEN SELBST –
WO ALL DIES ERKLÄRT WIRD,
DAS NENNT MAN AYURVEDA.

Caraka Samhita,
Sutrasthanam 1,41

DIE MUTTER DER HEILKUNST

AYURVEDA – DAS KLINGT FÜR VIELE MEN-
SCHEN GEHEIMNISVOLL, EXOTISCH UND
VIELVERSPRECHEND. WIR DENKEN AN ENT-
SPANNENDE MASSAGEN, SINNLICHE ÖL-
GÜSSE UND DUFTENDE GEWÜRZE ...

Immer mehr Menschen in der westlichen Welt haben bereits etwas über Ayurveda gehört oder eine
der wunderbaren Synchronmassagen am eigenen
Körper spüren dürfen. Doch nur wenige wissen,
was Ayurveda wirklich ist: das älteste noch lebendige Wissen vom Leben. Seit weit über 2000 Jahren werden die alten Lehren und ganzheitlichen
Heilkünste weitergegeben und praktiziert. Und
doch ist Ayurveda hochmodern, topaktuell. Es
verbindet die alten Traditionen mit den Bedürfnissen in unserer modernen Welt und schenkt uns
innovative, ganzheitliche Lebenskonzepte, mit denen jeder Mensch sein Leben neu gestalten kann.

WELTWEITE VERBREITUNG

Ayurveda, die »Mutter aller Heilkünste«, wird als
Wurzel der gesamten Naturheilkunde angesehen
und hat die traditionellen Medizinsysteme Asiens
und der Antike stark geprägt.

Die weltweite Verbreitung der ayurvedischen
Wissenschaft geschah zum Großteil durch spirituelle Lehrer und Missionare. Diese vermittelten
die Kenntnisse der ayurvedischen Medizin und
der gesamten indischen Kultur weit über die
Grenzen Indiens hinaus. Die Hochkulturen der
Antike – wie Rom, Griechenland und China –
fühlten sich von Indien angezogen, das damals als
das Zentrum der Gelehrsamkeit galt. Dies führte
dazu, dass die ayurvedische Medizin viele alte
Heilwissenschaften anderer Kulturen unverkenn-

bar beeinflusste. So finden wir zum Beispiel Paral-
lelen zwischen der ayurvedischen Marma-Therapie und der Akupunktur und Akupressur Chinas
oder zwischen den Grundgedanken des Ayurveda
und dem hippokratischen Eid.

ALTES WISSEN FÜR DIE HEUTIGE ZEIT

Heute wird Ayurveda in Indien an Universitäten
und Colleges als alternatives Medizinsystem ge-
lehrt. Kliniken, Gesundheitszentren und Ärzte auf
der ganzen Welt praktizieren diese traditionelle
indische Medizin.

In Europa ist Ayurveda seit mehreren Jahren
vor allem als Wellness-Therapie bekannt: mit den
wunderbaren Ölmassagen und entspannenden
Therapieformen, den hochwirksamen Pflanzeneli-
xieren zur Verjüngung und den vielen leckeren Ernährungsempfehlungen. Auch immer mehr kranke Menschen suchen Heilung mit der Ayurveda-
Medizin und erhalten durch die ganzheitlichen
Behandlungs- und Kurmethoden eine wertvolle
Hilfe auf ihrem Weg zu neuer Gesundheit und Lebensqualität.

Diese Vielseitigkeit der Anwendungsmöglich-
keiten macht Ayurveda besonders sympathisch
und lebensnah. Es erhebt keinen dogmatischen
Anspruch auf eine strikte Ausübung von Regeln
oder Traditionen, sondern sucht die ganzheitliche
Integration und Umsetzungsmöglichkeit im normalen Alltag. So können die ayurvedischen Lebensempfehlungen auch von gestressten Berufstätigen ausgeführt werden, und Patienten können
schulmedizinische Behandlungsmethoden mit den
ayurvedischen Therapieansätzen kombinieren.

Ayurveda ist der älteste
überlieferte Wissensschatz
über die Natur des Men-
schen. Die alten Weisheiten
aus der indischen Hochkultur schenken uns ein tiefes
Verständnis und viele praktische Empfehlungen für
die Gesundheit ebenso wie
für die ganzheitliche Be-
handlung von Krankheiten.

ERKENNTNISSE AUS SPIRITUELLER QUELLE

Ayurveda wird üblicherweise als die »Wissenschaft des Lebens« verstanden, indem *ayuh* als Leben und *veda* als Wissenschaft übersetzt wird. Dies kann aber zu Missverständnissen führen, da der Begriff »Wissenschaft« in seiner üblichen Bedeutung kein angemessener Ausdruck für *veda* ist. Bei Wissenschaft denken wir an akademische Studien oder Erkenntnisse, die in Laboratorien entstanden sind – dies entspricht in keinster Weise dem Ursprung von Ayurveda. Die Erkenntnisse des Ayurveda entstammen vielmehr geistigen und spirituellen Erfahrungen, die erst im Nachhinein auf der materiellen und körperlichen Ebene nachvollzogen wurden.

EWIGE WAHRHEITEN

Der Begriff *veda* ist ein sehr spezieller Ausdruck im altindischen Sanskrit, der so viel wie »als ewig angesehen« oder »nicht menschlichen Ursprungs« bedeutet. Die Gelehrten oder Begründer des Ayurveda werden Rishis genannt. Sie waren keine Gelehrten im üblichen Sinne, sondern eher das, was wir heute unter Schamanen, Weisen oder Yogis verstehen. Sie lebten in Einheit mit der Natur, meditierten viel und suchten nach der universellen Wahrheit der Schöpfung.

Die von den Rishis in der Meditation empfangenen Erkenntnisse sind die Grundlage der bis heute anerkannten Ayurveda-Prinzipien. Die alten Überlieferungen werden als ewige Wahrheiten angesehen, und sie offenbaren die tiefen Erkenntnisse und Weisheiten aus dieser Zeit.

Trotz des spirituellen Ursprungs ist Ayurveda keineswegs eine esoterische Vereinigung oder religiöse Sekte. Die heutigen Ayurveda-Ärzte und -Gelehrten (Vaidyas) sind unabhängige, angesehene Professoren und Therapeuten, die auch in der wissenschaftlichen Welt ein hohes Renommee genießen. Sie übersetzen die alten Traditionen und tiefen Erkenntnisse des Ayurveda auf leicht verständliche Weise, so dass sie auch für uns heute zugänglich und nutzbar sind.

Das Wissen des Ayurveda beschränkt sich nicht auf eine bestimmte Literaturgattung (die »Veden«) oder auf sein indisches Ursprungsland. Jede Erkenntnis kann als *veda* bezeichnet werden, egal wo und wann sie formuliert wurde, wenn sie mit den übergeordneten Prinzipien des Ayurveda übereinstimmt.

DIE WURZELN DES AYURVEDA

Wann Ayurveda entstanden ist, weiß man nicht genau. Theorien über den historischen Ursprung orientieren sich an den ältesten erhaltenen Texten, den so genannten Samhitas. Diese Texte wurden vor circa 2000 Jahren mehrere Jahrhunderte lang aufgezeichnet. Es sind Sammelwerke der Erkenntnisse früherer Denker und Forscher – ein Wissen, das zuvor jahrhundertelang nur durch mündliche Überlieferung erhalten blieb. In jeder Generation wurde dieses Wissen modifiziert.

EIN GEMEINSCHAFTSWERK

Mehr als 23 Philosophiesysteme und unzählige Gelehrte (Rishis) haben den heutigen Ayurveda beeinflusst und immer wieder Ergänzungen vorgenommen. Somit kann der Ayurveda als ein Gemeinschaftswerk einer unermesslichen Zahl erfahrener und authentischer Ärzte, Heiler und Philosophen angesehen werden, deren Namen zumeist vergessen sind.

Die heute bekanntesten Schriftensammlungen des Ayurveda wurden von den Gelehrten Caraka, Sushruta und Vagbhat verfasst.

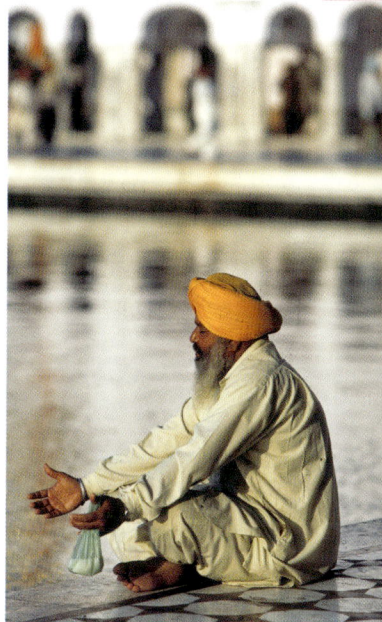

Noch heute leben einige eingeweihte und selbstverwirklichte Meister des Yoga und Ayurveda an auserwählten und als heilig angesehenen Plätzen in Indien.

GANZHEITLICHER BLICK AUF DIE WELT

Die ayurvedische Philosophie basiert auf einer ganzheitlichen Denkweise und ist um die Förderung des Lebens an sich bemüht. Sie betrachtet den Menschen als ein Ganzes und als untrennbaren Bestandteil des Universums. Das Wohlergehen eines Individuums ist nach ayurvedischer Auffassung mit dem Wohlergehen der gesamten Gesellschaft, dem Lebensraum und dem Universum verknüpft. Sein Überleben basiert auf einem harmonischen und ungestörten Umfeld in einer gesunden Pflanzen-, Tier- und Menschenwelt.

Eine uralte Sorge ...

Die heutigen Ayurveda-Vaidyas erzählen immer wieder folgende Überlieferung: In alter Zeit versammelten sich alle Rishis, um über die bedenkliche Entwicklung der menschlichen Gesellschaftsformen zu diskutieren. Sie waren in großer Sorge, weil die Menschen ihr naturverbundenes Leben im Wald verließen, um sich in Dörfern und Städten zu sammeln. »Was soll nun aus den Menschen werden, wenn sie den Kontakt zu den Pflanzen, den Tieren, den Steinen, den Sternen und den Göttern verlieren?«, fragten sie sich.

Eine Antwort könnten wir heute sicherlich geben, denn wir leiden unter den so genannten Zivilisationskrankheiten. Der Mensch in der westlichen Welt hat trotz großem Reichtum und technischem Fortschritt nur wenig Lebenserfüllung, Glück und Gesundheit gefunden. Unser aufwendiger Lebensstil ist unverantwortlich gegenüber der Umwelt, verbraucht die Ressourcen der kommenden Generationen und schwächt die körperliche und seelische Gesundheit des Einzelnen.

In diesem Sinne gibt uns Ayurveda hilfreiche Antworten auf aktuelle Fragen und zeigt uns einen Weg zu einem gesunden und selbstverantwortlichen Leben. Dabei befasst es sich mit allen Aspekten des Lebens und untersucht, was das Leben fördert, was ihm schadet und wie groß diese Einflüsse sind. Unter Berücksichtigung der Lebensprinzipien aller individuellen Geschöpfe berührt es neben der medizinischen Wissenschaft auch andere Disziplinen wie Soziologie, Ökonomie und Ökologie.

Individualität als Maßstab

Im Ayurveda bilden die Bedürfnisse, Neigungen und Abneigungen der individuellen Persönlichkeit den Maßstab seines Lebens – und nicht die von außen diktierten Regeln. Es schenkt uns ein neues Vertrauen in das eigene Wesen. Wir gewinnen zudem einen gefühlvollen und sinnlichen Zugang zu unserem Lebensraum und erleben eine tiefe Beziehung zu Pflanzen, Tieren und Menschen, die unser Leben bereichert.

Gesundheit und Selbstverwirklichung

Auch in der ayurvedischen Medizin kommen diese philosophischen Grundgedanken zum Ausdruck: Gesundheit ist kein statistischer Durchschnittswert oder allgemeines Wohlbefinden, sondern ein Zustand von innerer Freude, Vitalität und Lebenskraft. Im Gegensatz zur westlichen Medizin steht in der ayurvedischen Heilkunde nicht die Krankheit im Mittelpunkt, sondern die Gesundheit. Und diese wird untrennbar im Einklang mit einem spirituellen Wachstum, mit Liebe und Glück gesehen.

Gesundheit gilt als eine der wichtigsten Voraussetzungen zur Erfüllung des höheren Zwecks unseres Daseins: die Erkenntnis unserer wahren, göttlichen Natur. Der Körper wird als Tempel angesehen, in dem die Seele wohnt. Sein Wohlergehen ist eine wichtige Voraussetzung für geistige Entwicklung und Selbstverwirklichung.

VEDISCHES WISSEN MANIFESTIERT SICH IM MENSCHEN NUR IN ZUSTÄNDEN HÖCHSTEN BEWUSSTSEINS, BEI VOLLER KLARHEIT DES GEISTES UND BEI GRÖSSTMÖGLICHER ENTFALTUNG DER INTELLEKTUELLEN FÄHIGKEITEN.

Caraka Samhita, Sutrasthanam 1,42

GESUNDHEITSLEHRE UND MEDIZIN

In der ayurvedischen Heilkunde beschäftigen wir uns mit allem, was das Leben beinhaltet. Die Gesundheit hängt sehr stark von täglichen Lebensgewohnheiten, von der Ernährungsweise und der positiven Erfüllung körperlicher und emotionaler Bedürfnisse ab. Daher spielen individuelle Empfehlungen der Lebenskunde und Ernährungslehre eine große Rolle in der ayurvedischen Medizin, außerdem arbeitet sie mit ganzheitlichen Therapieformen wie Reinigungskuren, Arzneien aus Pflanzen und Mineralien sowie spirituellen Therapieformen (zum Beispiel Meditation).

Mit Hilfe der ayurvedischen Gesundheits- und Lebenslehre können wir nicht nur schwere Krankheiten im Heilungsprozess unterstützen, sondern auch unsere Gesundheit erhalten. Dies ist eines der größten Bestreben der ayurvedischen Heilkunde und Philosophie.

Die ganzheitlichen Heilmethoden der Ayurveda-Medizin sind über die Jahrhunderte im Wesen unverändert geblieben und werden noch heute nach den alten Lehren praktiziert. Und doch kann man nicht von »der« Ayurveda-Medizin sprechen. Durch die politischen und kulturellen Einflüsse der letzten Jahrhunderte haben sich die therapeutischen Praktiken und Behandlungsmethoden auf sehr vielfältige Weise in den verschiedenen Regionen Indiens, Tibets und in Sri Lanka entwickelt. Alle basieren auf der klassischen Ayurveda-Literatur, haben aber auch eigene Traditionen, die in die Heilkunst einfließen.

So ist zum Beispiel die Ayurveda-Medizin in Südindien und Sri Lanka sehr bekannt für ihre hervorragenden Massagetechniken, Ölbehandlungen und Therapieformen für den Bewegungsapparat, während in Nordindien eine außerordent-

DIE ACHT FÄCHER DER AYURVEDISCHEN MEDIZIN

Von alters her wird die ayurvedische Medizin in acht Fächer gegliedert. Alle haben das Ziel, die Gesundheit des Menschen zu erhalten, die Gesellschaft vor Krankheiten und Epidemien zu schützen und der Seele Frieden und Erlösung zu schenken.

1. Allgemeine Medizin (Kayacikitsa)

Neben der Ursachen- und Symptomforschung beinhaltet die allgemeine Medizin alle reinigenden und aufbauenden Behandlungsweisen (Panchakarma, Rasayana) sowie die Pflanzenheilkunde und individuelle Ernährungs- und Verhaltensempfehlungen.

2. Kinderheilkunde, Pädiatrie (Balacikitsa)

Dieser Zweig befasst sich mit der Pflege des Kindes im Mutterleib, nach der Geburt und in seinen ersten Lebensjahren.

3. Psychiatrie (Bhutavidya)

Zur Beseitigung oder Linderung von seelischen Störungen und Geisteskrankheiten werden vor allem die spirituellen und psychischen Therapien praktiziert.

4. Krankheiten des Kopfes und der Augen, Hals-, Nasen-, Ohrenheilkunde (Salakyatantra)

In den klassischen Schriften des Ayurveda werden 72 Krankheiten des Kopfes beschrieben, die in dieser medizinischen Ausrichtung ganzheitlich behandelt werden.

5. Chirurgie (Salyatantra)

Dies ist die Lehre der operativen Behandlung von krankhaften Störungen und Veränderungen des Organismus, die auf den bekanntesten ayurvedischen Chirurgen Sushruta zurückzuführen ist.

6. Toxikologie (Agadatantra)

Die Toxikologie befasst sich mit pflanzlichen, mineralischen und tierischen Giften und der Vergiftung des menschlichen Körpers.

7. Die Wissenschaft der Verjüngung, Altersheilkunde (Rasayana)

Die Verjüngungstherapien des Ayurveda beinhalten die Herstellung von Pflanzenpräparaten, die Krankheitsverhütung und eine zellerneuernde Ernährungs-, Lebens- und Verhaltensweise.

8. Sexualheilkunde (Vajikarana)

Durch spezielle Aphrodisiaka wird die sexuelle Vitalität und Potenz gestärkt. Die Therapien des Rasayana und Vaijikarana sind eng verwandt und werden häufig gemeinsam eingesetzt.

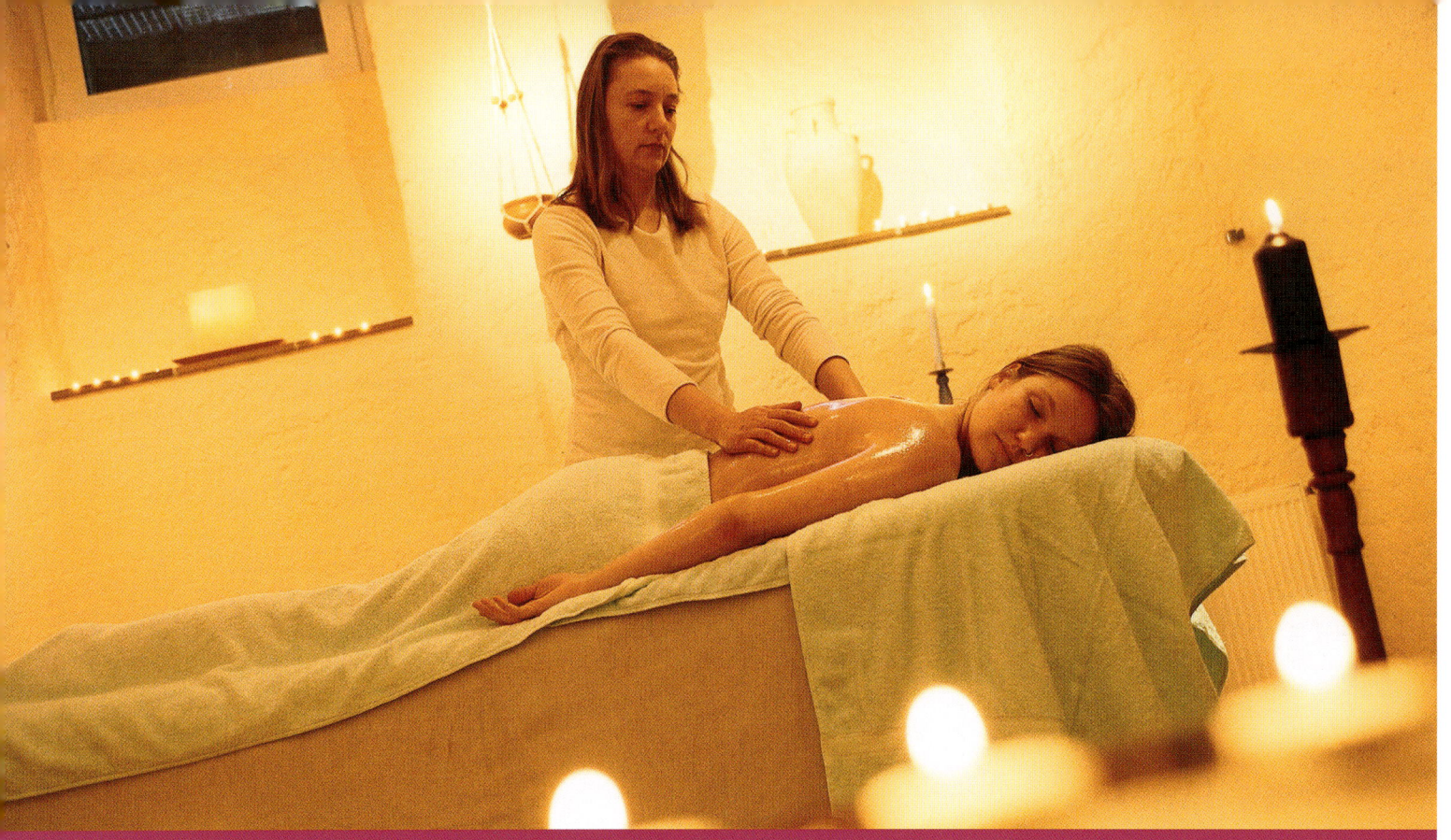

Wellness-Ayurveda ist Genuss pur. Hier werden alle Sinne genährt und verwöhnt. Warme Öle, duftende Essenzen, freundliche Farben und liebevolle Berührung schenken Körper und Geist Entspannung und Harmonie.

lich wirkungsvolle Kräuterheilkunde und Alchemie praktiziert wird.

MEDIZIN FÜRS SELBST

Alle Anwendungen und Empfehlungen zur Steigerung von Lebensenergie und Abwehrkraft müssen auf die emotionalen und körperlichen Bedürfnisse der individuellen Konstitution bezogen sein. Gesundheit, Selbsterfüllung und geistig-spirituelle Entwicklung gehen Hand in Hand. Unsere persönliche Entwicklung steht im Mittelpunkt der gesamten Ayurveda-Lehre. Inneres Wachstum und Herzensbildung finden jedoch nicht nur in meditativen Übungen und spirituellen Techniken statt. Vielmehr ist es die Grundhaltung im Leben, der tägliche Umgang mit Gewohnheiten und Verhaltensstrukturen, die eine gesunde Persönlichkeitsentwicklung maßgeblich bestimmen.

WELLNESS-AYURVEDA

Das Schöne am Ayurveda ist, dass es eine Lebens- und Heilweise der Fülle ist. Wir schenken uns eine kleine Oase der Harmonie und Entspannung in der Hektik des Alltag.

Nicht durch Reduktion und Verzicht, sondern durch liebevolle Behandlung, wohlschmeckend zubereitete Speisen und ausgewählte Heilkräuter und Gewürze erleben alle Ebenen des Seins Wohlbefinden und Stärkung. All dies schafft ein neues Lebens- und Selbstwertgefühl, das uns mit innerer Kraft, Freude und Vitalität erfüllt.

Unter Wellness werden aus ganzheitlich ayurvedischer Sicht all die Empfehlungen und Maßnahmen zusammengefasst, die nicht primär der Behandlung von Krankheiten dienen, sondern der Gesunderhaltung und Vorbeugung. Mit Hilfe von frischen und vitalstoffreichen Nahrungsmitteln, entspannenden Ölbehandlungen, genussvollen Massagen und befreienden Körperübungen kommen wir wieder in Kontakt mit unserer wahren Natur und gewinnen neue Energie für jeden Tag.

Ganzheitlich und individuell

Wellness-Ayurveda beginnt bei der individuellen, konstitutionsgerechten Betrachtung jedes Menschen. So ist es ein wunderbares Erlebnis, von erfahrenen Therapeutenaugen zum ersten Mal als »Ganzes« gesehen zu werden. Nicht bewertet oder geringschätzig als medizinischen Fall abgetan, sondern als eine Einheit von Körper, Geist und Seele erfasst und behandelt zu werden. Vorbei ist die Zeit, in der man gegen sich ankämpft und versucht, ein anderer zu sein. Vielmehr erkennt man jetzt seine eigenen Fähigkeiten und richtet Lebensweise, Arbeitsstil und Ernährung nach den besonderen Persönlichkeitsstrukturen aus.

DIE »SCHWESTERN-WISSENSCHAFTEN«

Die alten vedischen Schriften überliefern den Ayurveda immer in Verbindung mit den verwandten Wissenschaften Yoga, Vastu-Shastra und Jyotish. Zusammen decken diese alle Wissenszweige und Behandlungsformen ab, mit der ein Mensch seine wahre Natur erkennen kann.

➤ Im *Ayurveda* – dem Wissen vom langen Leben – stehen die gesunde Lebensweise und Heilkunde im Mittelpunkt der Bemühungen,

➤ der *Yoga* beschäftigt sich eher mit den energetischen und spirituellen Aspekten der persönlichen Entwicklung,

➤ *Jyotish* – die vedische Astrologie – schenkt uns das Wissen um die kosmischen und planetaren Einflüsse auf das Leben,

➤ *Vastu-Shastra,* die altindische Geomantie, lässt uns den richtigen Platz auf der Erde in harmonischen Räumen finden und energetisch füllen.

Im Folgenden möchte ich Ihnen die »Schwesternwissenschaften« kurz vorstellen. Auf Seite 197 finden Sie Bücherempfehlungen zum Weiterlesen.

Yoga

Die Lehre des Yoga bezeichnet man auch als großen Bruder des Ayurveda. Mit seiner tiefgründigen Philosophie und den subtilen Techniken für Körper, Geist und Seele ist Yoga ein praktischer spiritueller Weg, der den Menschen zu mehr Lebensqualität verhilft. Seine Methoden sind zahlreich, umfassen verschiedene Systeme und haben das Ziel, das Leben auf eine offene, bejahende und spirituell erfüllte Weise zu meistern. Die feinfühlige Arbeit mit dem Körper, dem Atem, den Gedanken und den Emotionen führt uns zu der Quelle innerer Kraft, aus der heraus körperliche Heilung und geistige Transformation entsteht.

Die tägliche Anwendung von Yoga gehört in den Alltag der Ayurveda-Praxis. So sind die Körperübungen des Hatha-Yoga ein wichtiger Bestandteil der ayurvedischen Lebenskunde, und die Atem- und Meditationstechniken werden für die Behandlung von körperlichen, psychosomatischen und psychischen Leiden eingesetzt. Ebenso basiert die gesamte Philosophie des Ayurveda auf dem Gedankengut des Yoga.

Jyotish – die vedische Astrologie

Die vedische Astrologie hat ihren Ursprung in den vedischen Schriften und entstammt damit der gleichen Quelle wie Ayurveda und Yoga.

Die Astrologie gilt als spirituelle »Königswissenschaft« und konzentriert sich als solche darauf, das spirituelle Potential im Leben eines Menschen zu maximieren. Mit detailliertem Wissen um die

LASST UNS HUNDERTE VON HERBSTEN LEBEN, LASST UNS HUNDERTE VON HERBSTEN SPRECHEN, DIESE HUNDERT HERBSTE SOLLEN ERFÜLLT UND ANGENEHM SEIN, DIESE HERBSTE SOLLEN SOGAR MEHR ALS HUNDERT SEIN.

Yajurveda

kosmischen Zusammenhänge des persönlichen Schicksals kann sie auf direkte Weise in das Leben eines Menschen eingreifen. In der vedischen Astrologie werden alle äußeren Lebensbereiche wie Gesundheit, Partnerschaft, Beruf beleuchtet. Sie gibt uns Methoden und Maßnahmen an die Hand, um ungünstige Tendenzen und Energien abzuschwächen oder auch zu »veredeln«, günstige Tendenzen und Energien zu verstärken und zu nutzen.

Viele berühmte Ayurveda-Ärzte waren (und sind) gleichzeitig auch vedische Astrologen. Sie wissen sowohl um die Heilkraft der irdischen Güter als auch um die Heilkraft der Sterne – und können die gesammelte Kraft zum Wohle des Menschen einsetzen.

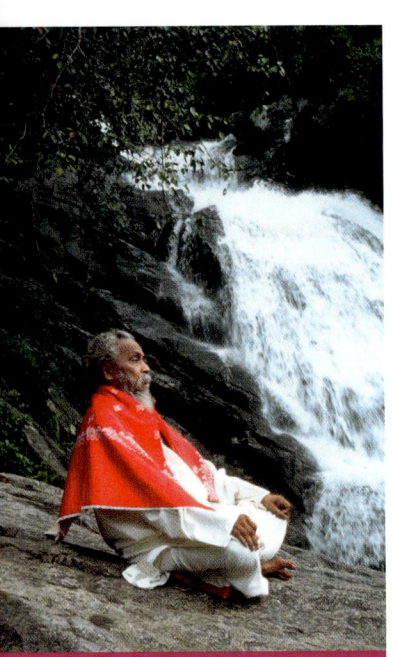

Einen tiefen Einblick in die indische Kultur und Medizin sowie eine umfassende Dokumentation über berühmte Ayurveda-Ärzte (wie Brahmanand Swamigal auf dem Foto) und deren Lebenswerk gibt der Film »Ayurveda – The Art of Being«.

Vastu-Shastra – das indische Feng Shui

Vastu ist die traditionelle indische Wissenschaft vom harmonischen Bauen, Wohnen und Leben. Es beschreibt und gestaltet die Beziehung zwischen dem Energiefeld Mensch, dem Energiefeld der Erde und dem Universum. Die ganzheitliche Architekturlehre dient dazu, lebendige und heilende Räume zu schaffen, und ermöglicht dies durch Regeln und Prinzipien für den Kauf von Grundstücken, für die Anordnung von Fenstern und die Einrichtung von Räumen bis hin zum Arrangement von Pflanzen und Möbeln. Wohn- und Therapieräume nach den Gesetzen des Vastu auszurichten und den Wohnraum auf die individuellen Bedürfnisse abzustimmen, ist ein wichtiger Aspekt der ganzheitlichen Ayurveda-Therapie.

DER MENSCHLICHE KÖRPER AUS AYURVEDISCHER SICHT

UM AYURVEDA ALS GANZHEITLICHE HEILKUNDE BEGREIFEN UND DAS LOGISCHE KONZEPT SEINER EMPFEHLUNGEN NACHVOLLZIEHEN ZU KÖNNEN, IST ES HILFREICH, EINIGE GRUNDBEGRIFFE DER AYURVEDISCHEN ANATOMIE, PHYSIOLOGIE UND DIAGNOSTIK KENNEN ZU LERNEN.

Bevor wir in die Praxis einsteigen, möchte ich deshalb die Grundlagen der ayurvedischen Sichtweise auf möglichst einfache Weise erläutern – damit Sie Ihren Körper, Ihre Psyche und Ihre Beschwerden im ayurvedischen Lichte selbst erkennen und betrachten können.

MAHABHUTAS – DIE FÜNF ELEMENTE

Nach der Lehre des Ayurveda sind Mikro- und Makrokosmos eins. Der Mensch, der mit seiner grob- und feinstofflichen Zusammensetzung (den so genannten Panchamahabhutas) dieselben Bausteine wie das Universum enthält, versinnbildlicht ein mikrokosmisches Abbild des Makrokosmos: Alle Eigenschaften des Universums sind im Menschen enthalten, und umgekehrt enthält auch das Universum sämtliche Eigenschaften des Menschen. Daher lassen sich sowohl der menschliche Körper als auch Nahrungsmittel oder Medika-

ELEMENTE UND SINNESORGANE

Die fünf Elemente (Mahabhutas) stellen verschiedene Wirkprinzipien der materiellen und feinstofflichen Ebene dar. Sie werden unmittelbar mit den Sinnesorganen und der damit verbundenen Wahrnehmung in Verbindung gebracht.

Element	Sanskritname	Eigenschaften	Sinneswahrnehmung	Funktion
Äther/Raum	Akasha	Raum, Ausdehnung	Hören	feinstoffliche Organe wie Chakren, Marmas
Luft	Vayu	Zeit, Bewegung, Veränderung	Fühlen	Bewegung, Nerven
Feuer	Teja, Agni	Licht, Transformation	Sehen	Transformation, Verdauung
Wasser	Jala	Leben, Fortpflanzung	Schmecken	Körperflüssigkeiten
Erde	Prithivi	Struktur, Form	Riechen	Körperstruktur

mente auf die fünf Elemente (Mahabhutas) zurückführen.

Sie stellen die verschiedenen Wirkprinzipien der erlebbaren Manifestation dar – auf der materiellen (körperlich manifestierten) und auf der feinstofflichen (geistigen/emotionalen) Ebene: Alles, was wir in unserer Welt wahrnehmen und spüren können, setzt sich aus Erde (Prithivi), Wasser (Jala), Feuer (Agni), Luft (Vayu) und Äther (Akasha) zusammen. Dabei sollten wir diese Elemente nicht mit der Erde des Ackers, dem Wasser der Seen, dem Feuer im Kamin oder der Luft der Atmosphäre verwechseln. Die Bezeichnungen sind eher symbolisch zu verstehen und sollen lediglich das übergeordnete Prinzip darstellen.

DER EINFLUSS AUF DEN MENSCHLICHEN ORGANISMUS

Die individuelle Erscheinung unseres Körpers entsteht durch die unterschiedliche Ausprägung der fünf Elemente. Ihre Zusammensetzung entscheidet darüber, ob wir dick oder dünn, warm oder kalt, langsam oder schnell sind.

In einem gesunden Organismus sind die Elemente in einem harmonischen Gleichgewicht – und die sich aus ihnen bildenden Körperfunktionen erfreuen sich eines hervorragenden Zustands. Eine disharmonische Verteilung oder Ansammlung hingegen führt auf lange Sicht unweigerlich zu Störungen und Krankheiten.

Wirkung und Funktion

Durch die fünf Elemente werden die funktionellen und strukturellen Bestandteile des Körpers gebildet, die sich dann als Körpergewebe, Stoffwechsel oder Organsysteme manifestieren. Zu den strukturellen Bestandteilen zählen die sieben Körpergewebe (Dhatu) und ihre Untergruppen (Upadhatu), die Ausscheidungsprodukte (Mala) und die Körperkanäle (Srota). Die funktionellen Bestandteile des Körpers sind der Stoffwechsel (Agni) und die Funktionsprinzipien (Doshas).

MANCHE PHILOSO-
PHISCHEN SCHULEN
SEHEN LEBEWESEN
LEDIGLICH ALS ZEITWEI-
LIGE KOMBINATION DER
ELEMENTE, DIE BEIM
BESTÄNDIGEN PROZESS
DER TRANSFORMATION
ENTSTEHEN. NACH
IHRER (FALSCHEN) AN-
SICHT GIBT ES KEIN EWI-
GES GÖTTLICHES SELBST,
DAS ALS HANDELNDER
UND GENIESSER
MENSCHLICHE FORM
ANGENOMMEN HAT.

Caraka Samhita 1,46

Alle Elemente manifestieren sich in bestimmten Eigenschaften oder Funktionsformen auf der körperlichen und psychischen Ebene. So sind Erde und Wasser für unsere körperlichen Strukturen besonders wichtig, da fast alle Körpergewebe auf ihnen basieren. Sie geben uns Form, Halt und Lebendigkeit. Das Feuer ist entscheidend für unsere körperliche und geistige Lebenskraft. Es schenkt uns Licht, bildet den Stoffwechsel, die Intelligenz und die Willensstärke. Luft und Äther sind die feinstofflichen Aspekte unseres Organismus, die uns mit Beweglichkeit, Sensitivität und geistiger Kraft erfüllen.

DIE FÜNF WIRKPRINZIPIEN

Akasha – Äther

Das Raumprinzip des Äthers wird charakterisiert durch fehlenden Widerstand und seine weichen, leichten, feinen, glatten, durchdringenden und durchscheinenden Eigenschaften. Das zugeordnete Sinnesorgan ist das Gehör, und seine körperliche Manifestation sind die zahlreichen Hohlräume, die sich beispielsweise in Mund, Nase, Atemtrakt, Magen-Darm-Trakt, Brustraum, in den Kapillaren, den Lymphbahnen, Geweben und Zellen finden. Akasha bringt Durchlässigkeit, Leichtigkeit und Weichheit in den Körper.

Vayu – Luft

Luft verkörpert das Element der Bewegung, das sich im menschlichen Körper in den größeren Bewegungen der Muskulatur, im Herzschlag, im Ein- und Ausatmen der Lunge, in den Bewegungen der Magenwand, des Darms sowie in den sensorischen und motorischen Impulsen des Nervensystems manifestiert. Die Eigenschaften von Vayu werden mit beweglich, leicht, kalt, rau, fein, trocken und

durchdringend benannt. Als Sinnesorgan fungiert der Tastsinn. Alle Arten von Bewegung verstärken das Luftelement und machen den Körper trocken, leicht und durchlässig.

Teja/Agni – Feuer

Die körperliche Wirkung von Agni ist die Verbrennung, die Verdauung, die Erhaltung der Körperwärme und die Versorgung der einzelnen Körperteile. Das Feuerelement verleiht dem Körper Schönheit in Form seiner Ausstrahlung und manifestiert sich im Stoffwechsel sowie im Denk- und Sehvermögen. Es zeichnet sich durch seine heißen, feinen, leichten, rauen, nicht schleimigen, durchdringenden, trockenen, klaren und nach oben steigenden Eigenschaften aus.

Jala – Wasser

Wasser macht den Körper klebrig, feucht, dicht und bringt seine flüssigen Bestandteile zum Fließen. Es wirkt aufbauend, bindend und das Gewebe erweichend. Jala manifestiert sich in den Absonderungssäften der Verdauungsorgane und Speicheldrüsen, in den Schleimhäuten, im Plasma und Zytoplasma sowie in den Körpersäften Blut, Lymphe und Fett. Es ist sinnlich wahrnehmbar durch das Geschmacksorgan und hat die Eigenschaften flüssig, ölig, kalt, langsam, schleimig, weich, feucht, träge und fließend.

Prithivi – Erde

Das Erdelement wird durch seine Eigenschaften schwer, langsam, stabil, nicht schleimig, fest, grob, dicht, hart, träge und unbeweglich charakterisiert. Verantwortlich für die Geruchsempfindungen, ist ihm das Riechorgan zugeordnet. Prithivi macht den Körper stark, fest, schwer und hart. Es manifestiert sich in allen festen Körperstrukturen wie Knochen, Knorpel, Nägel, Muskulatur, Sehnen,

Haut und Haaren. Seine körperliche Wirkung unterstützt das Wachstum und macht den Körper kompakt, fest und schwer.

NATURMEDITATION ZUR ERWECKUNG DER ELEMENTE

Um die Bedeutung und die Wirkweise der Elemente in ihrer ganzen Tiefe verstehen zu können, ist es hilfreich, einen inneren Kontakt zur Natur und den fünf Elementen aufzubauen. Es ist eine der schönsten und wichtigsten Übungen, in der Meditation unsere tiefe Verwurzelung in den Kräften des Lebens zu spüren und uns vertrauensvoll mit der Mutter Erde, dem himmlischen Vater und den Göttinnen und Göttern von Wasser, Feuer und Wind zu verbinden.

Aus der Quelle des Lebens schöpfen

Heutzutage haben viele Menschen den Kontakt zur Natur verloren und leiden deshalb unter Ängsten, Desorientierung und Energielosigkeit. Mit einfachen Ritualen und Meditationsübungen können wir unseren Platz auf dieser Welt wieder erkennen und dadurch innere Sicherheit, Geborgenheit und spirituelle Erfüllung erfahren.

In der vedischen Tradition werden bis heute Zeremonien und Rituale praktiziert – zum Beispiel Feuerzeremonien –, um die Kräfte der Natur zu erwecken. Diese werden zu festlichen und religiösen Anlässen, aber auch zu Heilungszwecken in Tempeln, bei Familienfesten und in allen Lehr- und Behandlungsstätten des Ayurveda fast täglich praktiziert. In unserem Kulturkreis erscheinen diese Rituale oft befremdlich, so reizvoll, interessant und empfehlenswert es auch sein mag, an einer solchen Zeremonie einmal teilzunehmen.

Sehr viel geeigneter und äußerst wirkungsvoll ist es, regelmäßige Naturmeditationen zur Erweckung der Elemente zu praktizieren. Diese sind besonders kraftvoll in den frühen Morgenstunden, wenn die Sonne gerade aufgeht und die Natur erwacht. Nun ist alles angereichert mit spürbarer Lebensenergie, und die fünf Elemente sind sehr präsent. Besonders stark vertreten ist zu diesem Zeitpunkt das Ätherelement, was uns mit kosmischer Energie, innerer Erkenntnis und geistiger Klarheit erfüllt. Viele von uns werden dies schon erlebt haben, wenn sie zum Beispiel im Urlaub den Sonnenaufgang am Meer beobachten oder in den Bergen die kraftvolle Stille im Herzen der Natur erleben. Doch wir sollten uns den inneren Zugang zu den Kräften der Elemente nicht für die Ferien aufsparen, sondern einfache Rituale im Alltag schaffen, durch die wir immer wieder aus der Quelle des Lebens schöpfen können.

Den richtigen Ort finden

Wenn es warm ist und wir auf dem Lande leben, ist es einfach, eine Naturmeditation im Freien zu gestalten. In diesem Falle gehen wir einfach hinaus in die Natur, spüren den Wind auf unserer Haut, genießen die Weite der Landschaft und öffnen uns für die Wärme der Sonnenstrahlen, die Sanftheit des Morgentaus auf den Blättern und die stille, unvergängliche Kraft der Erde.

Doch während der kalten und nassen Jahreszeiten oder in der Großstadt können wir unsere Meditation auch einmal nach drinnen verlegen. Sobald sich jedoch die Gelegenheit bietet, nach draußen zu gehen, sollte dies unbedingt genutzt werden, denn die folgende Meditation ist wesentlich wirkungsvoller und intensiver, wenn sie im Wald, am Wasser oder in den Bergen praktiziert wird. Aber auch in einem Park oder einem Garten können wir die tiefe Kraft der Natur in uns spüren.

➤ Suchen Sie sich einen ruhigen, sauberen und angenehmen Sitzplatz, an dem Sie mit allen fünf Elementen Kontakt aufnehmen können:

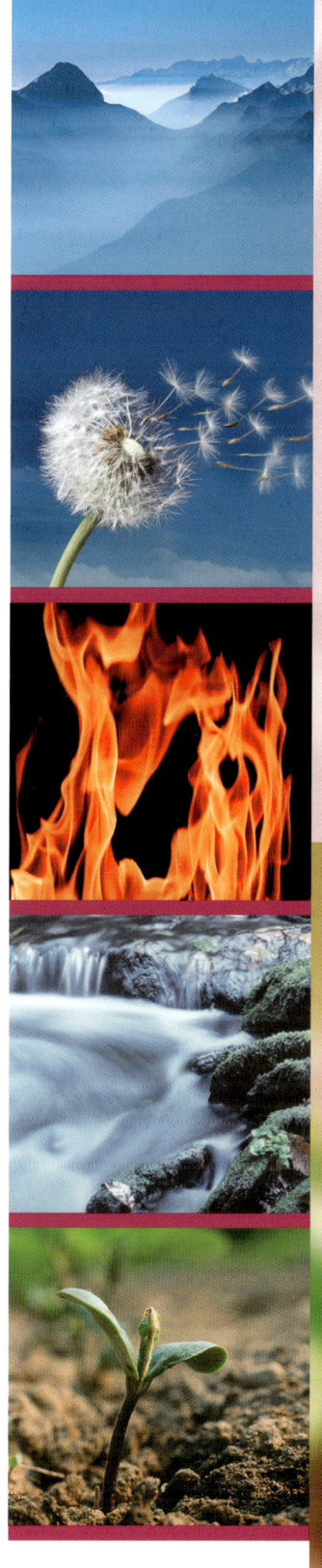

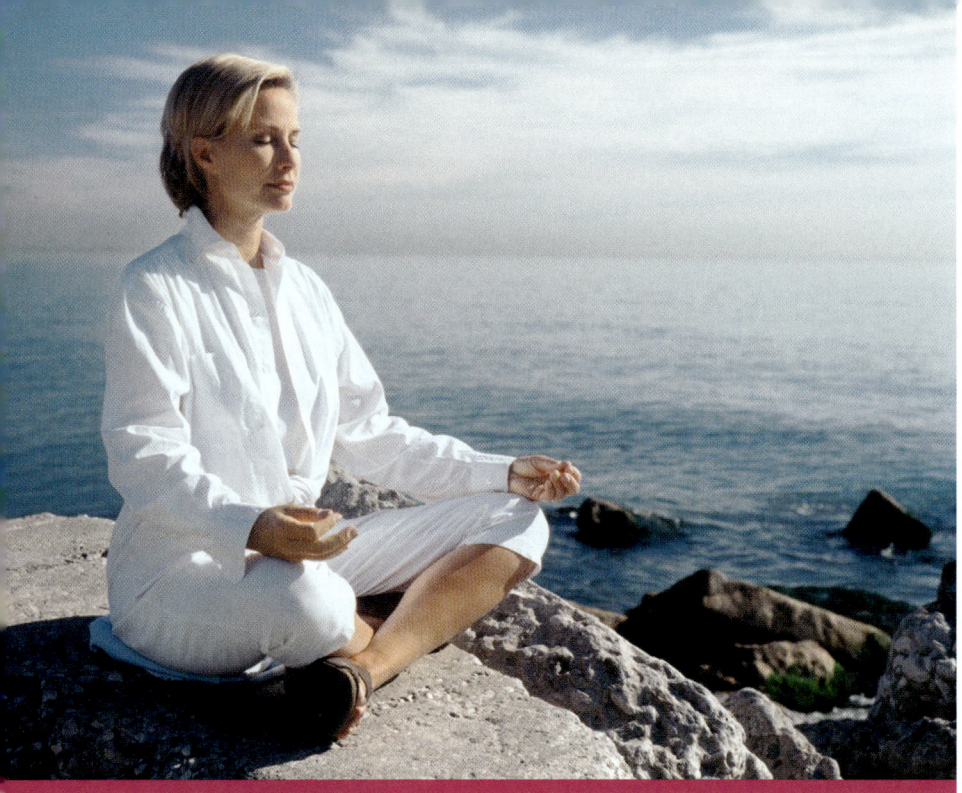

Der ideale Ort für eine energieaufladende Meditation findet sich in der kraftvollen Natur, wie in den Bergen oder am Meer.

➤ Um den Äther in sich aufzunehmen, ist es optimal, auf einem Berg zu sein. Die Höhe und Weite lassen uns der göttlichen Kraft ganz nah kommen, und mit jedem Atemzug können wir die subtile Lebensenergie aufnehmen. Falls Sie im Haus meditieren, sollte der Raum sehr hell sein, mit einer gereinigten Atmosphäre – wie sie durch eine Räucherung geschaffen wird.

➤ Das Luftelement schenkt uns Leichtigkeit, Bewegung und Energie. Durch eine tiefe Atmung nehmen wir dieses Element ganz bewusst in uns auf und erfüllen damit unseren Körper. Achten Sie darauf, dass Sie frische Luft, am besten die unverbrauchte des Morgens, in sich aufnehmen.

➤ Die Sonne und das Feuer sind Symbole für das Feuerelement. Die Wärme erfüllt uns mit Kraft, Tatendrang und Selbstvertrauen. Sehr gut ist es, während der Meditation die Hitze eines Feuers zu spüren: indem wir die warme Sonne auf unserer Haut genießen oder vor einem Feuer sitzen. Ersatzweise können Sie viele große Kerzen anzünden und möglichst nah bei sich aufstellen.

➤ Das Wasser schenkt uns Leben und die tiefe Verbindung zu unseren Gefühlen und seelischen Dimensionen. Eine Meditation am Wasser erfüllt uns mit innerer Ruhe und Zufriedenheit. Alles kommt ins Fließen, wir können Altes loslassen und Neues annehmen. Sorgen Sie immer für etwas Wasser in Ihrer unmittelbaren Umgebung, zum Beispiel eine schöne Schale mit Blumen oder einen Zimmerbrunnen.

➤ Die Stabilität, Sicherheit und innere Ordnung des Erdelements können wir durch den direkten Bodenkontakt sowie durch Steine besonders gut wahrnehmen. Gerade Menschen, die sehr nervös und ängstlich sind oder emotionalen Schwankungen unterliegen, haben ein Defizit an Erde und sollten unbedingt ihre innere Verbindung zur Mutter Erde stärken. Ihr Meditationsraum sollte dann nicht zu hell sein und eine gewisse Schwere ausstrahlen, zum Beispiel mit Hilfe großer Steine, einer Kristalllampe oder dicken Meditationsdecke.

Die Meditation

1 Nehmen Sie eine bequeme und aufrechte Sitzhaltung ein oder legen Sie sich entspannt hin. Schließen Sie die Augen und atmen Sie tief und bewusst ein und aus. Spüren Sie, wie sich Ihr Körper mit dem bewussten Atmen weitet und öffnet. Mit jedem Atemzug können Sie die Luft fühlen, wie sie durch die Nase in Ihren Körper eindringt und sich dort verteilt. Bei jedem Einatmen gewinnen Sie neue Lebensenergie. Und mit jedem Ausatmen geben Sie Altes und Verbrauchtes ab. Stellen Sie sich vor, wie Ihr Körper sich bei jedem Atemzug ausdehnt und Sie immer weiter und leichter werden. Gehen Sie ein in die kosmische Leichtigkeit und Dynamik von Luft und Äther, sehen Sie vor Ihrem inneren Auge helles Licht und Weite, lassen Sie Ihren Geist frei schweben und verweilen Sie darin ein wenig.

2 Nun atmen Sie tief in Ihren Bauch hinein und lassen Ihren Atem immer schneller werden. Spüren Sie die Hitze und die Kraft, die Sie mit jedem Atemzug erfüllt. Lenken Sie Ihre ganze Aufmerksamkeit auf die Wärme in und um Ihren Körper, und öffnen Sie jede Pore und Faser Ihres Seins, um das Feuer in sich aufzunehmen. Das Feuer erfüllt Sie mit einer unbändigen Stärke, Leidenschaft und Lust am Leben. In Ihrer Feuerenergie können Sie alles schaffen und erreichen, was Sie sich wünschen, und Sie haben eine unglaubliche Freude am Tun. Genießen Sie die Hitze in und um Ihren Körper, und lassen Sie diese mit jedem Atemzug Ihren ganzen Rumpf erfüllen.

3 Das Wasser löscht das Feuer, indem Sie sich nun wieder entspannen und den Atem einfach fließen lassen. Stellen Sie sich vor, Sie baden im Wasser des Lebens. Es benetzt Ihre Haut, durchdringt den ganzen Körper. Spüren Sie die Ruhe und die Stille, und tauchen Sie ganz in das Wasser ein, um darin in Schwerelosigkeit zu schweben.

4 Entsteigen Sie dem Wasser des Lebens, und nehmen Sie nun Kontakt zur Erde auf. Fühlen Sie die Erde unter Ihrem Körper und lassen Sie sich hineinsinken. Die Erde und Steine erfüllen Sie mit einer schweren Kraft und Stabilität, die Sie belastungsfähig und geduldig machen. Lassen Sie den Atem ruhig und gleichmäßig durch sich fließen, und spüren Sie die liebevolle Geborgenheit, mit der die Mutter Erde Sie umfängt. Bedanken Sie sich bei ihr für das Leben und all den Reichtum, mit der sie uns alle täglich segnet.

5 Nun kommen Sie aus Ihrer Meditation langsam zurück und beenden sie, indem Sie noch einmal ganz bewusst Abschied von den fünf Elementen nehmen. Sehr wohltuend ist es, nach der Meditation ein Bad oder eine Dusche zu nehmen, um auf diese Weise die innere Reinigung mit einer äußeren Reinigung abzuschließen.

DHATUS – DIE KÖRPERGEWEBE

Ayurveda unterscheidet die strukturellen Bestandteile des menschlichen Körpers in sieben verschiedene Körpergewebe, die Dhatus genannt werden. Dhatu bedeutet so viel wie »aufbauendes Element«. Jede Gewebeart setzt sich aus den fünf Elementen (Buthas) zusammen und ist fähig, untergeordnete Gewebe (Upadhatu) zu produzieren.

Die Gewebe (Dhatus) spielen in der ayurvedischen Heilkunde eine große Rolle, denn alle körperlichen Beschwerden, zum Beispiel Hautkrankheiten, Rheuma oder starkes Übergewicht, resultieren aus einer Störung der Körpergewebe. Diese können mit speziellen Therapien, Ernährung und Pflanzenheilmitteln wieder ausgeglichen werden, so dass unser Organismus zu seiner optimalen und gesunden Verfassung zurückfinden kann.

Die sieben Hauptarten der Dhatus

1. Blutplasma (Rasa)
2. (rote) Blutzellen (Rakta)
3. Muskelgewebe (Mamsa)
4. Fettgewebe (Meda)
5. Knochengewebe (Asthi)
6. Knochenmark und Gehirn (Majja)
7. Fortpflanzungssubstanzen (Shukra)

KREISLAUF DER ERNEUERUNG

Die Dhatus werden durch eine komplexe Zellerneuerung in der oben genannten Reihenfolge gebildet: Jedes Gewebe entsteht in einem eigenen Stoffwechselprozess aus dem vorherigen und nährt das nächste. Durch eine spezielle Umwandlung wird jedes Dhatu in drei Teile aufgespalten: einen gröberen und einen subtileren Anteil (Sara, Essenz) sowie einen Abfallanteil. Der Abfallanteil wird ausgeschieden, der gröbere unterhält das

EIN ZIEL DER AYURVEDISCHEN THERAPIEN UND GESUNDHEITSFÖRDERNDEN MASSNAHMEN IST DAS GLEICHGEWICHT DER DHATUS. SELBST GESUNDE MENSCHEN SOLLTEN GEEIGNETE NAHRUNG ZU SICH NEHMEN, UM DIE DHATUS ZU STÄRKEN. SCHWERE NAHRUNG VERMEHRT DIE DHATUS, UND LEICHTE NAHRUNG VERMINDERT SIE. DER VERZEHR VON FLEISCH VERMEHRT MAMSA, MEDA WIRD DURCH FETT GESTEIGERT, ASTHI DURCH KNORPEL, MAJJA DURCH KNOCHENMARK UND SHUKRA DURCH SAMEN.

Sarisrasthanam

21

Dhatu, aus dem er sich entwickelt hat, und der feinstoffliche, subtile Anteil nährt das nächste Dhatu, in welchem sich der eben beschriebene Prozess wiederholt.

Dieser ständige Erneuerungsprozess ist sehr wichtig für die Gesundheit, Vitalität und Jugendlichkeit des Körpers. Ist die Zellerneuerungskette in einem Gewebe unterbrochen, so werden die darauf aufbauenden Gewebe automatisch nicht mehr oder nur in schlechterer Qualität gebildet. Wenn wir zum Beispiel über ein schlechtes Rakta-Dhatu (Blut) verfügen, das sich durch eine leichte Übersäuerung und Hautunreinheiten bemerkbar macht, so können wir davon ausgehen, dass die weiteren fünf Körpergewebe – wie Muskeln, Fettgewebe, Knochen usw. – über kurz oder lang ebenfalls gravierende Störungen entwickeln, da sie keine gute Essenz aus Rakta erhalten.

So besteht ein wesentlicher Unterschied zum schulmedizinischen Verständnis der Gewebe darin, dass jeder Gewebsaufbau einen eigenen Stoffwechsel, Umwandlungs- oder Verfeinerungsprozess durchläuft, wobei ein Gewebe aus dem jeweils vorgeschalteten hervorgeht.

Die sieben Nebengewebe (Upadhatus)

Neben den Dhatus bilden weitere Gewebe die materielle Grundlage des Körpers. Da sie nicht in der Lage sind, sich in andere Gewebe umzuwandeln, werden sie Nebengewebe (Upadhatus) genannt:

1. Muttermilch und deren Produktionsgewebe (Stanya)
2. weibliche Fortpflanzungssubstanzen (Artava)
3. Blutgefäße (Sira)
4. Sehnen (Kandara)
5. Haut (Tvak)
6. Muskelfett (Vasa)
7. Bänder und Nerven (Snayu)

Laut Ayurveda ist ein gesunder Körper in der Lage, sich innerhalb von vier bis sechs Monaten komplett zu erneuern. Bis zum 25. Lebensjahr ist der Zellstoffwechsel äußerst aktiv und kann seine Aufgaben hervorragend erfüllen – selbst wenn er durch eine ungesunde Lebensweise und Ernährung keine Unterstützung erhält. Anschließend aber benötigt er vitalstoffreiche Nahrung und stoffwechselanregende Kräuter, um seine Jugendlichkeit und Dynamik zu behalten.

GEFÜHLE SIND KÖRPERLICH

Nicht nur Nährstoffmangel oder Umweltbelastungen stören den gesunden Gewebsaufbau und Zellstoffwechsel, auch unsere Psyche hat einen großen Einfluss auf die körperliche Substanz.

Die Psychosomatik des Ayurveda

Die ayurvedische Psychosomatik beschreibt sehr detailliert, in welcher Weise traumatische Erlebnisse und emotionale Verletzungen zu Veränderungen und Krankheiten in den Dhatus führen können. Die negativen Erfahrungen und bedrückenden Gefühle werden in den dafür vorgesehenen Geweben gespeichert und nun durch ihre körperliche Entsprechung verstärkt.

Gerade in unserer westlichen Welt sind psychosomatische Beschwerden sehr verbreitet. Viele Patienten, die einen Ayurveda-Arzt konsultieren, benötigen eine ganzheitliche und psychologisch ausgerichtete Therapie. Die mentale Belastung durch Stress, Leistungsdruck und familiäre Entwurzelung äußert sich in vielerlei Krankheitsbildern und Symptomen.

In Indien ist das noch etwas anders. Hier leiden die Menschen vor allem unter den schwierigen klimatischen und hygienischen Bedingungen, haben starke Infektionen und Mangelerscheinungen.

Dhatus speichern Emotionen

Die Körpergewebe stellen nicht nur die körperliche Struktur dar, sondern auch die psychische Manifestation der individuellen Persönlichkeit. Das eigene Weltbild, die positiven und negativen Gedanken, nicht verarbeitete Erfahrungen aus der Kindheit – all das ist in den Dhatus gespeichert und wartet auf seine Erlösung. Die geschieht automatisch, wenn sich die Körpergewebe erneuern. Fast jeder kennt die emotionalen Einbrüche und befreienden Gefühle, die man während einer rei-

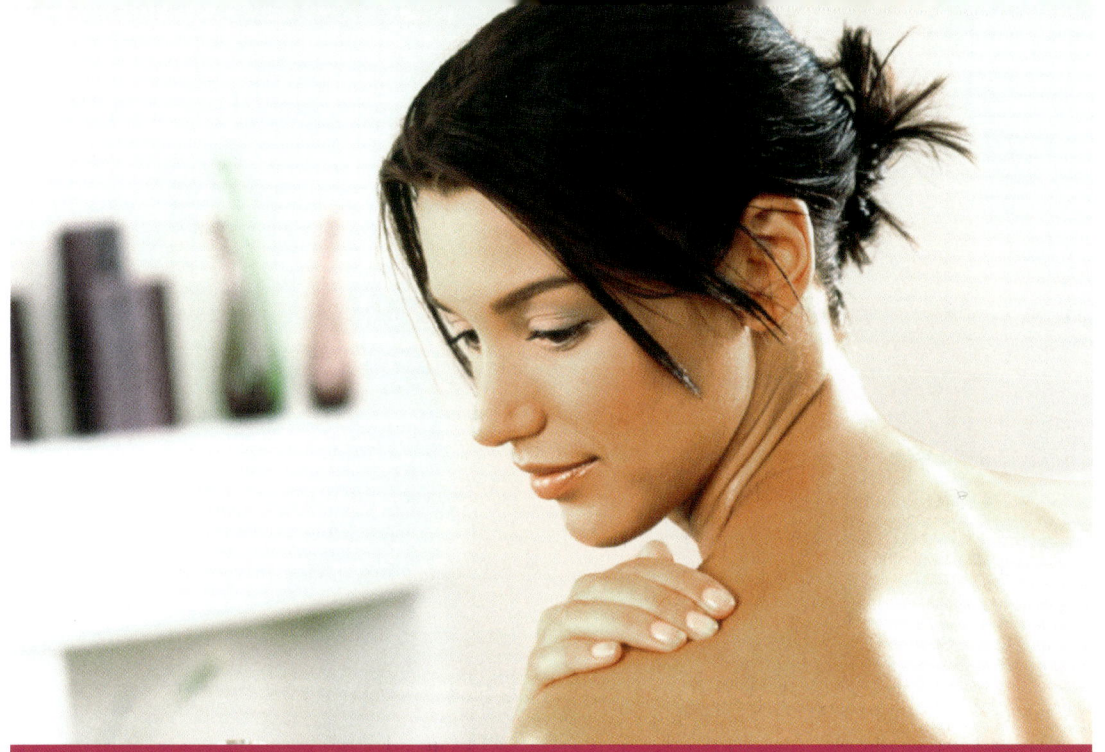

Gedanken und Gefühle haben einen großen Einfluss auf die körperliche Form und Struktur. Negative Erfahrungen und Schmerzen der Vergangenheit lagern sich als Samskaras (Erinnerungen) in den Körpergeweben ein und beeinflussen das energetische Gleichgewicht. Durch die ayurvedischen Ölmassagen, Schwitzbehandlungen und Marma-Therapien werden sie aus den Geweben herausgelöst und befreit.

nigenden Fastenkur, einer tief wirkenden Massage oder einer entschlackenden Diät entwickeln kann.

Gewebsabbau aktiviert Verdrängtes

Immer dann, wenn die alten Gewebe abgebaut werden, kommen die verschütteten Gefühle an die Oberfläche. Die schmerzhaften Erinnerungen brechen wieder auf, und wir erfahren einen tiefen Transformationsprozess, indem wir diese oft unbewussten Traumata liebevoll anschauen und bearbeiten können. Gerade bei schweren Erkrankungen wie Krebs, Asthma oder Auto-Immunkrankheiten ist es unerlässlich, auch die psychische Komponente der Krankheitsursache zu beachten und zu behandeln.

Nach einer intensiven körperlichen Ausleitung und dem emotionalen Befreiungsprozess können die Körpergewebe mit der richtigen Ernährung, Heilkräutern und gesunder Lebensweise wieder in einen hervorragenden Zustand verwandelt werden – und der Körper erfährt eine neue ganzheitliche Gesundheit. Solange jedoch die psychischen Ursachen nicht behoben oder bearbeitet wurden, wer-

den die Körpergewebe immer wieder an den gleichen oder ähnlichen Beschwerden erkranken.

Ebenso blockieren die in den Geweben abgespeicherten und oft verdrängten Emotionen eine natürliche und gesunde Lebens- und Ernährungsweise. Viele Menschen streben zwar nach einer neuen Lebensform, werden aber immer wieder von alten Gewohnheiten, Süchten und Heißhungerattacken eingeholt. Wenn zum Beispiel ein Übergewichtiger durch Veränderung seiner Ernährung sein Fettgewebe reduziert, so kommen in diesem Verbrennungsprozess automatisch auch die im Fettgewebe eingespeicherten Emotionen von Einsamkeit, der Mangel von Liebe und Zärtlichkeit sowie eine tiefe Hoffnungslosigkeit zu Tage. Dies führt dann meistens zu einer Unterbrechung der Diät und zu einem ausgiebigen Festessen, gegen alle guten Vorsätze. Erhält die betreffende Person aber therapeutische Unterstützung, so können mit diesem emotionalen Reinigungsprozess die psychischen Ursachen der Essstörung aufgearbeitet werden und das Idealgewicht kann gefunden und langfristig gehalten werden.

Viele Nahrungsmittel und Gewürze haben einen direkten Einfluss auf unser Gefühlsleben und Energieniveau. So verleiht uns der Genuss von Safran körperliche Stärke und innere Gelassenheit, Chili vermehrt die Produktion von Glückshormonen, Milch stärkt das Selbstvertrauen und die nervliche Belastungsfähigkeit, und Rosenblüten fördern die sinnliche Feinfühligkeit. Deshalb werden sie nicht nur für einen gesunden Stoffwechsel eingesetzt, sondern auch als wirkungsvolles Stimulans für die Psyche.

EMOTIONALE AUSWIRKUNGEN DER GESUNDEN ODER GESTÖRTEN GEWEBE

Körpergewebe (Dhatu)	Emotionale Auswirkung bei gesundem Dhatu	Emotionale Auswirkung bei gestörtem Dhatu
Blutplasma (Rasa)	Freude, Gelassenheit, Zufriedenheit, aufbauend	Depression, keine Energie, Fehlernährung, Unruhe, Essstörung
rote Blutzellen (Rakta)	Anregung, Heiterkeit, Ehrgeiz	kein Spaß mehr am Leben, keine Aufregung, kein Ehrgeiz, Hass, Wut, Eifersucht
Muskelgewebe (Mamsa)	Tatkraft, Fürsorglichkeit, Vergebung, Mut, Sicherheit	Hilflosigkeit, Unsicherheit, wird nicht genährt, vermehrt Passivität und Anhänglichkeit
Fettgewebe (Meda)	Zufriedenheit, Liebe, Hingabe, Einfühlungsvermögen	Einsamkeit, fehlende Liebe, mangelndes Einfühlungsvermögen
Knochengewebe (Asthi)	Unterstützung, Mut, Kreativität, Aktivität	Unentschlossenheit, kann sich nicht stellen oder Standpunkt vertreten, fehlende Kreativität, Mutlosigkeit, Selbstzweifel
Knochenmark und Gehirn (Majja)	Fülle, Selbstsicherheit	Verlust von Kraft und Selbstvertrauen, das Gefühl, alt zu werden, und an der Vergangenheit festhalten
Fortpflanzungssubstanzen (Shukra)	Lebhaftigkeit, Romantik, Kreativität, Fruchtbarkeit, Zielbewusstsein, liebenswert, positive Ausstrahlung	keine Freude, keine Romantik, fühlt sich leer und wertlos, das Leben verdorrt, Ojas geht zur Neige

OJAS – DIE LEBENSESSENZ

Das Endprodukt einer gesunden und vitalen Gewebserneuerung ist Ojas – die essentielle Lebensenergie, auch übersetzt als »feinste Essenz« oder »Strahlen«. Das feinstoffliche Stoffwechselprodukt ist maßgeblich für die Ausstrahlung und Stimmung verantwortlich. Es bringt die Augen zum Leuchten, die Haut zum Schimmern und bewirkt eine unwiderstehliche Anziehungskraft.

Die Menge und Qualität von Ojas ist unmittelbar vom Zustand unserer Fortpflanzungsgewebe (Shukra) abhängig, denn Ojas ist ein »Abfallprodukt« von Shukra. Somit dienen alle verjüngenden Maßnahmen (Rasayanas), sinnlichen Massagen, Aphrodisiaka und eine erfüllte Sexualität dem Aufbau von Ojas und schenken eine direkt sichtbare Verjüngung.

Paramojas – essentielle Lebensenergie, die begrenzt ist

Unter Paramojas verstehen wir acht Tropfen essentieller Lebensenergie, die bereits von Geburt an in uns angelegt sind. Ähnlich wie den Heiligen Gral müssen wir unser Paramojas hüten, da sein Verlust den Tod bedeutet. Einen Mangel an Paramojas kann man bei Menschen beobachten, die eine sehr schwere Krankheit hatten und sich auch nach der Genesung nie mehr ganz erholen. Die körperlichen und geistigen Kräfte mit ihren Reserven sind durch die Verringerung von Paramojas geschwächt, ihre Lebensenergie und Ausstrahlung stark vermindert. Trotz gesunder Ernährung oder aufbauender Therapien ist es ihnen nicht möglich, Paramojas wieder aufzufüllen. Dies funktioniert nur beim Aparamojas.

Aparamojas ist wieder auffüllbar

Diese zweite Art von Ojas bildet sich immer wieder neu und kann durch spezielle Nahrungsmittel, Massagen und Heilkräuter, aber auch durch positive Empfindungen von Liebe, Verliebtsein und Romantik verstärkt werden. Wir können Aparamojas mit Glückshormonen vergleichen, deren positive Wirkung nun auch moderne Anti-Aging-Therapien nutzen, indem die Hormonproduktion zum Beispiel durch Aphrodisiaka und Fitnessprogramme angeregt wird. Im Ayurveda dienen vor allem die Verjüngungstherapien des Rasayana (Seite 105) dem Aufbau von Aparamojas. Wenn es vermindert ist, wirkt dies nicht tödlich, kann aber Krankheiten verursachen.

Eine Fülle an Ojas können wir unmittelbar bei einem gesunden Baby oder Kleinkind wahrnehmen. Wir spüren seine Lebenslust und vitale Energie und erfreuen uns an seinem angenehmen Duft und der samtigen Weichheit der Haut. Dass kleine Kinder in uns fast unmittelbar zärtliche Gefühle und Wohlwollen hervorrufen, haben sie ihrem angefüllten Ojas zu verdanken. Mit dem Heranwachsen kann dies weniger werden – oft lässt dann die positive, anziehende Ausstrahlung nach.

MALAS – DIE ABFALLPRODUKTE

Unter Mala versteht man die Abfallprodukte des menschlichen Körpers. Diese sind essentielle Ausscheidungsprodukte des natürlichen Verdauungsprozesses, und der Körper muss sich beständig von ihnen befreien.

So wie ein Feuer auch Asche und Rauch im Verbrennungsprozess bildet, so produziert unser Stoffwechsel natürliche Ausscheidungsprodukte. Dazu gehören die grobstofflichen (Sthula) wie Stuhl, Urin und Schweiß sowie die feinstofflichen Abfallprodukte (Sukama Mala oder Kleda), welche der Körper über Haut, Augen, Nase, Mund, Ohren und Geschlechtsorgane ausscheidet.

Als wichtigste Ausscheidungsprodukte werden die Exkremente (Purisha), der Urin (Mutra) und der Schweiß (Sveda) angesehen. Diese genießen in der ayurvedischen Heilkunde und Diagnostik eine große Aufmerksamkeit, da die Gesundheit von der richtigen Ausscheidung der Abfallprodukte abhängt. Daher befragt der Ayurveda-Arzt seinen Patienten sehr detailliert über seine Verdauung und die Beschaffenheit seiner Ausscheidungsprodukte (Farbe, Geruch und Häufigkeit) und beschnuppert seinen Urin und Schweiß.

AMA – GIFT FÜR DEN KÖRPER

Ein weiteres Abfallprodukt ist Ama. Ama heißt wörtlich »nicht gekocht« und bedeutet, dass Teile der Nahrung nicht ausreichend verdaut wurden und nun als unverstoffwechselbarer Schlackenstoff den Organismus toxisch belasten.

Ama ist eine übel riechende, klebrige und schwere Substanz, die unseren Körper maßgeblich belastet und vergiftet. Immer dann, wenn unser Stoffwechsel zu schwach ist, um die Nahrung vollständig zu verdauen, oder wenn wir unreine und

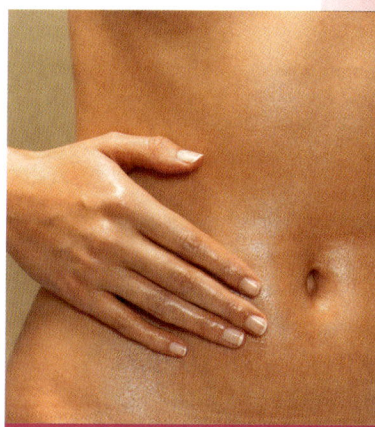

Die Bauchmassage spendet besonders viel Ojas. Durch die Behandlung des Solarplexus (Nabi-Marma) werden Energieblockaden und Verdauungsbeschwerden gelöst.

nicht zu verwertende Nahrungsmittel essen, entsteht Ama – so, als würde an einer Feuerstelle zu viel Unverbranntes liegen bleiben.

Viele Krankheiten entstehen, weil wir unseren Körper selbst vergiften, so sind zum Beispiel Rheuma, Akne oder Darmpilze typische Ama-Erkrankungen, die durch eine Optimierung des Stoffwechsels und Ausscheidung der Abfallprodukte wirkungsvoll behandelt werden können.

Das weitverzweigte Netz der Srotas (Körperkanäle) reicht vom Verdauungstrakt (Dünndarm, Dickdarm) bis zu den feinen Kapillaren in den Geweben. Eine Blockade der Srotas führt immer zur Ansammlung von Giftstoffen, die Ursache für Krankheiten sind. Durch Stress und durch den übermäßigen Genuss von Milchprodukten (wie Käse, Sahne, Eiscreme) blockieren die Srotas besonders schnell. Deshalb sollten diese Nahrungsmittel im Krankheitsfall und während einer Reinigungskur gemieden werden.

SROTAS – DIE KÖRPERKANÄLE

Die Räume, in denen Substanzen transportiert oder ausgetauscht werden können, heißen im Ayurveda Srotas. Diese können sehr groß, sehr schmal oder von veränderlicher Form sein. Eine Anzahl von Srotas wird Srotansi genannt, diese umfassen alle Gefäße, Hohlräume, Leitungssysteme sowie alle extra- und intrazellulären Räume. Es existieren unzählige Srotansi, doch in der medizinischen Ayurveda-Praxis wurden dreizehn Typen besonders herausgehoben.

Sieben Srotansi sind verantwortlich für den Transport der Gewebe (Dhatus) beziehungsweise ihrer Grundpartikel im Stadium der Umwandlung. Weitere drei bilden die Transporträume für die Formung und Ausscheidung der Abfallstoffe (der drei Malas). Die letzten drei sorgen für den Transport von Prana (Atemgase und Energie), Anna (Nahrungsbestandteile) und Udaka (Wasser und andere Flüssigkeiten).

BLOCKIERTE SROTAS

In einem gesunden Körper können die Körpersäfte ungehindert durch die Srotas fließen und sich gleichmäßig an den gewünschten Stellen verteilen. Sind unsere Srotas blockiert – etwa durch falsche Nahrung oder toxische Ablagerungen (Ama) –, so können vielfältige Störungen auftreten wie Wasseransammlungen, Lymphstauungen oder Verstopfung. Ebenso können viele Krankheiten durch die Ansammlung in den Srotas verstärkt werden. Aus diesem Grunde ist die Öffnung und Befreiung der Srotas ein wichtiger Teil der Ayurveda-Therapie. Alle äußeren Behandlungsmethoden der ayurvedischen Medizin wie Massagetechniken und Schwitzbehandlungen dienen unter anderem dem Zweck, die Srotas wieder zu öffnen und von Blockaden zu befreien. Damit wird die Zirkulation der Körpersäfte angeregt und die Voraussetzung für eine tiefgreifende Erneuerung und Entschlackung geschaffen.

AGNI – DAS VERDAUUNGSFEUER

Agni wird von Pitta (Seite 30) produziert und hat seinen Hauptsitz im Oberbauch, ist jedoch auch in jeder Zelle vorhanden. Man übersetzt Agni mit »Verdauungsfeuer«, könnte es aber auch »Lebensfeuer« nennen, weil es für alle Lebensfunktionen unentbehrlich ist. Wir müssen es deshalb wie das Ewige Licht an einem Altar hüten.

Agni ist eines der wichtigsten Wirkungsprinzipien im Organismus, das die Nahrungsbestandteile in die strukturellen Bestandteile des Körpers umwandelt. Damit gibt es dem Körper Wärme und hilft mit seiner Hitze, aufgenommene Speisen aufzuschließen und Krankheitserreger zu verbrennen. Agni hat eine zentrale Bedeutung für alle Stoffwechsel- und Lebensprozesse, was oft erst dann auffällt, wenn es aus dem Gleichgewicht gebracht ist. Seine Eigenschaften sind: heiß, trocken, leicht, klar, wohlriechend und rein.

Jeder Mensch verfügt mit Agni über einen ganz individuellen Stoffwechsel. Entsprechend seiner Konstitution und Lebensweise können die Funktionen von Agni unterschiedlich ausgeprägt sein und eine individuell abgestimmte Ernährungsform benötigen.

DREI ARTEN VON AGNI

Agni ist auf drei verschiedenen Ebenen wirksam und wird deshalb in drei Arten unterteilt:

➤ Als *Verdauungsfeuer* (Jatharagni) bewirkt es die anfängliche Verdauung und steuert die Aufspaltung der Nahrungsmittel in verwertbare Nährstoffe und nicht verwertbare Abfallprodukte.

➤ Nach Beendigung der ersten Verdauungsphase lässt es als *Elementefeuer* (Bhutagni) die Nahrung in die einzelnen Substanzen (Elemente) spalten und resorbieren. Die westliche Ernährungswissenschaft spricht hier von der Aufspaltung in Kohlenhydrate, Eiweiße, Fette, Mineralien, Enzyme und Vitamine. Aus ayurvedischer Sicht spalten fünf Bhutagnis die eingenommene Nahrung in die fünf Elemente (Seite 16): Prithivyagni ins Erdelement, Jalagni ins Wasserelement, Tejagni ins Feuerelement, Vayvagni ins Luftelement, Akasagni ins Ätherelement.

➤ Nach einer erfolgreichen Elementephase der Verdauung kann der Nährsaft in das erste Gewebe, in Blutplasma (Rasa) umgewandelt werden. Während dieser Phase werden alle Nahrungsbausteine und Vitalstoffe hergestellt beziehungsweise transformiert. Während des Umwandlungsprozesses der Dhatus nun kommt die dritte Gruppe der Agnis zum Tragen. Die sieben *Gewebsfeuer* (Dhatvagni, jeweils eines in jedem Gewebe) transformieren ein Gewebe in das nächste.

Die Essenz, die am Ende dieser Prozesse entsteht, ist Ojas – die Lebensessenz oder Vitalenergie (Seite 24). Während der Gewebsumwandlung entstehen zudem Neben- und Abfallprodukte, die eine wichtige Rolle für die Gesundheit und bei der Entstehung von Krankheiten spielen.

FUNKTIONSWEISEN VON AGNI

Jatharagni (Agni für die Aufnahme und Verdauung)

➤ *Verantwortlich für den ersten Kontakt zur aufgenommenen Nahrung, Andauung.*

➤ *Anatomische Lage: vom Magen bis zum Ende des Dünndarms*

➤ *Funktionen:*
Primäre Verdauung und Resorption aller Arten von Nahrung;
Trennung von Nährstoffen und Abfallprodukten;
Kontrolle der Sekretion;
systemische Kontrolle über andere Arten von Agni;
Kontrolle über alle Pitta-Arten;
indirekte Regulation von Quantität und Qualität der Körpergewebe (Dhatus).

Bhutagni (Agni für die fünf großen Elemente)

➤ *Verantwortlich für die Aufspaltung der Nahrung*

➤ *Anatomische Lage: in der Leber*

➤ *Funktionen:*
spalten die Nährstoffe und Lebensenergie aus der Nahrung;
zersetzen die Elemente (Mahabhutas) der Nahrungsmittel;
rufen die Eigenschaften und sinnlichen Eindrücke von Nahrung hervor (Hörbarkeit, Tastbarkeit, Sichtbarkeit, Geschmack und Geruch, wahrnehmbar durch die fünf Sinne).

Dhatvagni (Agni für die sieben Hauptgewebe)

➤ *Verantwortlich für den Gewebestoffwechsel und die Bildung von Gewebematerial*

➤ *Anatomische Lage: in der Leber und jedem Körpergewebe*

➤ *Funktionen:*
steuert den Zellstoffwechsel und wandelt die von jedem Gewebe benötigten Substanzen um;
fördert die Umwandlung der Elemente und bildet die Grundessenzen der sieben Körpergewebe (Dhatus).

DOSHAS – DIE DREI FUNKTIONSPRINZIPIEN

Die drei Doshas Vata, Pitta und Kapha gehören zu den bekanntesten Begriffen des Ayurveda. Selbst Ayurveda-Einsteiger haben von diesen drei grundlegenden Prinzipien schon gehört und kennen Produkte wie Teemischungen, Massageöle oder Haarshampoos, die nach Vata, Pitta oder Kapha benannt sind. Und tatsächlich sind die Doshas die wichtigsten Faktoren der ayurvedischen Lehre überhaupt.

Diese Bioenergien lassen sich als »Funktionsprinzipien« definieren, welche bestimmte Eigenschaften und Funktionen im Körper hervorrufen können. Entsprechend der jeweiligen Ausprägung und Zusammensetzung der Doshas werden körperliche und psychische Anlagen geprägt und in einer individuellen Form, der Konstitution, zum Ausdruck gebracht.

Im Ayurveda sagen wir, die Doshas kommunizieren zwischen Körper und Geist. Sie bewirken einen direkten Kontakt und Austausch zwischen dem körperlichen und dem geistigen Prinzip in uns und dienen zur Kommunikation und als Übersetzer zwischen dem grobstofflichen Körper und dem feinstofflichen Geist.

Doshas sind keine körperlichen Substanzen, sondern höchst dynamische Kräfte, die alle physiologischen Prozesse im Körper steuern. Sie sind für die positiven und negativen Veränderungen in unserer körperlichen Erscheinung verantwortlich, für emotionale Ausdrucksfähigkeit sowie für gesundheitliche Störungen.

Gemeinsam mit den jeweils untergeordneten Kräften (Subdoshas) hat jedes Dosha einen bestimmten Bereich im Körper, wo es sich vorwiegend manifestiert und der bei einer Störung zuerst beeinträchtigt wird.

Die Doshas Vata, Pitta und Kapha formen die individuelle Persönlichkeit des Menschen auf körperlicher und geistiger Ebene. Wörtlich übersetzt bedeutet Dosha »Verderber« oder »krank machender Faktor«. Damit kommt bereits zum Ausdruck, dass eine Ansammlung oder ungünstige Verteilung der Doshas als die Wurzel aller Beschwerden gilt.

MANIFESTATION DER FÜNF ELEMENTE

Die Doshas bilden sich aus den fünf Elementen und stellen deren menschliche Manifestation dar. Aus der jeweiligen Elementekombination leiten sich die Eigenschaften und Funktionsprinzipien von Vata, Pitta und Kapha ab:

➤ *Vata* heißt übersetzt so viel wie »Wind« und bildet sich aus Luft und Äther. Es symbolisiert das Bewegungsprinzip in unserem Körper. Zu den wichtigen Vata-Funktionen gehören die zum Leben notwendigen Bewegungen des Atems, des Herzens und der Verdauung. Das Nervensystem und die feinstofflichen Körperaspekte (Seite 35) wie Chakren, Marmas oder Nadis (Energiebahnen) sind die wichtigsten Organe von Vata.

➤ *Pitta* heißt übersetzt »Galle« und entsteht aus dem Element Feuer mit einem kleinen Wasseranteil. Pitta steht für das Umsetzungsprinzip auf der körperlichen und geistigen Ebene. So ist es verantwortlich für alle Stoffwechsel- und Verdauungsvorgänge sowie für die Intelligenz und geistigen Fähigkeiten des Menschen.

➤ *Kapha* wird als »Schleim« übersetzt und steht für das Prinzip der Stabilität im Organismus. Es bildet sich aus Wasser und Erde und schenkt dem Körper Ruhe, Ausdauer und Immunkraft.

GLEICHGEWICHT UND STÖRUNG

Jeder Mensch verfügt über eine individuelle Zusammensetzung der drei Doshas, aus der seine Konstitution und Persönlichkeit hervorgeht (mehr dazu ab Seite 40). Die Doshas prägen seine körperliche Erscheinung, seine Verhaltensformen und Krankheitsanfälligkeiten.

Befindet sich das ursprüngliche Doshagefüge in seinem harmonischen Gleichgewicht und Normalzustand, so ist der Mensch gesund, widerstandsfähig und glücklich. Sind die Doshas jedoch

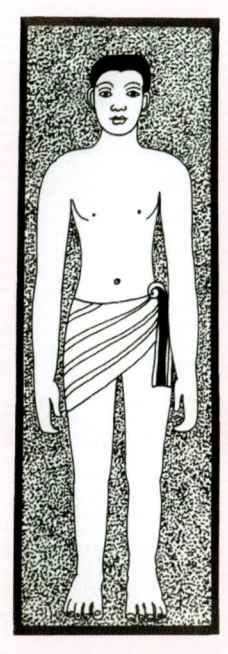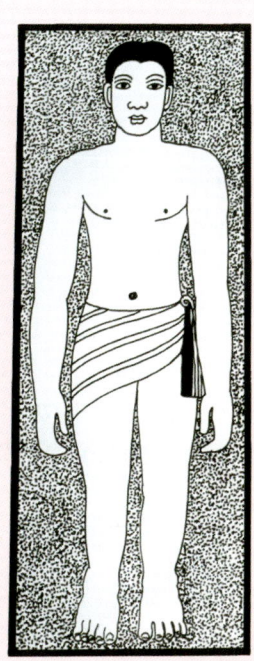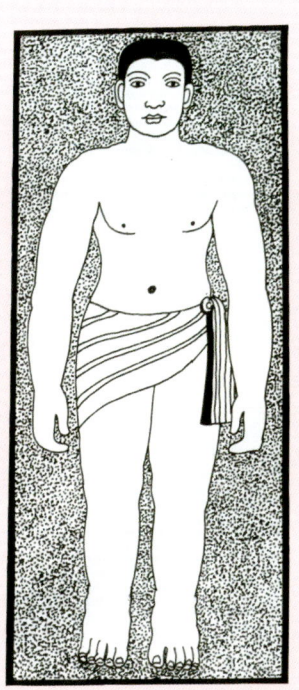

In den alten ayurvedischen Schriften wird der unterschiedliche Körperbau der Dosha-Typen sehr präzise beschrieben. Ähnlich wie die bei uns verbreitete Einteilung in Leptosom, Athlet und Pykniker, verleiht Vata einen schmalen, feinen Körperbau, Pitta athletische Körperstrukturen mit gutem Muskelaufbau und Kapha einen kräftigen und breiten Korpus.

gestört, so ist dies Ursache von physischen und psychischen Beschwerden aller Art.

Bei einer Doshastörung sammelt sich ein Dosha im Körper an oder verlässt seinen richtigen Platz. Dadurch werden seine Funktionsweisen beeinträchtigt und es kommt zu spürbaren Störungen in den strukturellen Bestandteilen des Körpers (Dhatus, Srotas, Malas).

Wenn sich ein Dosha an der richtigen Stelle befindet, so nennt man dies Sthana. Wenn es nun diesen Ort verlässt, ist der natürliche Körperfluss unterbrochen und es können Störungen entstehen. In der ayurvedischen Heilkunde unterscheidet man die Bewegungen »nach oben gehend« (Urdhva), »nach unten gehend« (Adhah) und »seitwärts« (Tiryak).

Ein gutes Beispiel für eine fehlgesteuerte Dosha-Bewegung sind Hautbeschwerden, die durch zu viel Sonne hervorgerufen wurden. Durch vermehrte Hitzeansammlung hat Pitta seinen angestammten Platz im Verdauungstrakt verlassen und ist »nach oben« in die Haut gewandert. Dort regt es vermehrtes Schwitzen an, was vor allem das Kühlsystem der Haut anregen und die Körpertemperatur regulieren soll. Zu viel Pitta in der Haut führt jedoch zu Hautrötungen und -brennen. Gleichzeitig wird der Stoffwechsel geschwächt, denn Pitta stellt normalerweise seine Feuerkraft dem Verdauungssystem zur Verfügung.

VATA – DAS BEWEGUNGSPRINZIP

Vata ist das kinetische Prinzip im Körper und für jede Form von Bewegung verantwortlich. Der Begriff Vata stammt aus dem Sanskrit und leitet sich von der Verbalwurzel *va* ab, die für »sich bewegen« steht.

29

Die Eigenschaften von Vata sind Leichtigkeit, Trockenheit, Rauigkeit, Nicht-Schleimigkeit, Kälte, Beweglichkeit und Feinheit. Diese Eigenschaften werden von Vata im Körper hervorgerufen und immer wieder erneuert.

Die Vata-Eigenschaften finden sich auch in den Funktionen wieder, die Vata im Körper ausführt: Atmung, Bewegung, Kreisläufe, Ausscheidungen, Sinneswahrnehmung (Übermittlung von Sinnesimpulsen), Sprachbildung, Embryoentwicklung und ähnliche Funktionen, bei denen der Aspekt der Bewegung im Vordergrund steht.

Ist Vata gestört (man sagt: erhöht oder aggraviert), produziert es seine Eigenschaften im Übermaß, die sich dann als typische Vata-Störungen wie trockene Haut, Schlafstörungen, Nervosität oder Beschwerden im Bewegungsapparat äußern.

Obwohl Vata im gesamten Körper vorzufinden ist, gibt es Regionen, in denen sich seine Aktivität besonders zeigt, zum Beispiel im Dickdarm und im tiefen Rücken. Diese Regionen nennt man Vata-Sitze.

Fünf Unterarten von Vata

Die fünf wichtigen Unterarten von Vata, die seinen Sitz und seine Funktionen beschreiben:

➤ *Prana* wirkt hauptsächlich im Bereich zwischen Kehlkopf und Zwerchfell und steuert die Atmungstätigkeit, den Schluckvorgang und unterhält den Herzschlag.

➤ *Udhana* (»nach oben gerichtet«) wirkt vom Kehlkopf an aufwärts und steuert die Energie der Sinnesorgane. Es ermöglicht die Sinneswahrnehmung, trägt das Bewusstsein, das Gedächtnis und den Intellekt und regelt die Ausdruckshandlungen.

➤ *Samana* (»ausgeglichen«) befindet sich zwischen Herz und Nabel. Die Kräfte des Körpers und die der aufgenommenen Getränke und Speisen werden hier in ein Gleichgewicht gebracht.

Samana hat somit eine zentrale Funktion bei der Verdauung und spaltet Nahrung in brauchbare und unbrauchbare Anteile auf.

➤ *Apana* (»nach unten gerichtet«) befindet sich vom Nabel an abwärts und bewirkt alle Ausscheidungsvorgänge wie Luftabgang, Harn- und Stuhlausscheidung, Samenerguss, Menstruation und Geburt.

➤ *Vyana* (»verteilt«) ist, wie die Übersetzung schon andeutet, über den ganzen Körper verteilt und ermöglicht die Muskeltätigkeit, steuert den Kreislauf und den Blutdruck sowie die Betätigung der Augenlider und das Gähnen.

PITTA –
DAS UMSETZUNGSPRINZIP

Pitta ist das thermische Prinzip und für alle Umwandlungsprozesse im Körper verantwortlich. Die Bezeichnung steht in enger Beziehung zu dem Sanskrit-Begriff *tapas,* der Hitze bedeutet.

Die Eigenschaften von Pitta sind flüssig, scharf, sauer, etwas ölig, beweglich wie eine Flüssigkeit (fließend), scharfer Geschmack und penetrierend. Wenn sich Pitta im Normalzustand befindet, ruft es diese Eigenschaften im Körper hervor und erhält sie aufrecht.

Ist Pitta jedoch gestört, prägen sie sich in einem Übermaß aus und Krankheiten entstehen, bei denen diese Eigenschaften die Hauptsymptome bilden – wie wir es zum Beispiel bei Hautkrankheiten, emotionaler Reizbarkeit, Gastritis oder Migräne beobachten können. Hier führt das Übermaß an Feuer zu brennender, geröteter Haut, Übersäuerung im Verdauungstrakt oder angesammelter Hitze und Überlastung im Kopf.

In seinen gesunden Funktionen ist Pitta für Nahrungsaufspaltung, Abbaustoffwechsel, Energiegewinnung, Temperaturregulation, Tapferkeit, Zorn, Hunger, Durst und Intelligenz verantwort-

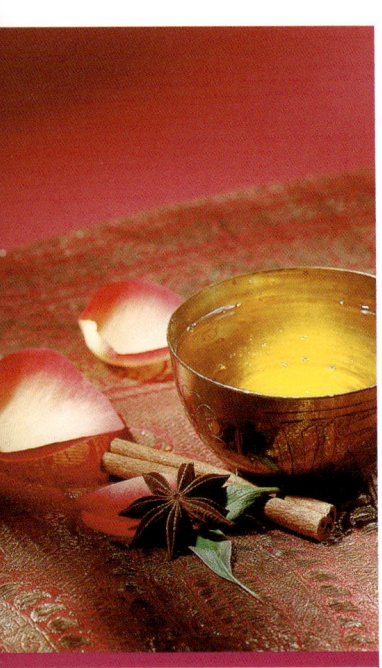

Über die Sinne lassen sich die Doshas auf sehr angenehme Weise ausgleichen. Vata braucht Wohltuendes für die Ohren, Pitta für die Augen und Kapha für den Geschmack. Allen aber tun sinnliche Ölmassagen besonders gut.

lich. Hauptaktionsbereiche von Pitta sind Magen, Dünndarm und die Bauchregion um den Nabel.

Fünf Unterarten von Pitta

Die fünf wichtigen Unterarten von Pitta, die seinen Sitz und seine Funktionen beschreiben:

➤ *Pachaka* sitzt im Oberbauch und Dünndarm und stellt den Hauptteil der Verdauungskraft von Pitta. Es verdaut und spaltet die Nahrung in Nähr- und Schlackenstoffe und unterstützt die anderen Pitta-Unterarten.

➤ *Ranjaka* ist grellrot und hat die Aufgabe, dem Verdauungsbrei (Rasa) die rote Farbe zu geben, also Nährstoffe ins Blut zu überführen und die Zusammensetzung des Blutes und die Entstehung der roten Blutkörperchen zu steuern. Ranjaka hat seinen Sitz hauptsächlich in Leber und Milz.

➤ *Sadhaka* (»erfüllend«, »voll füllend«) befindet sich im Herzen und vertreibt Kapha/Tamas (Seite 36/54) daraus. Es hilft dabei, religiöse Tugenden und Sehnsüchte zu erfüllen und erzeugt Zufriedenheit, kann aber auch starke Eigenwilligkeit oder Egozentrik reifen lassen.

➤ *Alocaka* (alocana = Wahrnehmung, Sehen) befindet sich im Auge, hält das Sehvermögen aufrecht und ermöglicht den Ausdruck von Gefühlen mit den Augen.

➤ *Bhrajaka* (»leuchten«, »scheinen«) wirkt durch die Haut. Es hilft, Öle, Cremes und anderes über die Haut aufzunehmen, und sorgt für eine gesunde Hautfarbe. Es vermittelt zudem die »Ausstrahlung« einer Person, das Leuchten der Aura.

KAPHA – DAS STABILITÄTSPRINZIP

Das Stabilitätsprinzip des Körpers wird im Ayurveda Kapha genannt. Der Begriff beinhaltet die Silbe *ka* – eine der vielen Bezeichnungen im Sanskrit für Wasser. *Clema,* ein Synonym für den Begriff Kapha, geht auf die Sanskrit-Wurzel *cli* zurück, was so viel wie Umarmung bedeutet.

Die Eigenschaften von Kapha sind ölig, kühl, schwer, süß, stabil, schleimig oder klebrig und weich. Befindet sich Kapha in einem Normalzustand, so produziert es diese Eigenschaften und hält sie – wo nötig – aufrecht. Es schenkt dem Körper Stärke und Struktur und bildet die Grundlage für ein starkes Immunsystem und aktives Lymphsystem. Kapha steuert den Aufbaustoffwechsel, verleiht dem Körper Kraft, Potenz, Stabilität, Widerstandskraft und Zufriedenheit, nährt ihn und schmiert die Gelenke.

Ist Kapha jedoch gestört, so entstehen seine Eigenschaften im Übermaß, was zu schwerwiegenden Erkrankungen wie Diabetes oder Tumorbildungen führen kann. In leichteren Fällen kann eine Ansammlung von Kapha Übergewicht, Antriebslosigkeit oder Verschleimungen im Brust- und Kopfbereich bewirken.

Die Sitze von Kapha sind der gesamte Brustraum, Rachen, Kopf, Gelenke und der obere Abschnitt des Magens.

Fünf Unterarten von Kapha

Die fünf wichtigen Unterarten von Kapha, die seinen Sitz und seine Funktionen beschreiben:

➤ *Avalambaka* (»unterstützen«) befindet sich im Brustraum, hält diesen und die Lungen kräftig und in Form und unterstützt alle anderen Kaphas im Körper.

➤ *Kledaka* (»breiig«) sitzt im oberen Magen und verstärkt die wässrigen Kräfte im ganzen Körper. Es hält die Magenschleimhaut feucht und hilft bei der Verdauung, indem es die Speisebestandteile anfeuchtet und trennt. Oft manifestiert sich ein Übermaß an Kapha zuerst hier.

➤ *Bodhaka* (»schmecken«) befindet sich in Zunge und Rachen und vermittelt die Geschmackswahr-

VATA, PITTA UND KAPHA WERDEN BESÄNFTIGT DURCH ALLE HEILMITTEL, DIE IHREN EIGENSCHAFTEN KONTRÄR SIND. VATA IST KALT, TROCKEN UND RAU UND BRAUCHT WÄRME UND FEUCHTIGKEIT. PITTA IST HEISS, SCHARF UND SAUER. HIER HELFEN KALT UND SÜSS. KAPHA IST SCHWER, KALT UND FEUCHT UND WIRD DURCH LEICHTIGKEIT UND HITZE AUSGEGLICHEN.

Caraka Samhita 1,62

FUNKTION UND EIGENSCHAFTEN DER DOSHAS

Dosha	Elemente	Funktion	zugeordnete Organe und Körpersysteme	Eigenschaften
Vata	Äther/Luft	Bewegung	Nerven- und Bewegungssystem, feinstoffliche Körperstrukturen	trocken, kalt, flink, leicht, hart, rau, klar
Pitta	Feuer/Wasser	Umsetzung, Transformation	Verdauungs- und Hormonsystem, Stoffwechsel, Intelligenz	heiß, beweglich, flüssig, leicht ölig, sauer, scharf
Kapha	Wasser/Erde	Stabilität	Immun- und Lymphsystem	ölig, kalt, feucht, unbeweglich, schwer, weich, süß, schleimig

nehmung. Wenn Bodhaka geschwächt ist, ist die Aufnahmekontrolle gestört, was leicht typische Kapha-Krankheiten wie Fettleibigkeit, Allergien oder Diabetes zur Folge hat.

➤ *Tarpaka* (»nährend«) findet sich im Kopf. Es unterstützt die Funktion der Sinnesorgane, hält sie feucht (auch die Nebenhöhlen) und gibt Augen, Ohren und Nase eine schöne Form.

➤ *Slesaka* (»zusammenhaften«) befindet sich in den Gelenken und hält sie zusammen, schmiert sie und schützt sie vor Überlastung.

DIE DOSHAS BEWUSST ERSPÜREN

Eine der wichtigsten Übungen des Ayurveda ist es, die Doshas körperlich und emotional zu erleben. Jeder Ayurveda-Therapeut, -Arzt oder -Patient sollte die verschiedenen Eigenschaften und Wirkprinzipien der Doshas im eigenen Körper kennen,

um seine sensitive Wahrnehmung und diagnostische Unterscheidungsfähigkeit zu stärken. Je subtiler wir Vata, Pitta und Kapha in uns spüren können, umso besser können wir uns selbst kennen lernen und Disharmonien – die zu Krankheiten führen können – frühzeitig erkennen.

Mit den folgenden Übungen möchte ich Ihnen die dynamische Weite von Vata, den kraftvollen Hochdruck von Pitta und die ruhevolle Schwere von Kapha etwas verdeutlichen, damit die Doshas keine abstrakten Konzepte, sondern spürbare Bestandteile unserer menschlichen Natur werden.

Die dynamische Weite von Vata spüren

Vata ist das feinstofflichste Prinzip in unserer Empfindungswelt. Die Eigenschaften von Bewegung, Leichtigkeit, Unstetigkeit, Kälte, Trockenheit und Weite lassen sich in seiner ruhevollen und spirituellen Qualität in der Meditation erfahren – und in seiner aktiven und oft auch als negativ erlebbaren Manifestation im überaktiven Tun.

Wenn wir den Zustand erleben möchten, den ein überreiztes und gestresstes Vata in uns erzeugt, so sollten wir folgende Übung ausprobieren:

➤ Suchen Sie sich einen Partner oder eine Partnerin, mit dem/der Sie zehn Minuten lang das Vata zuerst anregen und anschließend wieder harmonisieren können.

1 Bereiten Sie den Raum Vata-anregend vor, indem Sie die Fenster und Türen öffnen, um einen Durchzug zu erzeugen, ein grelles Licht anmachen und laute, etwas hektische Musik im Hintergrund laufen lassen.

2 Stellen Sie sich Ihrer Partnerin/Ihrem Partner gegenüber, und schauen Sie sich in die Augen. Denken Sie nun beide an eine Situation, in der Sie immer in Stress kommen, zum Beispiel die morgendliche Hektik vor dem Arbeitsbeginn, ein Stau

auf der Autobahn oder im Innenstadtverkehr, obwohl man es eilig hat, oder Ähnliches …

3 Sobald jeder eine unangenehme Situation deutlich vor Augen hat, beginnen Sie beide zu sprechen. Erzählen Sie sich gleichzeitig Ihre stressvolle Situation, und reden Sie ohne Unterbrechung mindestens zwei bis drei Minuten lang.

Normalerweise ist es sehr schwierig, wenn zwei gleichzeitig reden, und wir fühlen uns bereits nach wenigen Sekunden nervös, unkonzentriert und erschöpft. Wir haben das Gefühl, unser Kopf wird vollkommen leer, und wir sind von einer inneren unkoordinierten Spannung erfüllt.

Dies ist Vata, wenn es sich in einem erhöhten Zustand befindet! Vielleicht kennen Sie dieses Gefühl ja aus anderen Lebenssituationen und können diese nun dem Vata zuordnen.

4 Um Vata jetzt wieder in sein Gleichgewicht zu bringen, sollten Sie die Fenster und Türen schließen, das Licht abdämpfen und eine ruhige Entspannungsmusik anmachen.

5 Legen Sie sich auf den Rücken, decken Sie sich mit einer kuscheligen Decke zu, und atmen Sie tief ein und aus. Lassen Sie Ihren Atem tief in den Bauch hineinfließen, und konzentrieren Sie sich auf Ihren Unterleib, denn hier ist der Hauptsitz Ihres Vatas.

Mit jedem Atemzug können Sie Ihre Vata Energie sammeln, und Sie spüren die Kraft in der dynamischen Stille, die Ihre Feinfühligkeit, Flexibilität und Kreativität wachsen lässt. Genießen Sie diesen Zustand von Leichtigkeit und Losgelöstheit, und erfahren Sie die positive und belebende Manifestation von Vata.

6 Anschließend recken und strecken Sie sich und kommen langsam zurück.

Die durchdringende Energie von Pitta erleben

Pitta ist ein kraftvolles und dynamisches Dosha, das Hitze, Umwandlung und Tatkraft erzeugt. Seine Eigenschaften von durchdringender Kraft und Wärme, von Weichheit, Säure und Schärfe können sich im Positiven durch eine außerordentliche Intelligenz und erfolgreiche Handlungen sowie eine gute Verdauung äußern. Ist das Pitta zu stark oder gestaut, so entlädt es sich leicht in Form von Ärger, Ungeduld und unkontrollierten Aggressionen.

Wenn Sie Ihr Pitta einmal so richtig ankurbeln möchten, empfehle ich folgende Übung:

➤ Bereiten Sie sich ein Pitta-anregendes Getränk zu, zum Beispiel ein Glas Tomatensaft mit 1/2– 1 TL Chili und etwas Ingwer. Gehen Sie in einen sehr warmen Raum, und heizen Sie diesen zusätzlich mit einer lauten, aggressiven Musik an.

1 Trinken Sie zuerst das Pitta-Getränk in kleinen Schlucken.

2 Dann konzentrieren Sie sich auf Situationen in Ihrem Leben, in denen Sie sich ungerecht behandelt und unterdrückt fühlen. Lassen Sie Ihrem Ärger einmal richtig freien Lauf. Stellen Sie sich so bildlich wie möglich die typischen Situationen vor, in denen Ihr eigener Wert nicht gesehen wird und Sie ungerechterweise unter Nachteilen oder Missachtung zu leiden haben.

3 Sie spüren, wie der innere Druck in Ihnen ansteigt, wie Sie wütend werden und nun etwas tun oder ändern möchten. Sie sind kraftvoll und stark und lassen sich von niemandem schlecht behandeln! Das ist Pitta.

4 Um das angestiegene Pitta wieder zu besänftigen, ist es sinnvoll, wenn Sie sich körperlich bewegen. Tanzen Sie ein bisschen (vielleicht zu einer anderen Musik!).

Alle drei Doshas bestimmen das dynamische Gleichgewicht unseres psychischen und physischen Wohlbefindens. Sie verändern sich entsprechend der natürlichen Zyklen der Tages- und Jahreszeiten und reagieren auf alle körperlichen und mentalen Belastungen. Je deutlicher wir die Doshas in unserem eigenen Körper spüren, umso schneller können wir auf deren Veränderungen reagieren und die innere Harmonie wiederherstellen.

5 Legen Sie sich anschließend zur Entspannung auf den Rücken. Atmen Sie tief ein und aus, und konzentrieren Sie sich auf Ihren Bauch, etwas oberhalb des Bauchnabels. Hier, wo die Leber, der Dünndarm und der untere Magen ihren Sitz haben, wohnt auch Pitta. Atmen Sie tief durch den Mund in den oberen Bauch ein, um dann durch die Nase wieder auszuatmen.

Spüren Sie Ihre innere Feuerkraft und die unermessliche Stärke, die daraus erwächst. Ihre Pitta-Energie ist die Quelle Ihrer Lust am Tun und schenkt Ihnen Dynamik, Erfolg und Durchsetzungsvermögen. In Ihrer positiven Pitta-Kraft können Sie großzügig sein, gelassen werden und anderen ihre Fehler vergeben.

6 Lassen Sie Ihren Atem nun ruhig und gleichmäßig fließen, entspannen Sie sich, und kommen Sie dann langsam – in Ihrer inneren Harmonie gefestigt – wieder zum Sitzen.

Die ruhevolle Kraft von Kapha wirken lassen

Kapha ist das ruhende Element, in dem die Früchte geerntet und neue Kräfte gesammelt werden. Seine Eigenschaften von schwer, unbeweglich, schleimig, kühl und feucht klingen zwar im ersten Moment nach einem ungemütlichen, verregneten Novembertag, haben aber viele positive und für den Organismus notwendige Aspekte.

Ein übermäßiges Kapha entsteht durch Bewegungsmangel, zu viel fette, süße und schwere Nahrung sowie aus einem pessimistischen und depressiven Weltbild. Das ganze Leben wird einem zu viel, zu anstrengend und macht keinen Spaß mehr. Wir fühlen uns dick, unbeweglich, hoffnungslos und lustlos.

➤ Wenn Sie diesen Zustand einmal erleben möchten, so verbringen Sie einfach einen Tag vor dem Kühlschrank, und essen Sie sich wahllos durch dicke Käsebrote, Süßigkeiten, fette und frittierte Speisen. Den Rest des Tages liegen Sie auf dem Sofa und schauen gelangweilt fern …

Sehr viel schwieriger hingegen ist es, die positive und aufbauende Kraft von Kapha zu erzeugen und in sich wirken zu lassen. Mit der folgenden Übung können Sie Ihre harmonische Kapha-Energie spüren und innere Ruhe, Sicherheit und Gelassenheit in sich selbst finden.

➤ Ziehen Sie sich für eine halbe Stunde an Ihren Lieblingsplatz (Sofa, Kuschelsessel, Badewanne) zurück, und sorgen Sie dafür, dass Sie völlig ungestört sind. Kein Telefon, keine Verpflichtungen und keine anderen Menschen können Sie jetzt noch erreichen. Dunkeln Sie das Licht ab, und machen Sie es sich richtig gemütlich mit Kerzen, einer entspannenden Duftlampe, schöner Kuschelmusik. Und mit einem entspannenden, heißen Tee aus Johanniskraut, Baldrian und Fenchel.

1 Nun ist es Zeit zum Nichtstun. Sie wollen nicht reden, nicht lesen und nicht grübeln, sondern einfach nur in der schönen Atmosphäre verweilen und sich selbst in der inneren Sammlung genießen. Lassen Sie Ihre Gedanken einfach treiben, schauen Sie aus dem Fenster, und genießen Sie den Augenblick. Diese innere Zufriedenheit, kraftvolle Stille und aufbauende Ruhe ist Kapha. Sie sind von einer glücklichen, liebevollen und geborgenen Energie gestärkt.

2 Verweilen Sie in diesem Zustand, so lange Sie möchten, und kehren Sie dann neu gestärkt zu Ihren alltäglichen Verpflichtungen zurück.

➤ Manchmal ist es nicht so einfach – herausgerissen aus dem hektischen Alltag –, die positive Kapha-Energie zu entfalten. Mit einem warmen Ölbad oder einer entspannenden Ölmassage können Sie die ruhevolle Schwere von Kapha unmittelbar und besonders genussvoll erfahren.

Im Yoga und Ayurveda dient der Atem als Verbindungsglied zwischen Körper und Geist. Indem wir in der Meditation oder Körperreise den Atem bewusst in bestimmte Körperregionen oder Organe lenken, wandern die gesamte Aufmerksamkeit und Konzentration ebenfalls dorthin. Damit stellt sich eine tiefe Ruhe, Entspannung und Öffnung von Körper und Geist ein.

DER GROBSTOFFLICHE UND DER FEINSTOFFLICHE KÖRPER

Wenn wir die menschliche Natur aus ayurvedischer Sicht beschreiben, so werden immer wieder die Begriffe des grobstofflichen und feinstofflichen Körpers verwendet. Ebenso gibt es Therapieformen, die grobstofflich oder feinstofflich wirken, sowie spirituelle Heilmethoden für den feinstofflichen Körper.

Nicht nur im Ayurveda ist das Wissen um die verschiedenen Ebenen des menschlichen Körpers bekannt, sondern auch viele alternative und moderne Medizinformen arbeiten mit der Aura, den Chakren, den Meridianen oder den Rezeptoren der Molekularstrukturen. Dabei geht man davon aus, dass der Körper nicht nur aus den »grobstofflichen« und sichtbaren Zellen und Körpergeweben besteht, sondern auch aus »feinstofflichen«, energetischen, nicht sichtbaren Energiezentren (Chakren, Marmas), Energiebahnen (Meridiane, Nadis) oder Energiekörpern (Aura, Koshas). Diese bestimmen unseren Energiehaushalt und sind Ausgangspunkt für die meisten Massage- und Behandlungsformen des Ayurveda.

KOSHAS – DIE FÜNF KÖRPERHÜLLEN

Im Ayurveda unterscheiden wir fünf Körperhüllen, die so genannten Koshas, aus denen sich unser Körper zusammensetzt. Ähnlich wie bei einer Zwiebel umhüllt ein Körper den anderen.

Von diesen fünf Körperhüllen (Koshas) sind zwei grobstofflich, das heißt, sie bestehen aus festen Strukturen wie den Körpergeweben (Dhatus), den Leitbahnen (Srotas), dem Stoffwechsel, den Organsystemen und so weiter. Der grobstoffliche Körper stellt in seiner Struktur und Funk-

tion die Anatomie und Physiologie des menschlichen Körpers dar.

Der feinstoffliche Körper repräsentiert die Psyche, die Gefühle, die Gedanken und das göttliche Bewusstsein des Menschen. Er macht einen großen Teil unserer Persönlichkeit aus und versorgt uns mit Lebensenergie, Freude, Liebe und gött-

DIE FÜNF KÖRPERHÜLLEN (KOSHAS)

DER GROBSTOFFLICHE KÖRPER

1. Körper-Hülle (Annamaya Kosha): Anna heißt übersetzt Nahrung, und so stellt die erste Körperhülle den physischen Körper dar, der aus Nahrung besteht und sich aus den Elementen Erde, Wasser und Feuer, den Doshas und den Geweben (Dhatus) bildet.

2. Energie-Hülle (Pranamaya Kosha): Innerhalb des physischen Körpers befindet sich der Energiekörper Pranamaya Kosha. Hierzu zählen das Atemsystem, die Hormone und die verfügbare Aktivität des Stoffwechsels.

DER FEINSTOFFLICHE KÖRPER

3. Emotionale Hülle (Manomaya Kosha): Die emotionale Hülle beherbergt alle Gefühle und psychischen Eigenschaften des Menschen. Hier treffen sich die Gunas (Seite 36) und Doshas in ihrer Wirkungsweise und produzieren positive oder negative Lebensgefühle.

4. Intellektuelle Hülle (Vijnanamaya Kosha): Die intellektuelle Hülle ist der Sitz der Intelligenz und des Geistes. Richtiges Denken, das Studium der Philosophie, Ethik und Meditation entspringen und dienen hier der geistigen Gesundheit.

5. Freude-Hülle (Anandamaya Kosha): Die Hülle der Glückseligkeit wird auch als göttlicher Kern bezeichnet. Dies ist unsere unvergängliche, immer in Gott verankerte Seele, die von spiritueller Liebe, Weisheit und Unendlichkeit durchdrungen ist – und unser wahres Selbst (Prakriti) darstellt.

licher Erfüllung. Wenn wir davon sprechen, dass ein Mensch eine besonders schöne Ausstrahlung hat oder ihn eine geheimnisvolle Aura umgibt, so sprechen wir bereits von seinem feinstofflichen Körper. Im Ayurveda benennen wir drei feinstoffliche Körper, und diese basieren auf den Doshas und den Gunas.

Die Doshas stellen durch ihre Wirkung im körperlichen und geistigen Bereich ein Bindeglied zwischen dem grobstofflichen und feinstofflichen Körper dar. Die Gunas hingegen sind geistig-seelische Prinzipien, die in der feinstofflichen Anatomie des Yoga und der mentalen Konstitution des Menschen eine große Rolle spielen.

GUNAS – DIE DREI FEINSTOFFLICHEN PRINZIPIEN

Die Gunas sind die Kräfte oder Grundprinzipien, aus denen heraus die Natur jedes Leben bildet. Sie heißen Rajas, Tamas und Sattva.

In der vedischen Philosophie wird beschrieben, dass sich am Anfang eines Schöpfungszyklus Rajas, Tamas und Sattva in einem harmonischen Kräfteverhältnis befinden, welches dann zunehmend in ein Ungleichgewicht gerät. Als Folge dieser Disharmonie bildet sich, in unendlichen Kombinationen dieser drei Kräfte, das Universum heraus. Es manifestieren sich in endloser Vielfalt alle sichtbaren und unsichtbaren Stoffe dieser Welt. Die drei Gunas bilden in mannigfaltigen Verbindungen alle feinstoffliche, organische und anorganische Materie – Steine, Pflanzen, Tiere und den Menschen mit seinen groben und feinen Hüllen.

In der menschlichen Natur beschreiben Sattva, Rajas und Tamas spirituelle Gemütszustände und geistige Qualitäten, welche vor allem im feinstofflichen Körper ihren Ausdruck finden.

➤ *Sattva* verkörpert das Prinzip der Reinheit, Harmonie und Ausgeglichenheit;

➤ *Rajas* steht für Aktivität, Ruhelosigkeit und Unstetigkeit;

➤ *Tamas* ist das Prinzip der Trägheit, Dunkelheit und Passivität.

Für ein glückliches und erfülltes Leben ist es erforderlich, dass Sattva als Harmonie- und Reinheitsprinzip über die beiden anderen Gunas dominiert. Falls aber Tamas, die Trägheit, vorherrscht, kann diese durch Rajas, das Aktivitätsprinzip, überwunden werden. Rajas selbst kann direkt durch Sattva ausgeglichen und somit die Harmonie als eigentlicher Urzustand wiederhergestellt werden. Insgesamt aber hat jedes Guna seine eigene Wichtigkeit und – durch die unendlichen Kombinationsmöglichkeiten dieser drei Kräfte – seinen Anteil an der Vielfältigkeit der Schöpfung. So ist jedes Ding, das existiert, schließlich durch eine einzigartige Zusammensetzung der Gunas charakterisiert (Seite 54).

DIE FEINSTOFFLICHE ANATOMIE DES AYURVEDA

In den ayurvedischen Therapieformen arbeiten wir sowohl mit dem grobstofflichen Körper (Haut, Muskeln, Organe usw.) als auch mit den feinstofflichen Organen und Energiezentren.

Marmas, Nadis oder Chakren sind wichtige Begriffe aus der feinstofflichen Anatomie und bezeichnen die subtilen Strukturen im Energiekörper. Auch die chinesische Medizin oder alternative Heilformen arbeiten mit feinstofflichen Strukturen des Körpers, mit Meridianen, Akupunkturpunkten, Aurafeld und Ähnlichem, was große Ähnlichkeit mit den ayurvedischen Nadis, Marmas und Chakren hat.
Die Marmas und Nadis stellen die Grundlage der gesamten Ayurveda-Massagetherapie dar.

➤ *Marmas* sind Vitalpunkte im Körper, durch deren Verletzung der Mensch sterben kann und

VATA, PITTA UND KAPHA SIND KÖRPERLICHE DOSHAS. TAMAS UND RAJAS SIND MENTALE DOSHAS. SIE WERDEN DURCH WEISHEIT, MEDITATION UND ENTSAGUNG VON ALLEM LEID BEFREIT.

Caraka Samhita 1,57

durch deren Behandlung Heilung erfolgt. In der ayurvedischen Medizin kennen wir über 300 Marmas, die sich im ganzen Körper verteilen und für die medizinische Behandlung von allen Leiden des Bewegungsapparats sehr wichtig sind.

Die Marma-Vitalpunkte sind Speicherzentren für körperliche und emotionale Informationen. Durch die Behandlung der Marmas können seelische Traumata transformiert und alte Schmerzen gelöst werden. Damit gehört die so genannte Marma-chikitsa-Therapie zu den intensivsten Behandlungsformen des Ayurveda und wird sowohl auf der feinstofflichen als auch auf der grobstofflichen Ebene eingesetzt.

➤ Auch *Chakren* stellen große Marmas dar, sind aber eine spezielle Bezeichnung für die sieben Hauptenergiezentren entlang der Wirbelsäule. Als feinstoffliche Organe sind sie für spirituelle und energetische Prozesse im Körper und Bewusstsein verantwortlich. Alle spirituellen Therapieformen des Ayurveda arbeiten mit den Chakren und bewirken hier große Veränderungs- und Wachstumsprozesse.

➤ So, wie die Srotas das grobstoffliche Leitsystem im Körper bilden (Seite 26), sind *Nadis* die feinstofflichen Energiebahnen im Körper. In ihnen fließt Prana, die Lebensenergie, und sie sind für die energetische Versorgung im Organismus verantwortlich. Alle ayurvedischen Massagen orientieren sich mit ihrer Technik, Streichrichtung und ähnlichem an den Nadis und unterstützen diese in ihren Funktionen.

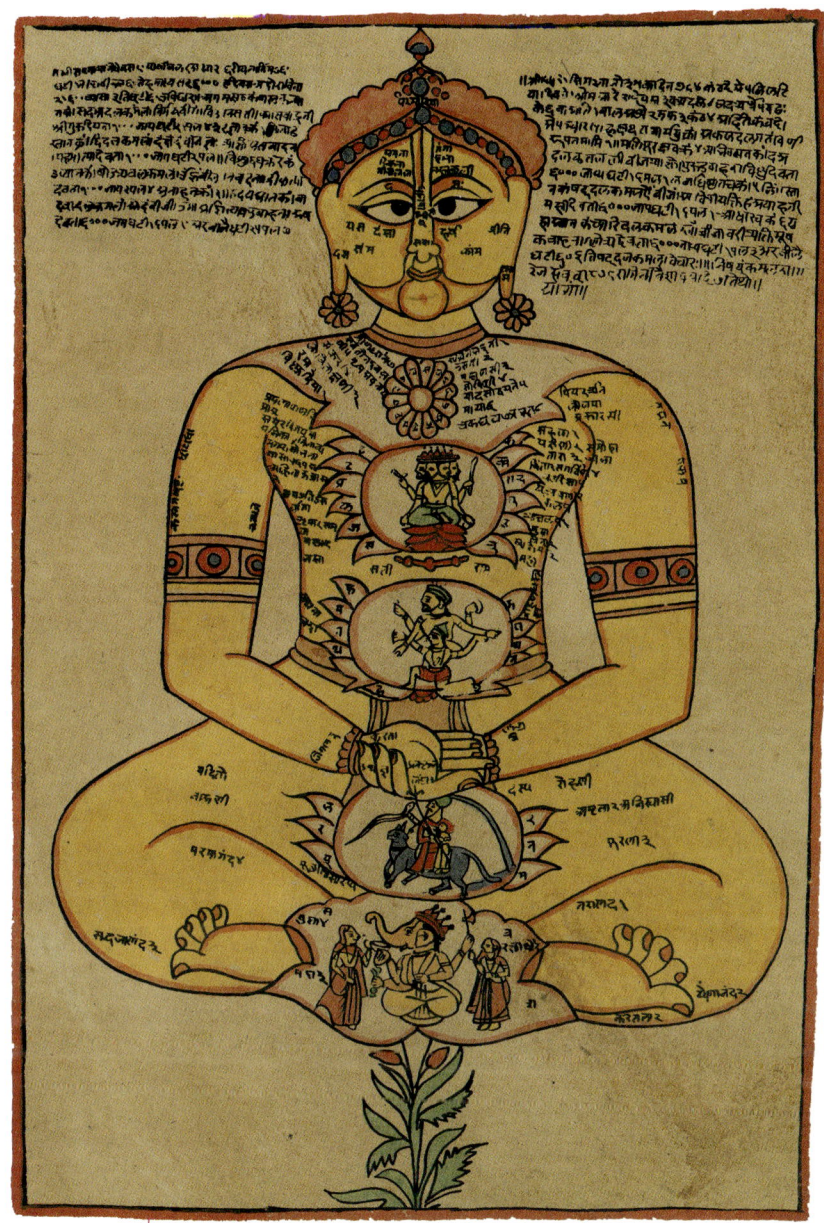

In alten Schriften wird die Beschaffenheit und Funktion der Chakren genau abgebildet und beschrieben.

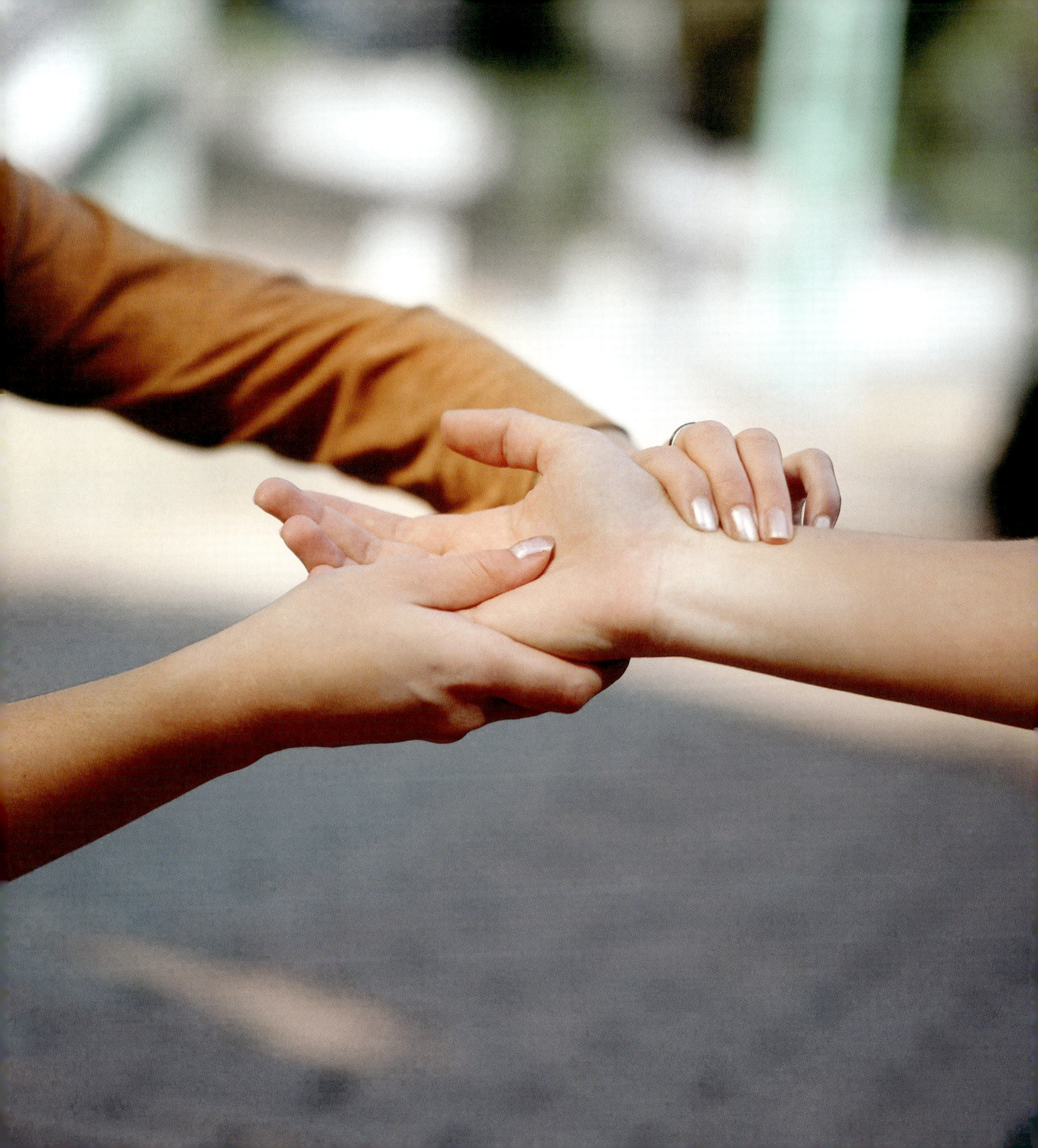

DIE AYURVEDISCHE KONSTITUTIONSLEHRE

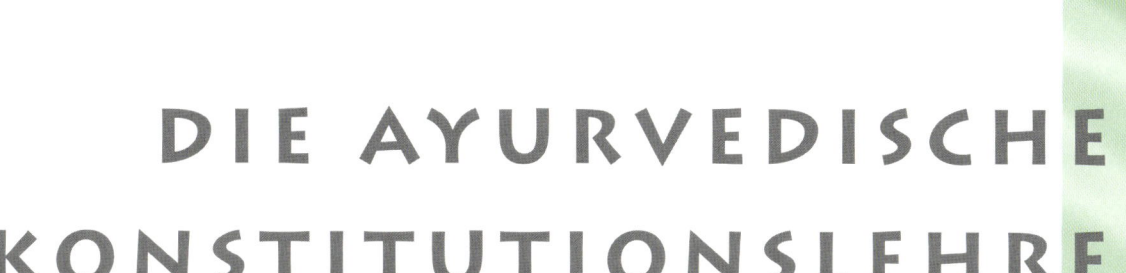

DAS SELBST IST FREI
VON KRANKHEIT UND LEID.
ES IST EWIG IM GÖTT-
LICHEN BEWUSSTSEIN UND
BEOBACHTET ALLE HANDLUNGEN
VON KÖRPER UND GEIST.

Caraka Samhita
1,56

JEDER MENSCH IST EINZIGARTIG

AYURVEDA BETRACHTET JEDEN MENSCHEN ALS EINZIGARTIGES INDIVIDUUM, DAS SICH MIT SEINEN VIELFÄLTIGEN EIGENARTEN AUS DEN FÜNF ELEMENTEN ZUSAMMENSETZT. DIE FÜNF ELEMENTE MANIFESTIEREN SICH IN DEN DREI DOSHAS, UND DIESE BILDEN SEINE KONSTITUTION.

So, wie jedes Tier, jede Pflanze und jedes Mineral über ganz besondere Eigenschaften verfügt, so ist auch jeder Mensch ein einzigartiges Wesen, das kein gleiches auf dieser Welt findet. Die Kunst, die ursprüngliche Natur eines Menschen in seiner körperlichen, geistigen und seelischen Qualität zu erkennen, ist die Voraussetzung für jede ayurvedische Diagnose und Therapie.

Je nach Ausprägung von Vata, Pitta und Kapha wird die persönliche Konstitution mit ihren körperlichen und psychischen Eigenarten gebildet.

Das Wissen um die individuelle Konstitution führt jeden Menschen zu einer tiefen Selbsterkenntnis und bewussten Lebensweise. Wir suchen nach der ursprünglichen Prägung und dem natürlichen Ausdruck unserer Persönlichkeit und finden in unserem wahren Selbst neue Gesundheit, innere Schönheit und vitale Lebensfreude. So ist es nicht verwunderlich, dass die Frage »Welcher Konstitutionstyp bin ich?« zu einer der wichtigsten und am häufigsten gestellten Fragen zählt.

Mit deren Beantwortung haben wir das Fundament für unsere ganzheitliche Lebensweise nach ayurvedischen Prinzipien gelegt.

DIE KONSTITUTION – SCHLÜSSEL ZUR HEILUNG

Die Konstitutionslehre ist Ausgangspunkt der gesamten Ayurveda-Heilkunde und macht ihren ganzheitlichen Anspruch deutlich. In der ausführlichen Konstitutionsbestimmung und Diagnose werden Krankheiten und Befindlichkeitsstörungen äußerst differenziert betrachtet. Alle Therapieformen basieren auf der Kenntnis der individuellen Natur des Menschen.

Die Ernährungs- und Lebensweise ebenso wie die Therapiemethoden und Behandlungsverfahren werden darauf abgestimmt, wie die körperlichen, geistigen und psychischen Eigenschaften der individuellen Persönlichkeit beschaffen sind. Entsprechend den persönlichen Anlagen können Medikamente, Therapieverfahren und gesundheitsfördernde Empfehlungen typgerecht ausgewählt werden. Ebenso verhilft die richtige Einschätzung der individuellen Natur, die persönlichen Schwachpunkte und Krankheitsanfälligkeiten bereits im Vorfeld zu erkennen und durch geeignete Maßnahmen auszugleichen.

Leider ist es gar nicht so einfach, die persönliche Konstitution zu bestimmen, denn sie ist von vielen Faktoren abhängig, hat unzählige Facetten und unterliegt zusätzlich noch individuellen Veränderungen und Störungen.

Auf den folgenden Seiten werden wir uns eingehend mit den verschiedenen Aspekten der Konstitution auf körperlicher, geistiger und seelischer Ebene beschäftigen. Wir wollen die verschiedenen Ursachen für Konstitutionsveränderungen und -störungen beleuchten, klassische Diagnosetechniken kennen lernen und einen Einblick in unsere wahre Natur gewinnen.

PRAKRITI – DIE GRUNDKONSTITUTION

Die Grundkonstitution (Prakriti) des Menschen hat im Ayurveda eine sehr große Bedeutung, denn sie ist der Ausgangspunkt unseres Lebens. Prakriti bedeutet wörtlich »Natur« und bezeichnet vor allem das ursprüngliche Verhältnis der Doshas seit dem Lebensbeginn. Das heißt, die seit der Geburt bestehende Manifestation und Verteilung der Doshas prägt unsere Grundkonstitution (Prakriti). Ist ein Dosha oder eine Dosha-Kombination besonders stark ausgeprägt, verleiht uns das die Konstitution eines Vata-, Pitta-, Kapha- oder Misch-Typen. Insgesamt spricht Ayurveda von sieben Konstitutionstypen, die noch ausführlich besprochen werden (ab Seite 43).

DAS EIGENE POTENTIAL LEBEN

Im Einklang mit Prakriti zu leben, ist eines der wichtigsten Ziele der ayurvedischen Philosophie und Heilkunde. Allerdings ist es den meisten Menschen ohne spezielles Training kaum möglich, die eigene Konstitution und Persönlichkeit zu erkennen und deren Bedürfnisse zu erfüllen.

Wird die Konstitution in ihrer natürlichen Ausdrucksform unterdrückt, so werden die unerfüllten Wünsche mit ehrgeiziger Arbeit, unkontrolliertem Essen oder durch psychosomatisch bedingte Krankheiten kompensiert. Um eine stabile Gesundheit zu erhalten, ist es unbedingt notwendig, einen positiven Ausdruck für die eigene Natur (Prakriti) zu finden und das ganze Persönlichkeitspotential zu leben und weiterzuentwickeln.

Damit ist Ayurveda für den Menschen von heute nicht nur eine wunderbare Möglichkeit, Körper und Geist zu entspannen und zu reinigen, sondern fördert ein neues Selbstverständnis und Vertrauen in das eigene Wesen. Und mit den richtigen Anregungen auf körperlicher, sinnlicher und seelischer Ebene können Gesundheit und Lebenskraft wieder voll erblühen.

DIE ENTSTEHUNG DER GRUNDKONSTITUTION

Für unsere natürliche Konstitution (Prakriti) sind verschiedene Faktoren verantwortlich. Die grundlegenden Anlagen werden mit dem Zeitpunkt der

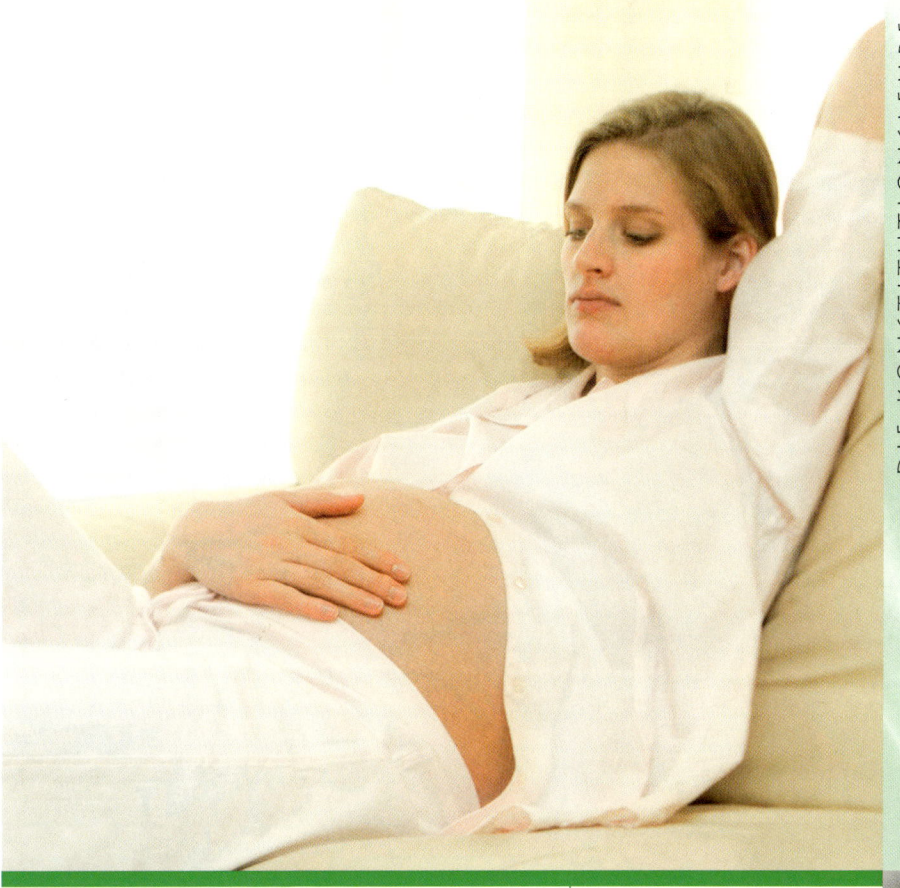

Zeugung auf genetischer und biologischer Ebene festgelegt. Dabei spielen die körperliche und psychische Verfassung der Eltern, die Jahreszeit und der Ort eine große Rolle.

In der Gebärmutter der Frau wird die Konstitution weiter geformt und gefestigt. Das Verhalten der Mutter während der Schwangerschaft hat eine sehr große Bedeutung für das Leben und die Konstitution des ungeborenen Kindes. Manche Ayurveda-Ärzte sprechen davon, dass die Zeit im Mutterleib bis zu 80 Prozent der Konstitution prägt.

Zusätzlich beeinflussen noch andere Elemente das Prakriti, zum Beispiel der Zeitpunkt der Geburt sowie die Nahrung und Umgebung der ersten Lebensmonate.

Zusammenfassend lässt sich also sagen, dass im Ayurveda die Konstitutionsbildung von zwei verschiedenen Faktoren abhängig gemacht wird:

Die Caraka Samhita beschreibt detailliert, wie die Schwangere die Konstitution und Gesundheit ihres Kindes positiv beeinflussen kann. Eine liebevolle Atmosphäre und die Befriedigung der körperlichen und emotionalen Wünsche sind die Grundlage für eine erfüllte Schwangerschaft.

FAKTOREN FÜR EINE GESUNDE KONSTITUTIONSBILDUNG

VOR DER GEBURT (GARBHAJ PRAKRITI)

➤ *Der Zustand der Gebärmutter: Die Gebärmutter beherbergt das Kind neun Monate lang und sollte deshalb gesund und frei von Dosha-Störungen sein.*

➤ *Ernährung und Lebensweise der Mutter während der Schwangerschaft: Falsche Ernährungs- und Verhaltensweisen sowie große psychische Belastungen führen zu bleibenden Schwachpunkten der Konstitutionsausprägung.*

➤ *Seelisch-geistige Komponenten: Der Ayurveda geht davon aus, dass die Manifestierung der individuellen Natur ein Abbild und eine Hülle für die eigene spirituelle Natur, das persönliche Schicksal und das übergeordnete Lebensziel ist. Der neue Körper stellt das optimale Gefährt dar, um in einer neuen Lebenssituation zu lernen und sich spirituell weiterzuentwickeln.*

NACH DER GEBURT (JATHAJ PRAKRITI)

➤ *Die Lebensweise der Eltern (Jati): Entsprechend der täglichen Lebensweise (zum Beispiel Sport, Ernährung) und Belastungsfaktoren (Stress, Bewegungsmangel) wird sich die Konstitution und physische Belastbarkeit ausprägen.*

➤ *Familientraditionen und erbliche Faktoren (Kula): Bestehen traditionelle Berufsbilder und Lebensmodelle in einer Familie, so hat auch dies einen großen Einfluss auf die grundlegende Persönlichkeitsbildung des Kindes.*

➤ *Rassenfaktoren und klimatische Bedingungen (Deshanupatini): Ortsbedingte Faktoren beeinflussen die verschiedenartige Prakriti.*

➤ *Jahreszeiten und saisonale Faktoren (Kala): Je nachdem, ob ein Kind im Winter oder Sommer geboren wird, weist seine Prakriti spezielle Eigenschaften dieser ersten Jahreszeit auf.*

➤ *Altersfaktoren (Vaya): Die Konstitution verändert sich im Übrigen langsam entsprechend dem Alter und der Lebensphase.*

➤ Anlagen und Einflüsse vor der Geburt und in der Gebärmutter (Garbhaj);
➤ Ernährung, Lebensweise und Prägung direkt nach der Geburt (Jathaj), zum Beispiel durch in der Familie gültige Traditionen oder spezielle kulturelle Lebensgewohnheiten.

Einflüsse vor der Geburt

Ein entscheidender Faktor ist der Zeitpunkt nach der geschlechtlichen Vereinigung, wenn der Samen des Mannes das Ei der Frau befruchtet: So, wie jetzt die fünf Elemente und drei Doshas zusammengesetzt und ausgeprägt sind, wird sich die pränatale Konstitution des Kindes bilden.

Ayurveda betont, dass beide Elternteile ihre Doshas vor der Zeugung eines Kindes durch Reinigungs- oder andere gesundheitsfördernde Maßnahmen in der Ernährung und Lebensführung ins Gleichgewicht bringen sollten. Falls die Eltern vor der Empfängnis unter Störungen oder Unausgeglichenheit auf der körperlichen oder mentalen Ebene leiden, so werden diese sich ganz offensichtlich in der Grundkonstitution des Kindes nach dessen Geburt widerspiegeln.

So gibt es in der ayurvedischen Medizin sehr viele Empfehlungen zur Vorbereitung der Zeugung und Empfängnis. Denn der positive Gesundheitszustand beider Eltern gewährleistet ein gesundes Baby mit einer so starken und ausgeglichenen Konstitution, dass das Kind sein ganzes Leben lang davon profitieren kann. Leidet die Schwangere an Übelkeit, Wasseransammlungen, Krampfadern und Ähnlichem, sind dies Anzeichen für toxische Ablagerungen, die sie besser vor der Empfängnis mit einer sanften Reinigungskur hätte ausleiten können.

Der pränatale Einfluss auf die Konstitutionsbildung kann manchmal frappierend sein. So habe ich in meiner eigenen Ayurveda-Praxis viele Patienten erlebt, die zum Beispiel eine konstitutionsbedingte Anlage zu Übergewicht hatten, da ihre Mütter während der Schwangerschaft unter massivem Bewegungsmangel und Übergewicht litten. Oder Kinder, die während der Kriegsjahre gezeugt und ausgetragen wurden, leiden oft konstitutionsbedingt an einer Herzschwäche, die durch die existentiellen Nöte und Ängste dieser Zeit hervorgerufen wurde. Andererseits habe ich aber auch schon viele Menschen erlebt, die aufgrund ihrer außerordentlich stabilen Grundkonstitution äußerst belastbar sind. Wenn ein gesundes Baby in einer gesunden Familie heranwächst, so kann es als Erwachsener oft viele Jahre lang Raubbau mit seiner Gesundheit treiben, bis sich daraus resultierende Beschwerden einstellen.

Einflüsse nach der Geburt

Bereits direkt nach der Geburt ist die Grundkonstitution des Menschen spürbar und sichtbar: Es gibt aktive und leicht erregbare Vata-Babys, charismatische Pitta-Babys, die zu Milchschorf und Hautrötungen neigen, und ruhige, schläfrige Kapha-Babys. Die Ernährung, Umgebung und erste Jahreszeit, die das Kind nach der Geburt erlebt, prägen nun die Grundkonstitution zusätzlich aus und beeinflussen seinen körperlichen und emotionalen Zustand. Selbst wenn die Voraussetzungen vor der Geburt nicht optimal waren, ist es mit einer ausgeglichenen und auf die individuellen Bedürfnisse abgestimmten Kleinkindphase möglich, das Fundament für ein langes und gesundes Leben zu bilden.

AYURVEDA LEHRT: »EIN APFEL FÄLLT NICHT WEIT VOM STAMM.« DAS KIND ÄHNELT DEM, WOZU SICH DIE MUTTER WÄHREND DER EMPFÄNGNIS HINGEZOGEN FÜHLT. AUFGRUND DER KÖRPERLICHEN UND SEELISCHEN EIGENSCHAFTEN DER ELTERN, DER NAHRUNG DER MUTTER UND DEM SELBST, DAS IN DEN EMBRYO EINGETRETEN IST, WIRD DIE KONSTITUTION GEBILDET.

Sarirasthanam

DIE KONSTITUTIONSTYPEN

DIE KÖRPERLICHE KONSTITUTION WIRD DURCH DIE DREI DOSHAS VATA, PITTA UND KAPHA BESCHRIEBEN. DIE GRUNDKONSTITUTION KANN VON EINEM DOSHA ODER ZWEIEN ODER VON ALLEN DREIEN GEPRÄGT WERDEN.

Die Doshas formen den Körper in seinem Aufbau und seiner Statur und haben einen großen Einfluss auf seine Funktionen und Eigenarten. Da die Doshas bei jedem Menschen in einem anderen Verhältnis zueinander vorliegen, entsteht bei jedem eine einzigartige, individuelle Konstitution.

»Gesund sein« heißt im Ayurveda immer, sich im inneren dynamischen Gleichgewicht mit der eigenen Dosha-Konstitution zu befinden. So fühlt sich Gesundheit für jeden Menschen auch ein wenig unterschiedlich an. Je nachdem, wie seine inneren Kräfte verteilt sind, fühlt sich der eine in einem sehr beständigen und ausgeglichenen Körper- und Lebenszustand äußerst wohl; der andere braucht mehr Herausforderungen, Abwechslung und Bewegung, um sich innerlich und äußerlich in seiner Mitte zu befinden. Auch Tages- und Jahreszeiten erlebt jeder Mensch konstitutionsbedingt anders, hat Lieblingsphasen, in denen es ihm aufgrund äußerer und klimatischer Bedingungen besonders gut geht. In diesem Sinne fühlt sich der eine Konstitutionstyp in den Bergen am wohlsten, der andere liebt die frische Luft und den Wind am Meer, die Weite der Wüste oder das bewegte Leben in der multikulturellen Großstadt.

GÜNSTIGE UND UNGÜNSTIGE KONSTELLATIONEN

Grundsätzlich sollten wir jede Konstitution bewertungsfrei und positiv betrachten. Im ayurvedischen Verständnis gibt es kein einheitliches Schönheitsideal, keine genormten Verfaltensformen, sondern jeder Mensch darf sich entsprechend seinen Möglichkeiten entfalten und ausdrücken. Dennoch gibt es ausgesprochen günstige Dosha-Konstellationen, die eine gute Gesundheit und ein langes Leben gewährleisten.

In der klassischen Ayurveda-Literatur wird eine Vata-Pitta-Kapha-Konstitution (Tridosha-Konstitution) als ideal beschrieben, denn hier sind alle biologischen Kräfte ausgewogen vertreten. Andere Konstitutionen neigen eher zu Krankheiten: Dominiert ein Dosha von Natur aus, kann es relativ leicht aus dem Gleichgewicht geworfen werden.

Das heißt, je gleichmäßiger die drei Doshas in der Grundkonstitution verteilt sind, umso besser. Alle Kräfte sind sehr ausgeglichen und der Körperbau und die Persönlichkeit mit allen Gaben der Natur gleichmäßig beschenkt.

Mit Störfaktoren umgehen

Je extremer die Kräfteverteilung, umso schwieriger das tägliche Leben. Ist man also mit einer recht einseitigen Kräfteverteilung geboren, so ist es für ein langes und gesundes Leben notwendig, auf Störfaktoren zu achten (Jahreszeiten, Ernährung, emotionale Belastungen) und sie mit Dosha-ausgleichenden Maßnahmen aufzufangen. Durch eine harmonische und auf das entsprechende Dosha abgestimmte Lebensweise kann die Grundkonstitution ausgeglichen und gestärkt werden.

Bei einer Vata-Grundkonstitution zum Beispiel können bereits in der Kindheit Blähungen, Kältegefühl und Nervosität in Stresssituationen auftreten. Denn sobald die äußeren Umstände eine Vata-erhöhende Wirkung haben, kann dies das sensible Gleichgewicht der Grundkonstitution stören und das Wohlbefinden empfindlich beeinträchtigen.

Wählt nun diese Vata-dominierte Persönlichkeit im Erwachsenenalter einen Vata-erhöhenden Beruf wie Flugbegleiter/in, Manager/in oder Lehrer/in, so sind typische Vata-Erkrankungen über kurz oder lang vorprogrammiert.

SIEBEN KONSTITUTIONSTYPEN

Ayurveda beschreibt sieben verschiedene Konstitutionstypen, die sich durch die Betonung eines oder mehrerer Doshas unterscheiden.

Je nachdem, wie die Doshakräfte verteilt sind, erzeugen sie die Körperstruktur, angeborene Verhaltensmuster, Vorlieben und Abneigungen, Einstellungen, Denkweisen sowie Reaktionsweisen auf bestimmte Stimuli.

Bei Konstitutionstypen, in denen nur ein Dosha vorherrscht, sind diese Eigenschaften eindeutig zu erkennen und dem offensichtlich dominanten Dosha zuzuordnen.

Prägen zwei oder drei Doshas die Konstitution, so mischen sich die Eigenschaften und Körpermerkmale. Ein Vata-Kapha-Typ kann zum Beispiel einen Kapha-Körperbau und eine Vata-Haut aufweisen. Sein Stoffwechsel kann ebenfalls von Vata geprägt sein, die allgemeinen Vorlieben aber der Kapha-Persönlichkeit entsprechen.

Es ist also nicht einfach, eine Konstitution in ihrer komplexen Vielseitigkeit zu erkennen, da die Erscheinungen und Kombinationen der verschiedenen Dosha-Konstellationen unendlich sind. Sehr hilfreich ist es deshalb, die Eigenschaften und Qualitäten jedes Doshas – so wie ab Seite 28 bereits beschrieben – genau zu kennen. Dann können wir wie bei einem Mosaik die verschiedenen Teilchen benennen und zuordnen.

Die sieben Konstitutionstypen:
Vata-Konstitution
Pitta-Konstitution
Kapha-Konstitution
Vata-Pitta-Konstitution
Vata-Kapha-Konstitution
Pitta-Kapha-Konstitution
Vata-Pitta-Kapha-Konstitution

Körperliche und psychische Eigenschaften

In der indischen Ayurveda-Praxis werden häufig vor allem die körperlichen Eigenschaften der Doshas, zum Beispiel die Größe, der Knochenbau, die Hautstruktur, die Augenform, die Fingernägel, in der Konstitutionsbestimmung beachtet.

In der westlichen Ayurveda-Praxis liegt das Augenmerk aber mindestens ebenso stark auf der psychischen Qualität der Doshas. Da in unserer modernen Welt die geistige Beanspruchung und die psychischen Ausdrucksformen sehr ausgeprägt sind, kommen Faktoren wie die Sprechweise, die emotionale Verfassung, Ängste oder Stressreaktionen ganz besonders zum Tragen, wenn man einen Konstitutionstyp in seiner Ganzheitlichkeit erfassen möchte.

Die Persönlichkeitsprofile

Mit den folgenden Konstitutionsbeschreibungen möchte ich zum einen wiedergeben, was die klassischen Schriften zu den einzelnen Konstitutionstypen sagen. Zum anderen sollen sie eine Idee davon vermitteln, welche Ausdrucksformen die Doshas bilden und in welcher Weise Vata, Pitta und Kapha das eigene Leben prägen können.

Für die reine Vata-, Pitta- und Kapha-Konstitution gibt es ausführliche Beschreibungen in den klassischen Textquellen des Ayurveda. Meine Texte basieren auf den berühmten Schriften von Caraka, Sushruta und der Astanga Hrdayam.

Die so genannten Mischtypen werden dort allerdings nicht einzeln erläutert. Mit den kurzen Persönlichkeitsprofilen möchte ich aber typische Eigenschaften und Persönlichkeitsmerkmale dieser Konstitutionstypen aufführen. Es sind jedoch lediglich Beispiele für mögliche Erscheinungsformen der Mischtypen, ohne einen Anspruch auf Vollständigkeit zu erheben.

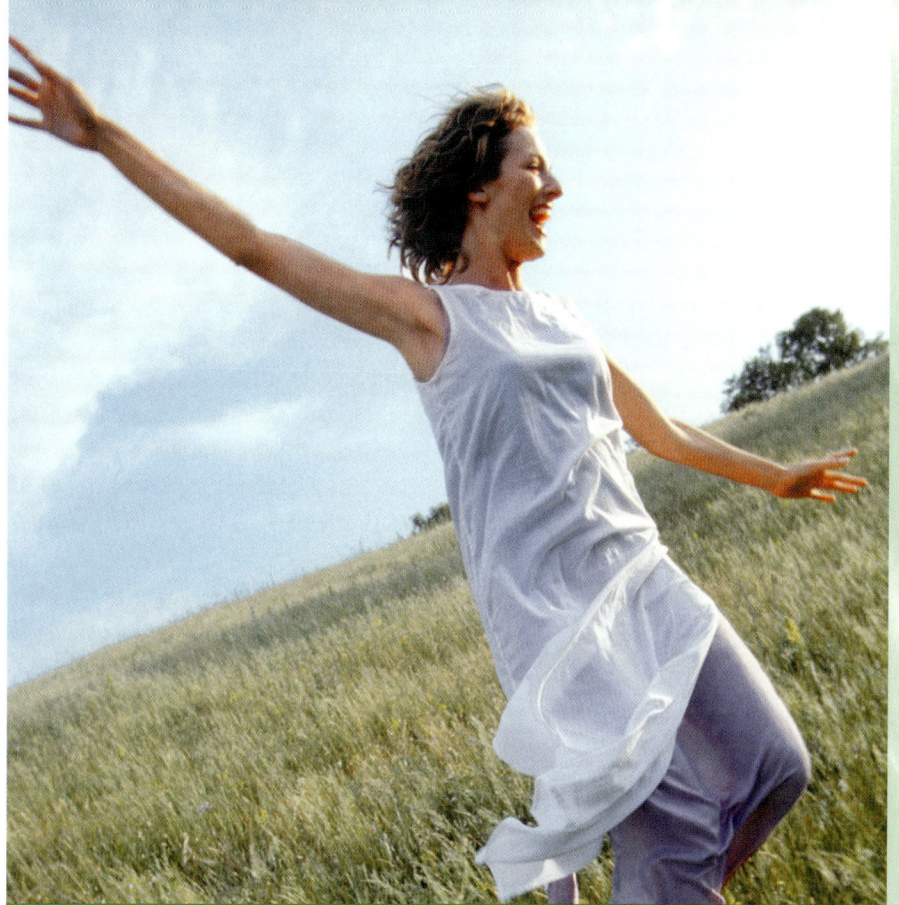

Vata bereichert die Persönlichkeit mit Kreativität, Leichtigkeit und Begeisterungsfähigkeit.

VATA-KONSTITUTION

Menschen mit einer Vata-Konstitution sind von Natur aus sehr feingliedrige und sensible Persönlichkeitstypen, die sich durch einen schmalen Körperbau, trockene Haut und künstlerische und sensitive Fähigkeiten auszeichnen.

Da Vata das beweglichste Prinzip darstellt, bietet seine Vorherrschaft Schnelligkeit, Instabilität und eine facettenreiche Persönlichkeit mit vielen verschiedenen Interessen und Talenten. Vata-Menschen sind körperlich und geistig immer aktiv, neugierig und haben ein starkes Bedürfnis, sich zu bewegen. Sie können nur schwer zur Ruhe kommen und werden bereits als Kind gerne »Zappelphilipp« genannt.

Eine sehr sensible Körperfunktion ist ihre Verdauung. Vata-Typen haben von Natur aus einen unregelmäßigen Appetit und reagieren auf Stress, falsche Nahrung und innere Anspannung unmittelbar mit Blähungen und Verstopfung.

Auch ihr Bewegungsapparat ist störungsempfindlich und neigt zu Krankheiten wie Osteoporose oder Rheuma.

Das Nervensystem ist empfindsam, ihre Körperstärke und ihre Widerstandsfähigkeit gegen Krankheiten sind eher gering. So sind Vata-Menschen besonders empfindlich gegenüber Kälte und Wind. In der kalten Jahreszeit sehnen sie sich nach Licht und Wärme. Deshalb flüchten sie in der Regel wann immer nur möglich aus dem tristen nordeuropäischen Herbst und Winter.

Generell neigen Vata-Menschen zu mentalen und psychosomatischen Erkrankungen und zu Energiemangel. Ohrgeräusche, Tinnitus, Herzerkrankungen und neuralgische Schmerzen treten bei einer körperlichen und geistigen Überlastung, Stress und im Alter vermehrt auf.

In Phasen der Besorgnis sind typische Vata-Symptome Nägelkauen, Zuckungen, Nervosität und Schlafstörungen. Ihr Schlaf ist auch in unbelasteten Situationen eher schlecht, und während des Schlafes knirschen sie häufig mit den Zähnen oder spannen den Unterkiefer an. Das Einschlafen ist oft etwas erschwert durch zu viele Gedanken im Kopf, und die eigentliche Regeneration beginnt erst in den Morgenstunden. Dann träumen sie oft vom Fliegen oder verarbeiten innere Spannungen.

Eine große Stärke von Vata liegt in der Kommunikation. Vata-Typen haben ein offenes Wesen, können gut Kontakt aufbauen und sind normalerweise redselig. Leider neigen sie aufgrund ihres schnellen und flexiblen Geistes zu widersprüchlichen Aussagen und wechseln im Gespräch schnell von einem Thema zum anderen.

Der Ideenreichtum und die Kreativität von Vata-Menschen sind bemerkenswert, und ihre große Begeisterungsfähigkeit lässt sie Tätigkeiten sehr schnell beginnen. Es macht ihnen große Freude, neue Dinge zu lernen und ihr Leben mit Veränderungen zu bereichern. Leider haben sie keine große Ausdauer und verfolgen oft mehrere Projekte gleichzeitig, ohne sich auf eins voll zu konzentrieren. Dies führt schnell zu einer Überlastung, schützt aber vor Langeweile und Routine.

Durch den feinstofflichen Anteil von Vata haben diese Menschen einen sehr guten Zugang zu den spirituellen und feinstofflichen Aspekten des Lebens, können sehr gut meditieren, haben eine feine Wahrnehmung und Intuition und lieben es, fremde Kulturen, Gebräuche und Religionen kennen zu lernen.

Vata-Konstitutionen verfügen über eine exzellente Vorstellungskraft und hervorragende Auffassungsgabe. Sie leben in einer Phantasiewelt, die sie zu Dichtern, Romanautoren und bildenden Künstlern macht.

PITTA-KONSTITUTION

Pitta-Menschen sind sehr dynamische, erfolgreiche und eindrucksvolle Persönlichkeiten. Sie verfügen über ein außerordentliches Energiepotential und sind körperlich und geistig sehr leistungsstark. Das feurige Prinzip von Pitta gibt Hitze, Schärfe, Brillanz und Egoismus in der Persönlichkeit. So sind Pitta-Menschen oft sehr zielgerichtet und handlungsorientiert, aber auch selbstbezogen und egozentrisch.

Sie haben eine gute Verdauung und einen guten Stoffwechselumsatz, daher ist ihr Körper mittelmäßig entwickelt. Er schwitzt viel, und die Haut ist normalerweise feucht, warm und gut durchblutet. Die Haut weist einen rötlichen Schimmer auf, hat oft Sommersprossen und neigt zu Rötungen, Hautunreinheiten oder Reizungen. Ebenso zeigt die Pitta-Haut die Tendenz zur Faltenbildung, und die Haare können zu früh ergrauen oder ausfallen.

Pitta-Menschen neigen neben Hautbeschwerden zu Übersäuerung, Entzündungen und Problemen mit der Leber. Ihr Schlaf ist mittelmäßig mit häufigen Träumen von Feuer und roten Objekten. Oft schwitzen sie nachts stark und fühlen gleich morgens eine innere Anspannung und Tatkraft.

Die Körperkraft von Pitta-Konstitutionen ist mittelmäßig ausgeprägt. Aufgrund ihres starken Willens und großen Ehrgeizes sind sie jedoch schwer zu bezwingen. Sie lieben sportliche Aktivitäten und finden einen entspannenden Ausgleich ihres oft angespannten Gemüts durch körperliche Bewegung.

Pitta verleiht der Stimme Schärfe sowie eine flüssige, klare Sprache. Diese Menschen verfügen über eine gute Argumentationsfähigkeit, mit der sie andere Menschen überzeugen können. Sie sind gute Redner und nehmen in Versammlungen, Diskussionen und Seminaren normalerweise einen besonderen Platz ein. Sie lieben das Debattieren und Diskutieren.

Sie sind häufig dominant und durchsetzungsfähig, was manchmal als Sturheit empfunden wird. Der Wunsch, immer Recht zu behalten, zieht sich wie ein roter Faden durch ihre privaten und geschäftlichen Gespräche und Aktionen.

Pitta-Typen sind wetteifernd und schätzen die Herausforderungen. Auch in stressvollen und überfordernden Situationen fühlen sie sich kraftvoll und sicher. Nach einer getroffenen Entscheidung stehen sie zu ihr und tragen die vollen Konsequenzen. Aufgrund dieser Charaktereigenschaften besitzen sie gute Führungsqualitäten. Sie sind freundlich zu ihren Untergebenen, fordern aber gleichzeitig Anerkennung, Achtung gegenüber ihrer Autorität und sind streng gegenüber Ungehor-

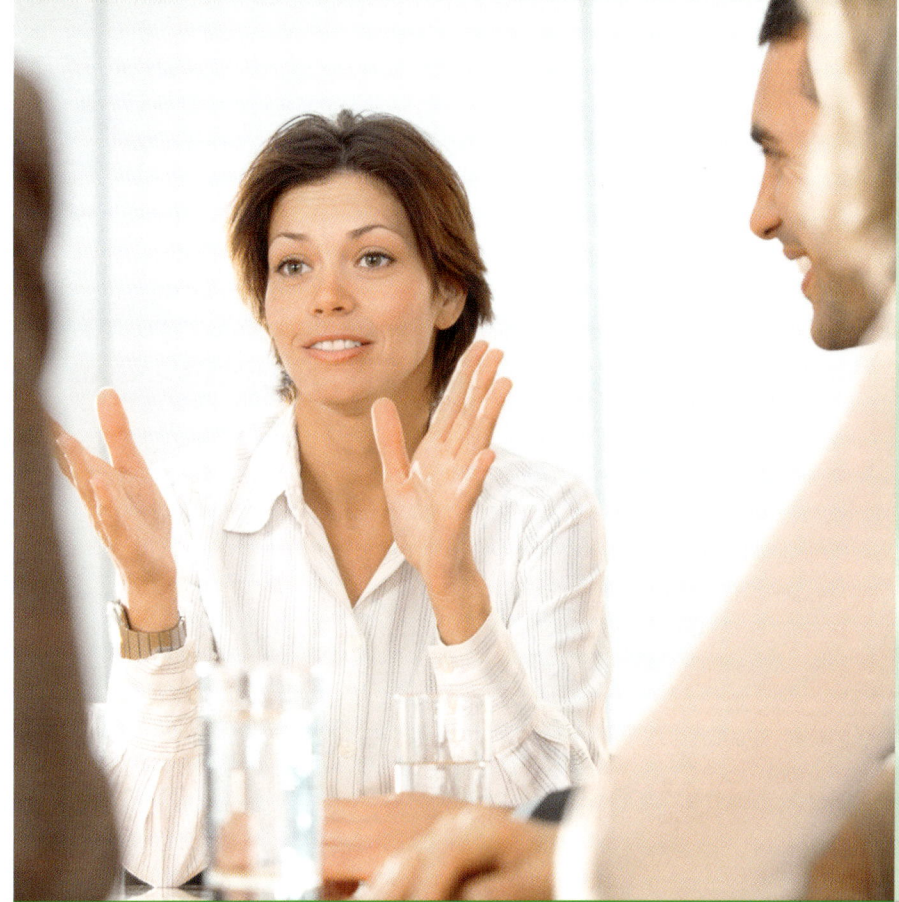

sam. Sie können sehr aggressiv sein, beruhigen sich jedoch schnell, nachdem sie sich über jemanden geärgert haben, und vergessen den Grund des Ärgers genauso rasch.

Ihre scharfe Intelligenz, ihr schnelles Auffassungsvermögen und ihre brillanten intellektuellen Fähigkeiten lassen sie in allem, was sie tun, glänzen. Dass andere Menschen weniger schnell oder begabt sein können, führt leicht zu Unverständnis, Intoleranz und Ungeduld. So entstehen leicht Konfliktsituationen und Disharmonien, die in der Regel für die anderen Menschen belastender sind als für die Pitta-Konstitution selbst.

Zur Entspannung bevorzugen Pitta-Menschen neben aktivem Leistungssport auch anspruchsvolle Lektüre. Denn über körperliche und geistige Aktivität erfahren sie eine direkt spürbare Freude und Lebensenergie.

Ein brillanter Verstand, Durchsetzungsvermögen und Überzeugungskraft führen die Pitta-Konstitution zum Erfolg.

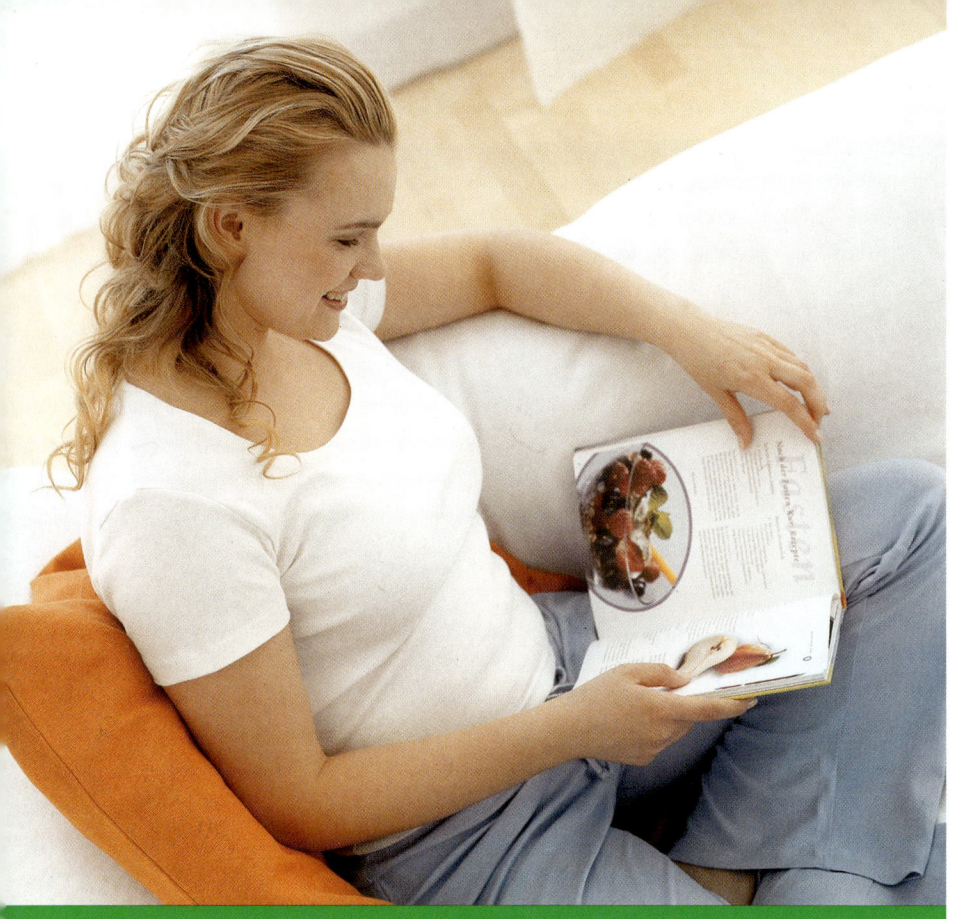

Kapha-Menschen sind »der Fels in der Brandung« und lieben einen gemütlichen und komfortablen Lebensstil.

KAPHA-KONSTITUTION

Kapha ist ein wässriges und erdiges Prinzip, das strukturelle Kompaktheit, Stabilität, Langsamkeit, Sicherheit, Zufriedenheit und Toleranz verleiht. Kapha-Menschen zeichnen sich durch ihre innere Stärke und Stabilität aus. Sie sind kräftig gebaut, verfügen über ein gutes Immunsystem und sind äußerst ruhevoll im Umgang mit anderen Menschen und sich selbst.

Der Körper einer Kapha-Person ist gut entwickelt, mit runden Konturen. Kapha-Menschen zeigen, obwohl sie wenig essen, eine Tendenz zur Gewichtsansammlung. Sie haben eine schöne, glatte Haut, große ausdrucksvolle Augen und kräftige Haare. Ihre Körperstärke ist bemerkenswert, und sie besitzen eine gute Widerstandsfähigkeit gegen Krankheiten. Sie können jedoch an Diabetes, Be-

schwerden im Lungen-, Bronchial- und Nebenhöhlenbereich leiden sowie an Fettleibigkeit und an Krankheiten, die im Zusammenhang mit überschüssigem Fett stehen.

Von allen Konstitutions-Typen besitzen sie die geringste Neigung zu mentalen Störungen. Dafür neigen sie aber sehr zu Bequemlichkeit und innerem Phlegma. Ihre körperliche und geistige Antriebskraft ist gering und sie benötigen oft viel Zeit für sich selbst und für ihre Aufgaben.

In der Regel verfügen sie über eine gute Intelligenz und ein exzellentes Gedächtnis. Sie erfreuen sich an gutem und tiefem Schlaf mit häufigen Träumen von kalten und wässrigen Objekten.

Kapha-Menschen sind stets würdevoll und in ihren Aktivitäten langsam und gründlich. Sie sprechen langsam, aber folgerichtig und angebracht. Ihre Umgangsweise mit anderen Menschen ist von Fürsorglichkeit und Hilfsbereitschaft geprägt, sie sind freundlich und unkompliziert. Wenn notwendig, können sie sehr gut Entscheidungen treffen und diese auch diplomatisch und konsequent vertreten. Eine begonnene Aufgabe beenden sie stets zuverlässig und pünktlich, auch wenn sie in der Arbeit oft langsam wirken.

Das Wesen eines Kapha-Menschen ist geduldig, tolerant und zufrieden. Seine ruhige und ernste Art schenkt Sicherheit, Vertrauen und emotionale Beständigkeit im menschlichen Umgang. Seine ausgeprägte Loyalität, Zuverlässigkeit und Treue wird im Allgemeinen sehr geschätzt.

VATA-PITTA-KONSTITUTION

Menschen mit einer Vata-Pitta-Konstitution sind wie geschaffen für den modernen Lifestyle unserer Zeit. Sie sind attraktiv, lebenslustig und lebendig, besitzen einen wachen Geist und können sehr gut kommunizieren. Im Idealfall paaren sich die positiven Eigenschaften des Vata – seine Bewegungsfreude, Kreativität und schnelle Auffassungsgabe – mit der Zielstrebigkeit, Intelligenz und Führungsqualität des Pitta. Der Körper ist schlank und kraftvoll, die Haare fein und weich, und die ganze Persönlichkeit strahlt eine vitale Kraft und positive Dynamik aus.

Leider mischen sich in den meisten Fällen aber nicht nur die positiven Eigenschaften der Doshas. Viele Menschen mit einer Vata-Pitta-Konstitution leiden im Störungsfall unter der Disharmonie beider Körperenergien, was sich häufig in Nervosität und Unruhe (Vata), innerer Anspannung und Reizbarkeit (Pitta), Schlafstörungen, Kopfschmerzen, Hautunreinheiten und einem empfindlichen Magen äußert.

Der Vata-Pitta-Typ setzt sich aufgrund seiner Verhaltensstrukturen gerne selbst unter Druck: Durch den Vata-Anteil ist er sehr innovativ und sprüht vor neuen Ideen und Veränderungswünschen. Nun will der Pitta-Anteil all diese neuen Ansätze auch perfekt und erfolgreich umsetzen. Und dies führt auf Dauer unweigerlich zu Stress – der Hauptursache für alle Vata-Pitta-Probleme!

Auf der körperlichen Ebene steht bei einer Vata-Pitta-Konstitution die Bewegung im Vordergrund, denn sowohl Vata als auch Pitta sind sehr dynamische Doshas. Ein Vata-Pitta-Mensch ist in der Regel sehr sportlich und verfügt über einen guten Stoffwechsel. Sein Körperbau ist feingliedrig und doch energievoll. Die Haut ist oft sensibel und reagiert empfindlich auf chemische Substanzen. Der Genuss von süßen Speisen wird in der Regel bereits in der Kindheit sehr geschätzt, hinzu kommt eine Vorliebe für Musik, Malerei und andere bildende Künste. Der Wunsch nach einer gesunden und spirituell ausgerichteten Lebensweise kann ebenfalls sehr ausgeprägt sein. Die kosmische Verbindung des Vatas zu den spirituellen Lebensaspekten und die Disziplin und Klarheit des Pitta sind die optimale Grundlage, um eine regelmäßige Meditation umzusetzen.

VATA-KAPHA-KONSTITUTION

Menschen mit einer Vata-Kapha-Konstitution sind äußerst interessante Persönlichkeiten, die immer wieder neue Überraschungen offenbaren. Die ausgeprägte Dominanz der gegensätzlichen Elemente Luft, Erde und Wasser zeigt sich in vielschichtigen Eigenschaften auf der körperlichen und psychischen Ebene.

Zum einen schenkt der Vata-Anteil Leichtigkeit, Kreativität und Unbeständigkeit. Das kann sich zum Beispiel in einem schlanken Körperbau, schneller Sprechweise und innerer Unruhe zeigen. Der Kapha-Anteil hingegen zeigt sich durch Schwere, Stabilität und Feuchtigkeit. So kann zum Beispiel die Haut sehr dick sein, zu Wasseransammlungen und Cellulite neigen, oder die Person ist stark auf Sicherheit und Traditionen bedacht. Die Variationen, wie sich Vata und Kapha äußern, sind unbegrenzt und schenken vielseitige Interessen und Fähigkeiten.

Menschen mit einer Vata-Kapha-Konstitution sind sehr gesellig, beliebt und kommunikativ, denn der Vata-Anteil ist offen, neugierig und liebt das Gespräch, während Kapha sehr fürsorglich, sozial und einladend ist. Die ideale Mischung für ein spannendes Gespräch und gute Freundschaft. Am liebsten werden Beziehungen bei einem guten Essen gepflegt und Gespräche mit einem schönen »Kaffeeklatsch« verbunden. So ist Essen weitaus mehr als die Einnahme von Nahrung. Vielmehr ist es ein energetisches Bindeglied zwischen Menschen und eine Brücke zur Kommunikation.

Die Dominanz von mehreren Doshas kann sich auf der körperlichen und auf der psychischen Ebene ausdrücken. Die verschiedenen Konstitutionsmerkmale in Körperbau, Verhaltensformen, Neigungen und Abneigungen führen zu einer einmaligen Mischung, die ein vielseitiges Persönlichkeitsprofil bildet. Je ausgeglichener sich nun die Dosha-Anteile verteilen, umso stabiler und belastungsfähiger ist die Gesundheit.

Leider äußert sich die Freude am Essen auch in Form von Übergewicht. Viele Vata-Kapha-Typen, deren Kapha sich vor allem auf körperlicher Ebene manifestiert, leiden unter zu viel Gewicht und versuchen immer, die mentale Vata-Erhöhung durch eine Extra-Portion der Lieblingsspeise auszugleichen.

Durch den Mangel am Feuer-Element ist dem Vata-Kapha-Typ oft kalt, und er benötigt anregende Wärme für seinen Stoffwechsel, seine Verdauung und das seelisch-geistige Wohlbefinden. Dies schlägt sich auch in seinen Ernährungsgewohnheiten nieder.

PITTA-KAPHA-KONSTITUTION

Wenn es eine Power-Konstitution gibt, dann ist es die Pitta-Kapha-Konstitution. Der Körper ist robust und kräftig gebaut, das Immunsystem stabil, und die Ausdauer und Beharrlichkeit in allen Aktivitäten sind hervorragend. Mit einer schier unerschöpflichen Energie verfolgen diese Menschen unbeirrt ihre Ziele und lassen sich durch (fast) nichts aufhalten. Der Körper erfreut sich einer sehr guten Gesundheit und Ausdauer. Belastungen durch zu viel Arbeit, falsches Essen und Stress machen sich erst nach vielen Jahren Raubbau bemerkbar. Und der Geist ist ebenfalls von Klarheit und Ruhe, Scharfsinn und Geduld, Zielstrebigkeit und Gelassenheit geprägt.

Sehr viele charismatische Persönlichkeiten aus dem politischen und wirtschaftlichen Leben haben eine Pitta-Kapha-Konstitution, die ihnen hilft, das anstrengende Manager-Leben mit vielen Reisen, unregelmäßigen Mahlzeiten und anstrengendem Konkurrenzkampf heil zu überstehen.

Leider fehlt es ihnen oft an Einfühlungsvermögen und Feingefühl im Umgang mit sich selbst und anderen. Entsprechend ihrer Rossnatur neigen sie dazu, die eigenen Grenzen zu überwinden, und erwarten dies auch von anderen. Das heißt, dass sie auf Mitarbeiter, Familienmitglieder und Partner einschüchternd oder dominierend wirken können und oft Erwartungen stellen, die sich als überzogen erweisen.

VATA-PITTA-KAPHA-KONSTITUTION

Sollten Sie eine Sama-Dosha- oder Tridosha-Konstitution besitzen, die sich aus nahezu gleichen Anteilen aller Elemente zusammensetzt, so gehören Sie zu den wenigen Auserwählten, die mit einem großen natürlichen Gleichgewicht in Körper und Geist geboren wurden.

Die meisten Menschen entwickeln im Laufe ihres Lebens Störungen aus einem Ungleichgewicht der drei Doshas – zum Beispiel die Schlafstörungen des Vata, die Reizbarkeit des Pitta und die Wasseransammlungen des Kapha. Doch nur wenige Menschen haben von Grund auf alle Doshas im Positiven gleichmäßig verteilt, was zu einer sehr stabilen und begünstigten Persönlichkeitsstruktur führt.

Eine ausgewogene Tridosha-Konstitution wird dadurch erkennbar, dass es keine extremen Konstitutionseigenschaften gibt. Körper, Geist und Seele sind wirklich im Gleichgewicht und alle Eigenschaften und Funktionsweisen im ausreichenden Maße vorhanden. So verfügen die meisten Vata-Pitta-Kapha-Typen über einen mittleren Körperbau, eine normale, unkomplizierte Haut und einen guten Stoffwechsel. Auf der psychischen Ebene haben sie die Kreativität und schnelle Auffassungsgabe von Vata, die charismatische Ausstrahlung und Zielstrebigkeit von Pitta und die Sanftheit und Gelassenheit von Kapha.

	VATA	PITTA	KAPHA

KÖRPERLICHE KONSTITUTIONSMERKMALE

	VATA	PITTA	KAPHA
Körperbau	dünn, schwach entwickelt, feingliedrig, klein oder groß	mittlere Körpergröße, mäßig entwickelt	stämmig, klein oder groß, großgliedrig, gut entwickelt
Gewicht	geringes Gewicht, nimmt schwer zu	Idealgewicht mit guter Muskulatur	schwer, Tendenz zur Fettleibigkeit
Gesicht	klein, zerfurcht, hager, ausdruckslos	mittlere Größe, rötlich, eckig, scharfkantige Züge	große, runde, weiche Züge, blass
Haut	trocken, glanzlos, rau, hervortretende Venen	leicht errötend, rotwangig, weich, ölig, Sommersprossen	feucht, dick, kühl, blass, Wasseransammlungen
Haare	spärlich, dünn, trocken, häufig Schuppen oder Haarausfall	mäßig, fein, weich, rötlich, frühzeitig ergraut	kräftig, reichlich, ölig
Hände	klein, kalt, rissig, schmale hervorstehende Gelenke	mittlere Größe, rosig, warm	kräftig, groß, fest, ölig, wenig Linien

PSYCHISCHE KONSTITUTIONSMERKMALE

	VATA	PITTA	KAPHA
Körperkraft	schwach, geringe Ausdauer, gute Spontankraft	gute Körperkraft, leistungsstark	stark, ausdauernd, wenig Tatendrang, beginnt langsam
Aktivität	schnell, leichtsinnig, spontan, überaktiv, chaotisch	zielgerichtet, ehrgeizig, effizient, machtvoll	stetig, würdevoll, zuverlässig, unflexibel, phlegmatisch
Sprechweise	schnell, unstet, sprunghaft, unzusammenhängend	überzeugend, argumentativ, monologhaft	langsam, entschieden, wohl überlegt
Verstand	geschwind, unentschlossen, anpassungsfähig, neugierig	intelligent, durchdringend, kritisch, zielgerichtet	gründlich, bedächtig, hält sich an grobe Prinzipien
Gedächtnis	schlechtes Langzeitgedächtnis	scharf, klar, gute Erinnerung an Verletzungen	gutes Langzeitgedächtnis, gute Erinnerung an Gefühle
Gefühle	spontan, ängstlich, furchtsam, nervös, launisch, empfindlich	leidenschaftlich, heftig, ärgerlich, streitsüchtig	ruhig, zufrieden, anhänglich, sentimental, schwermütig
Lebensweise	bewegt sich viel, reist und spielt gern, exzentrisch, überlastet	wettbewerbsorientiert, mag Sport und Politik, verträgt keine Hitze	bequem, eintönig, liebt schöne Dinge, Luxus, Komfort

KONSTITUTIONSMERKMALE DER INNEREN KÖRPERFUNKTIONEN

	VATA	PITTA	KAPHA
Immunsystem	schwach, schmerzempfindlich, chronische Leiden	mittelmäßig, anfällig für Infektionen, Entzündungen	verlässlich, stark
Krankheiten	Nervensystem, Knochen, Arthritis, geistige Störungen	Haut, Blut, fiebrige Krankheiten, Entzündungen	Atemwege, Lungen, Schleimbildung, Ödeme, Fettsucht
Stoffwechsel	schnell, resorbiert schlecht, unterzuckert leicht	schnell, stark, übersäuert leicht	schwach, langsame Resorption
Verdauung	unregelmäßig, Blähungen, neigt zu Verstopfung (harter Stuhl)	gut, neigt zu Durchfall	regelmäßig, Neigung zu Verstopfung (Stuhl zu gering, aber weich)
Ausscheidung	spärlich, trocken, schmerzhaft, dunkel	reichlich, brennend, gelb-grünlich, riechend	oft hell oder schleimig
Appetit	unterschiedlich, nicht vorhersehbar	stark, heftig, wenn hungrig: leicht ärgerlich, gereizt	gleich bleibend, regelmäßig, stetig
Geschmack	mag süßes, warmes, saftiges Essen, einfache Speisen	mag süßes, kräftiges, gewürztes Essen, bittere, rohe Speisen	mag süßes, gewürztes Essen, bittere, kräftige Speisen

DIE EIGENE KONSTITUTION ERKENNEN

Zu versuchen, die eigene Konstitution anhand eines Fragebogens oder einer Tabelle zu bestimmen, macht wenig Sinn. Denn es ist ein Ding der Unmöglichkeit, ohne Hilfe eines erfahrenen Ayurveda-Arztes oder -Therapeuten, nur aufgrund eines Fragebogens, die Prakriti zu erfassen. Konstitutionsbeschreibungen oder Tabellen können uns aber dabei helfen, die verschiedenen Aspekte der Doshas und Konstitutionstypen möglichst vielseitig zu beleuchten, um die eigenen Dosha-Anteile zu erkennen.

Um unsere Grundkonstitution (Prakriti) mit all ihren persönlichen Anlagen, Reaktions- und Erkrankungsmustern ganzheitlich verstehen zu können, ist jedes Dosha wichtig – auch wenn uns manche Dosha-Eigenschaften oder Typbeschreibungen eher unsympathisch erscheinen mögen. Doch handelt es sich bei einer Konstitutionsbestimmung nicht um eine Wertung unserer Persönlichkeit, sondern um das Erkennen unserer wahren Natur, die von ihrem Ursprung her auf menschliche Weise vollkommen und göttlich ist.

Wir können unsere Grundkonstitution (Prakriti) nicht verwandeln, sondern nur ihre positiven Seiten betonen und verhindern, dass sie von negativen Störungen überschattet wird.

Wie waren Sie als Kind?

Um unsere wahre Natur zu erkennen, ist es notwendig, sich zu erinnern, wie wir als Kind waren, aussahen und uns fühlten. Die Grundkonstitution (Prakriti) ist in den ersten Lebensjahren am unverfänglichsten zu sehen, so dass wir mit Hilfe von alten Kinderfotos und authentischen Erinnerungen einen guten Eindruck vom Ursprung unserer Persönlichkeit gewinnen können.

Wenn wir die eigene Konstitution erkennen und annehmen, gewinnen wir ein neues Selbstwertgefühl, in dem wir uns in der eigenen Natur spüren und genießen können.

KÖRPERREISE ZUM URSPRUNG DER EIGENEN PERSÖNLICHKEIT

Diese Übung ist eine schöne Möglichkeit, Vata, Pitta und Kapha im eigenen Körper zu spüren und die verschiedenen Ebenen der Doshas in uns bewusst zu machen. Wiederholen Sie diese Übung ruhig in größeren Zeitabständen, denn Sie werden dadurch immer neue Aspekte Ihrer Persönlichkeit erfahren und Ihrer wahren Grundkonstitution Schritt für Schritt näher kommen.

➤ Ziehen Sie sich an einen ruhigen Platz zurück, legen Sie eine entspannende Musik auf, oder genießen Sie einfach die Stille Ihrer Umgebung.

1 Legen oder setzen Sie sich nun entspannt hin, und atmen Sie ruhig und tief ein und aus. Spüren Sie, wie der Atem durch den ganzen Körper fließt und seine rhythmische Bewegung jede Zelle erfüllt. Ihr Körper ist entspannt, angenehm schwer und warm.

2 Legen Sie die Hände auf den unteren Bauch, und atmen Sie tief in Ihren Bauch hinein. Konzentrieren Sie sich auf Ihren Unterbauch und den Dickdarm. Dies ist der Hauptsitz von Vata, hier sammelt sich Ihre gesamte Bewegungsenergie. Spüren Sie eine innere Leichtigkeit und die Quelle Ihrer Kreativität, Flexibilität und Feinfühligkeit.

Vergegenwärtigen Sie sich die verschiedenen Aspekte und Persönlichkeitsmerkmale von Vata, und spüren Sie Ihre eigenen Anteile:

Ist Ihr Körper leicht, zart und schmal? Ist Ihre Haut trocken, dünn und kühl? Sind Sie in all Ihren Aktivitäten sehr schnell und begeisterungsfähig? Ist Ihr Kopf immer in Aktion, und können Sie Neues schnell erfassen?

Erleben Sie bewusst alle Vata-Anteile in sich, und atmen Sie wieder entspannt ein und aus. Genießen Sie die innere Leichtigkeit, die Sie durch und durch erfüllt.

3 Gehen Sie nun mit Ihrer ganzen Aufmerksamkeit in die Bauchmitte auf Höhe des Dünndarms und der Leber. Hier ist der Hauptsitz Ihres Pittas und der Verdauungsenergie. Spüren Sie die Kraft und die Hitze Ihrer Feuerkraft und die unermessliche Stärke, die Ihnen daraus erwächst.

Ihre Pitta-Energie brennt und brodelt in Ihrem Inneren und schenkt Ihnen Vitalität und Dynamik in jedem Körperteil, geistige Klarheit und eine durchdringende Umsetzung in allen körperlichen und geistigen Prozessen.

Vergegenwärtigen Sie sich die verschiedenen Aspekte und Persönlichkeitsmerkmale von Pittan und spüren Sie Ihre eigenen Anteile:

Ist Ihr Körper warm und kraftvoll? Haben Sie eine gute Verdauung und einen aktiven Stoffwechsel? Sind Sie eine starke Persönlichkeit mit Ehrgeiz, Durchsetzungsvermögen und erfolgsorientierter Handlungsweise? Neigen Sie zu Hautreizungen, Durchfall oder Entzündungen im Körper?

Erleben Sie bewusst alle Pitta-Anteile in sich, und atmen Sie wieder entspannt ein und aus. Genießen Sie die innere Wärme und Kraft, die Sie durch und durch erfüllt.

4 Wenden Sie Ihre ganze Aufmerksamkeit Ihrem Brustkorb und oberen Magenbereich zu. Hier ist der Hauptsitz Ihres Kaphas. Öffnen Sie mit jedem Atemzug Ihre Brust, die ganze Herzregion. Spüren Sie die liebevolle Kraft und Sehnsucht Ihrer Herzensenergie, genießen Sie die innere Fülle und angenehme Schwere der ruhigen Kapha-Energie.

Kapha entfaltet sich im ganzen Brustraum und erfüllt Sie mit tiefer Ruhe, Gelassenheit und Liebe.

Vergegenwärtigen Sie sich die verschiedenen Aspekte und Persönlichkeitsmerkmale von Kapha, und spüren Sie Ihre eigenen Anteile:

Ist Ihr Körper robust und kräftig gebaut? Verfügen Sie über ein stabiles Immunsystem, fülliges Haar und eine unempfindliche Haut? Sind Sie

eine ausgeglichene, in sich ruhende Persönlichkeit, und kommen viele Menschen zu Ihnen, um sich Hilfe und Trost geben zu lassen?

Erleben Sie bewusst alle Kapha-Anteile in sich, und atmen Sie wieder entspannt ein und aus. Genießen Sie den inneren Frieden und die kraftvolle Ausdauer, die Sie durch und durch erfüllt.

5 Bleiben Sie entspannt, und genießen Sie die vielfältige Fülle Ihrer Persönlichkeit. Konzentrieren Sie sich nun auf Bilder Ihrer Kindheit.

Wie haben Sie als Kind ausgesehen? An welches Lebensgefühl können Sie sich noch erinnern? Wie würden Sie Ihre Doshas in der Kindheit beschreiben? Wenden Sie Ihre gesamte innere Aufmerksamkeit auf Ihre Kindheit und die damit verbundenen Erinnerungen und Bilder. Lassen Sie diese einfach vor Ihrem inneren Auge entstehen und beobachten Sie diese.

Waren Sie als Kind vom Grundwesen genau wie jetzt? Oder haben Sie sich sehr stark im Körperbau oder persönlichen Ausdruck verändert?

6 Verweilen Sie einen Moment mit Ihrem inneren Kind, und genießen Sie sich selbst in Ihrem unverfälschten und natürlichen Ausdruck der ursprünglichen Persönlichkeit.

Gibt es Dinge oder Anteile Ihrer in der Kindheit sichtbaren Konstitution, die Sie nun auch als Erwachsener wieder leben und ausdrücken möchten? Wenn ja, was ist es? Prägen Sie sich Ihre ungelebten Wünsche und ungenutzten Potentiale genau ein, und nehmen Sie diese als inneres Bild, als persönlichen Auftrag mit.

7 Kommen Sie dann langsam wieder zurück in die Gegenwart, und spüren Sie dem Kind in sich noch ein wenig nach. Atmen Sie tief ein und aus und rekeln, recken und strecken Sie Ihren Körper. Öffnen Sie wieder die Augen, und betrachten Sie Ihre Konstitution und Ihre Dosha-Anteile in einem neuen und etwas tiefer begründeten Licht.

DIE URSACHE ALLEN LEIDS – SEI ES MENTALER ODER KÖRPERLICHER ART – IST UNWISSENHEIT. DIE URSACHE ALLEN GLÜCKS IST REINES WISSEN, DAS SICH IM WAHREN SELBST BEGRÜNDET.

Caraka Samhita, Sutrasthanam

MANASA –
DIE MENTALE KONSTITUTION

IM AYURVEDA UNTERSCHEIDEN WIR ZWI-
SCHEN DER PHYSISCHEN UND DER MENTA-
LEN KONSTITUTION. WÄHREND DIE PHY-
SISCHE KONSTITUTION (PRAKRITI) DEN
KÖRPERBAU UND DIE PERSÖNLICHKEITS-
ANLAGEN EINES MENSCHEN KLASSIFIZIERT,
BESCHREIBT DIE MENTALE KONSTITUTION
(MANASA) DIE TIEFSTEN PRÄGUNGEN UND
ANLAGEN AUF SEELISCH-GEISTIGER EBENE.

Die körperliche Konstitution (Prakriti) wird aus
dem Verhältnis der drei Doshas ermittelt. Die
geistige Konstitution (Manasa) dagegen zeigt sich
anhand der Dominanz der drei Gunas (Seite 36)
in der Persönlichkeit. Sie beschreibt den geistigen
Entwicklungsstand und die grundlegende Ge-
mütsverfassung des Menschen.

DER EINFLUSS VON
DOSHAS UND GUNAS

Die drei Gunas Tamas, Rajas und Sattva beschreiben seelisch-geistige Prinzipien. So, wie die Doshas Vermittler zwischen den körperlichen und
geistigen Aspekten des Menschen sind und diese
manifestieren, kommunizieren die Gunas auf fein-
stofflicher Ebene zwischen Seele und Geist und
finden durch spirituelle Gemütszustände und
geistige Qualitäten ihren Ausdruck. Dazu gehören
fundamentale Eigenschaften wie künstlerische
Neigungen, ein ausgeglichenes Gemüt oder die
Anfälligkeit für aggressive Verhaltensstrukturen.

Im geistigen Bereich gibt es einige Überschnei-
dungen zwischen dem Einfluss von Doshas und

Gunas, so dass manche psychischen Eigenarten
sowohl von den einen als auch von den anderen
kommen können. Es gibt keine generelle Entsprechung, man kann jedoch sagen, dass Kapha einige
vergleichbare Qualitäten wie Tamas hat, während
Pitta und Vata einige Eigenschaften von Rajas widerspiegeln. Jedes ausgeglichene und positive Dosha weist sich durch die Qualität von Sattva aus.

Die Prägung der mentalen Konstitution hat vor
allem bei den spirituellen und psychischen Therapieformen großen Einfluss auf die Behandlung.

UNSERE GEISTIGEN ANLAGEN

Nach vedischer Philosophie kommt jeder Mensch
mit einem in ihm verankerten Bewusstsein auf die
Welt, das sich aus seinem »Karma« – den Erinnerungen und Erfahrungen früherer Leben – bildet.

Diesem Bewusstsein entspringen unsere tiefsten Überzeugungen und mentalen Anlagen, die
einen großen Einfluss auf den Lebensweg und die
Verhaltensformen haben. Sie entscheiden, ob wir
bereits in der Kindheit über eine reife Persönlichkeit verfügen, welche Ethik und Lebensphilosophie uns als besonders erstrebenswert erscheinen
und ob wir Neigungen und Qualitäten haben, die
uns eines Tages Priester, Künstler oder Metzger
werden lassen.

DREI GEISTIGE
QUALITÄTEN

Jede mentale Konstitution zeichnet sich durch besondere Eigenschaften aus, die in den alten Schriften folgendermaßen charakterisiert werden:

Je ausgeglichener und
gesünder die Konstitution
eines Menschen ist, umso
stärker kann sich sein mentales Sattva entwickeln.
Mit einer sattvischen Ge-
sinnung und Lebenshaltung
zeigt sich jedes Dosha in
seiner positiven Ausprä-
gung und lebensfördernden
Kraft. Erst unter den Einflüssen von Rajas und
Tamas können sich nega-
tive Dosha-Aspekte und
Krankheiten entwickeln.

➤ **Sattvika.** Die sattvische Konstitution zeigt sich durch folgende Eigenschaften: freundlich, großzügig, vergebend, wahrheitssagend (-liebend), Glauben an Gott, intelligent, gutes Gedächtnis, Wissen, geduldig, nicht verhaftet sein.

➤ **Rajasa.** Die rajasische Konstitution zeigt sich durch folgende Eigenschaften: aktiv, geschäftstüchtig, ungeduldig, stolz, unehrlich, grausam, heuchlerisch, begierig nach Respekt, sehr leidenschaftlich, ärgerlich, gierig, eifersüchtig.

➤ **Tamasa.** Die tamasische Konstitution zeigt sich durch folgende Eigenschaften: sehr ängstlich, unreligiös, sehr viel schlafen, Mangel an Intelligenz und Wissen, antriebslos, faul.

WEITERENTWICKLUNG ZUM SATTVISCHEN BEWUSSTSEIN

Als eines der höchsten Ziele des menschlichen Daseins wird die geistige Weiterentwicklung angesehen. Jede Seele strebt nach Erleuchtung und göttlicher Erfüllung, die sie in einem sattvischen Gleichgewicht erfährt. So dienen die meisten Religionen, spirituellen Praktiken und Meditationstechniken der Reinigung des Geistes und der Läuterung der Seele. Damit wirken sie voll im Bereich der Gunas, fördern den sattvischen Geist und stellen wertvolle Therapieformen für die mentale Konstitution dar.

Von Tamas über Rajas zu Sattva

Ziel dieser Techniken und Lebensphilosophien ist es, einen tamasischen oder rajasischen Bewusstseinszustand zu überwinden, um einen sattvischen Geist zu entwickeln. Wichtig hierbei ist es jedoch, das wir uns immer von Tamas zu Rajas und von Rajas zu Sattva entwickeln müssen.

So kann zum Beispiel ein depressiver und drogenabhängiger Mensch, der in einem tamasischen Geist verfangen ist, nicht direkt ein ausgeglichenes und selbsterfülltes Sattva-Gemüt entwickeln. Dies geschieht, indem er zuerst aus dem trägen Tamas in das aktive Rajas wächst, das ihn durch Aggression, Leidenschaft und Ungeduld so lange läutert, bis daraus ein sattvischer Zustand erwachsen kann. Diese erstrebenswerte Entwicklung kann nicht nur durch spirituelle Übungen erlangt werden, sondern muss durch praktische Lebenserfahrungen integrativ erfahren und gefestigt werden.

SATTVIKA – DIE SATTVISCHE KONSTITUTION

Im Ayurveda wird es als sehr erstrebenswert angesehen, eine sattvische Konstitution zu entwickeln. Viele Meditationstechniken, Ernährungsregeln und Verhaltensweisen fördern das sattvische Bewusstsein und schenken innere Harmonie, Gelassenheit und Freude.

Sattvische Menschen besitzen exzellentes Wissen, einen ausgeprägten Intellekt, gutes Gedächtnis, Geduld, Toleranz, Wahrhaftigkeit und Reinheit. Sie haben ein gutes Selbstwertgefühl und sind sehr autonome, unabhängige Persönlichkeiten. Dadurch empfinden sie das Leben als harmonisch, glücklich und befriedigend.

Sattva versorgt den Mensch mit Anpassungsfähigkeit und innerer Sicherheit in jeder Situation. Es schenkt die Kraft und Zentrierung, jede Situation vernünftig und positiv zu analysieren, um anschließend eine für alle Lebewesen geeignete Lösung zu finden.

Menschen mit einem sattvischen Gemüt sind großzügig, liebevoll und hilfsbereit im Umgang mit ihrer Umwelt. Sie nehmen gerne Rücksicht auf die Bedürfnisse und Gefühle anderer und stehen nur ungern im Mittelpunkt. Ihre weniger ausgeprägte Tatkraft gleichen sie durch ihr ganzheitliches Verständnis der Dinge wieder aus.

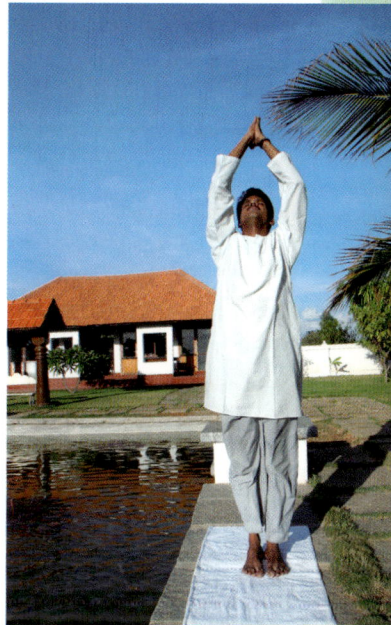

Yoga, Meditation und ein reiner Lebenswandel sind die Basis der spirituellen Entwicklung. Sie dienen der Reinigung, Transformation und dem ruhevollen Gleichgewicht in Körper und Geist.

Atreya – ein großer Weiser des Ayurveda – definiert ein glückliches (sattvisches) Leben so: »Eine Person führt ein segensreiches Leben, wenn keine somatischen und psychischen Störungen vorliegen, der Körper jugendlich, voller Stärke und Energie ist; wenn sie Wissen, starke Sinne, Ruhm und Reichtum besitzt und genießen kann. Dieser Zustand wird im bedingten Dasein jedoch nur von wenigen erreicht.«

Unabhängig von der körperlichen Konstitution (Prakriti) äußern sich die sattvischen Qualitäten auf der mentalen Ebene durch eine grundlegend positive Persönlichkeitsstruktur, in der Qualitäten wie Liebe, Mitgefühl, Wahrhaftigkeit und Vergebung besonders stark ausgeprägt sind. Alle Menschen, die über Eigenschaften wie Vertrauen, Bewusstsein, Ehrlichkeit, Bescheidenheit, Selbstdisziplin und ein Gefühl von unverhafteter Objektivität verfügen, können sich ob ihrer sattvischen Konstitution glücklich schätzen.

Sieben sattvische Entwicklungsstufen

In der traditionellen Ayurveda-Lehre werden sieben Sattva-Konstitutionen unterschieden. Sie klassifizieren die bereits beschriebenen Konstitutionsausprägungen und zeigen die verschiedenen Ausprägungen des geistigen Reifeprozesses. Jede zeigt eine weitere Facette der seelisch-geistigen Entwicklung und stellt ein erstrebenswertes Ideal dar:

➤ *Brahma:* rein, glaubt an Gott, studiert viel, respektiert Ältere, gastfreundlich, wahrheitsliebend, gute Geistes- und Sinneskontrolle, großzügig, viel Wissen, gutes Gedächtnis und Intelligenz, kann gut argumentieren/verhandeln/erklären, nicht leidenschaftlich, Gleichheit aller lebenden Wesen (Gerechtigkeitssinn); keine Gier, Ärger, Verhaftung, Eifersucht.
➤ *Endra:* schönheitsliebend, mutig, kann gut organisieren, freundlich zu Untergebenen, gute und eindrucksvolle Sprache, religiös, scharfsinnig, weitblickend, interessiert an Leidenschaften, Aufgaben und Reichtum (im positiven Sinne!).
➤ *Varuna:* mag Kaltes, erträgt Schmerzen gut, angenehme Sprache, Tapferkeit/Mut, geduldig, rein, Abneigung gegen Unreinheiten, mag Wassersport, hat Ärger und Freude zur rechten Zeit und am rechten Ort.

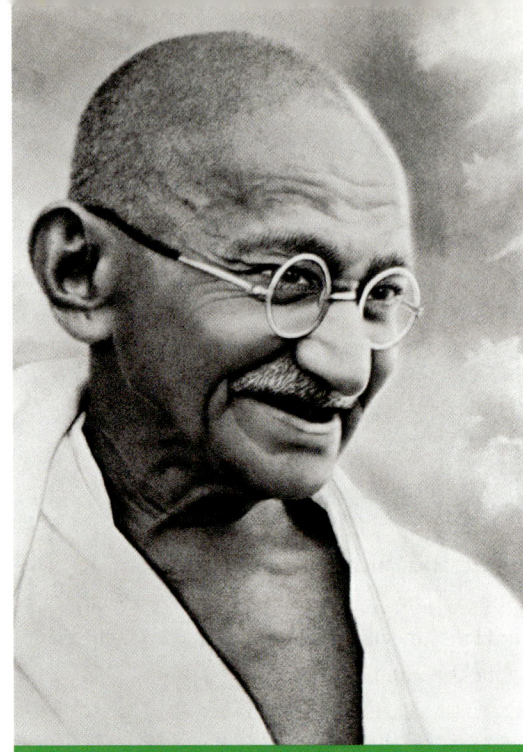

Menschen wie Gandhi geben der Welt ein gutes Beispiel für die gelebte Philosophie des sattvischen Geistes.

➤ *Kaubera:* unparteiisch, tolerant, will Geld auf die richtige Art und Weise erwerben, Vorliebe für gute Orte, gute Zeugungskraft, geduldig, wird respektiert, hat Reichtümer, gut in der Pflicht/Aufgabenerfüllung, rein, Ärger und Freude sind klar.
➤ *Gandarva:* liebt Kosmetika, Parfüm, Singen, Tanzen, mag die Gesellschaft des anderen Geschlechts, mag Geschichte, Literatur, Poesie, nicht eifersüchtig.
➤ *Yamya:* furchtlos, rein, hat ein gutes Gedächtnis, keine Anhaftung, ordentliches und geschicktes Arbeiten, nicht eifersüchtig oder stolz, wohlhabend, hat die Gewohnheit, täglich etwas zu schreiben, kann nicht besiegt werden.
➤ *Arsa:* engagiert in religiösen Ritualen, gastfreundlich, zölibatär, studiert gern, gutes Wissen, Intelligenz, Gedächtnis, frei von Stolz, nicht verhaftet, nicht eifersüchtig, keine Gier, empfindet keinen Ärger, hält sein Wort.

RAJASA – DIE RAJASISCHE KONSTITUTION

Menschen mit einer rajasischen Konstitution sind sehr starke und von sich selbst eingenommene Persönlichkeiten. Sie haben viele Wünsche, werden schnell ungeduldig und fühlen sich oft unzufrieden und unglücklich. Die Rajas-Qualität schenkt ihnen Tatkraft und Handlungsenergie, fördert aber auch die exzessive emotionale Erregung. So sind sie sehr fleißig und aktiv, Antrieb ihrer Handlungen sind aber oft die rajasischen Persönlichkeitsqualitäten wie Neid, Gier, Besorgnis, Aggressionen und Intoleranz. Es fällt ihnen schwer, Situationen auf eine positive Weise zu analysieren, da sie sich leicht angegriffen fühlen und unvernünftig reagieren. Sie leiden häufig unter starken Ängsten, Erfolgsdruck und an den mentalen Problemen der heutigen Zeit.

Unabhängig von der körperlichen Konstitution äußert sich die rajasische Qualität durch die Eigenschaften der Vitalität, Leidenschaft, Ungeduld und Furcht. Menschen, die ehrgeizig sind und berühmt werden möchten, extreme Liebe und Hass in sich tragen, von ihren Begierden beherrscht werden und unter starken emotionalen Schwankungen leiden, würde man als rajasische Konstitution bezeichnen.

Die mentale Rajas-Konstitution wird in sechs Untertypen gegliedert, in denen sich die oben beschriebenen Eigenschaften mehr oder weniger stark ausgeprägt manifestieren. Je weiter sich das Rajas-Bewusstsein entwickelt, umso mehr positive Einflüsse von Sattva können sich in den Persönlichkeitsstrukturen und Verhaltensweisen zeigen. Wenn jedoch schädliche Einflüsse und Lebensgewohnheiten die negative Gesinnung des Rajas-Menschen verstärken, so tendiert er immer weiter in Richtung Tamas.

TAMASA – DIE TAMASISCHE KONSTITUTION

Tamasische Menschen zeichnen sich durch ihre Schwere und Passivität aus. Mit einer tamasischen Konstitution besitzen sie eine eher schwache Intelligenz und haben wenig Interesse an Wachstum, Weiterentwicklung oder Veränderung. Tamas verstärkt ihre Antriebslosigkeit, Lustlosigkeit und Unwissenheit. Häufig leiden tamasische Menschen an Depressionen, Gedächtnisverlust und werden von eher niederen Wünschen und Begierden getrieben. Unabhängig von ihrer körperlichen Grundkonstitution herrschen bei tamasischen Menschen Dumpfheit, Trägheit, mangelndes Vertrauen, Unwissenheit, Apathie und Lethargie vor. Sie bevorzugen das Dunkle, halten an allem Besitz fest, sind emotional verhaftet und leiden an Stagnation und geistigem Aufgewühltsein.

Oftmals leben sie in sehr niedrigen sozialen Gesellschaftsschichten, in denen eine schlechte Schulbildung, Gewalt, Drogen und mangelnde Ethik die tamasischen Eigenschaften hervorbringen beziehungsweise verstärken.

Auch wenn die tamasische Konstitution mit ihren drei Unterarten als die unterste Stufe des menschlichen Bewusstseins angesehen wird, besteht die Möglichkeit, darüber hinauszuwachsen. Da Gunas (und Doshas) dynamische Prinzipien darstellen, können sie jederzeit durch äußere und innere Impulse verändert werden. Durch eigene Anstrengungen, diszipliniertes Bemühen und eine aktive Lebensweise lassen sich mehr und mehr Rajas-Eigenschaften wie Antriebskraft, Mut und Selbstbewusstsein entwickeln. Dies stellt einen großen Wachstumssprung dar und ist eine äußerst erstrebenswerte Lebensperspektive, aus der sich dann im Weiteren ein immer stärker werdendes sattvisches Bewusstsein entwickeln kann.

Sattva wird gestärkt durch reine Nahrung, geistige Übungen und positive liebevolle Gedanken. Die energiespendenden Lebensempfehlungen der ayurvedischen Gesundheitslehre und reinigende Techniken des Yoga fördern die sattvischen Qualitäten wie innere Bewusstheit, Liebe und Freude. Rajas wird gestärkt durch positive Handlungen, sportliche Aktivitäten sowie scharfe Nahrungsmittel und Gewürze.

VIKRITI – DIE STÖRUNGEN IN DER KONSTITUTION

WENN DIE DOSHAS EINES MENSCHEN AUS DEM GLEICHGEWICHT GERATEN UND SICH IM KÖRPER ANSAMMELN, VERÄNDERT SICH DIE KONSTITUTION. DAS DOSHA-GEFÜGE ENTSPRICHT NICHT MEHR DER GRUNDKONSTITUTION (PRAKRITI) – DIESER ZUSTAND WIRD ALS VIKRITI BEZEICHNET.

Eine ayurvedische Konstitutionsdiagnose beginnt immer mit der Bestimmung des momentan vorherrschenden Dosha-Zustands, der Vikriti. Zu deren Ausgleich werden Ernährungs- und Gesundheitsempfehlungen zusammengestellt und immer wieder auf den aktuellen Dosha-Zustand abgestimmt. Der Weg von Vikriti zur Prakriti ist wie das Schälen einer Zwiebel: Von Vikriti-Schicht zu Vikriti-Schicht nähern wir uns dem wahren Selbst.

Durch die Disharmonie im ursprünglichen Dosha-Gefüge werden körperliche, geistige und emotionale Beschwerden ausgelöst. Die vermehrten Doshas sammeln sich nun an verschiedenen Stellen im Organismus an, belasten die Körpergewebe (Dhatus) und blockieren die Körperkanäle (Srotas). Auf die mentalen Persönlichkeitsanteile wirkt sich dieser Prozess ebenfalls unvorteilhaft aus, da ein Ungleichgewicht der Doshas immer zu einer Verminderung der sattvischen Qualität in unserer Persönlichkeit führt.

So, wie in der Grundkonstitution (Prakriti) das gesamte Persönlichkeitspotential liegt, ist das Ungleichgewicht der Doshas (Vikriti) die Wurzel von Krankheit, Leid und Unglück. Wird Vikriti in ihrem »Ist-Zustand« erkannt, wird die Wurzel aller gesundheitlichen Probleme deutlich, auch wenn daraus noch keine schwerwiegenden Erkrankungen entstanden sind.

Wenn der Kontakt zur wahren Natur unterbrochen wird, so ist der Maßstab für das persönliche Wohlbefinden und eine erfüllte Lebensweise oft ebenfalls verloren gegangen. Verhaltensweisen und Essgewohnheiten arbeiten nun oft gegen die eigene Konstitution, und gestörte Doshas dominieren die Sinnesorgane und die Befindlichkeit.

URSACHEN DER VERÄNDERUNG

In meiner langjährigen Ayurveda-Praxis bin ich fast keinem Menschen begegnet, der sich noch im Einklang mit seiner ursprünglichen Natur (Prakriti) befand.

Die Ursache für unsere veränderte Konstitution (Vikriti) liegt immer in einer Dosha-Erhöhung und -Ansammlung. Dafür gibt es zwei auslösende Faktoren, die auf äußeren Einflüssen und innerer Stagnation beruhen.

ÄUSSERE EINFLÜSSE

Ein von Natur aus dominantes Dosha reagiert sehr sensibel auf verstärkende äußere Einflüsse.

Wenn zum Beispiel ein Kapha-Typ im Frühling eine Woche graues, nasses Regenwetter erlebt, sich in dieser Zeit überwiegend von fettigen, schweren und süßen Speisen ernährt und außerdem zu wenig bewegt, so wird er aufgrund dieser Kapha-erhöhenden Faktoren garantiert nach kurzer Zeit mit einer starken Kapha-Störung wie Gewichtszunahme, Verschleimung, Trägheit oder Wasseransammlungen reagieren.

Ein Pitta- oder Vata-Typ hingegen würde zwar ebenfalls auf diese Kapha-erhöhenden Faktoren reagieren, aber es würde sehr viel länger dauern, bis er die typischen Kapha-Beschwerden entwickelt. Dafür reagiert Pitta äußerst sensibel auf alle Pitta-anregenden Aspekte wie heißes Wetter oder scharfe und saure Speisen, und Vata zeigt seine Störungen unmittelbar bei Wind, Kälte und einer unregelmäßigen Lebensweise.

In diesem Sinne stellen eine ungesunde Lebens- und Ernährungsweise, das Wetter sowie stressbedingte Belastungen in der Arbeitswelt oder im Privatleben die häufigsten Ursachen für eine durch äußere Bedingungen provozierte Dosha-Störung dar.

INNERE STAGNATION

Werden konstitutionsbedingte Eigenschaften und Bedürfnisse unterdrückt, ist dies die zweite Ursache für Dosha-Ansammlungen. Denn entsprechend der individuellen Natur (Prakriti) benötigt jeder Konstitutionstyp bestimmte Ausdrucksformen und liebt typgerechte Verhaltensweisen.

So liebt der Vata-Typ zum Beispiel den kreativen und flexiblen Ausdruck seiner Visionen, der Pitta-Typ braucht eine Möglichkeit, seine Führungsqualitäten unter Beweis zu stellen, und Kapha-Menschen sehnen sich nach Ruhe und Sicherheit. Werden diese natürlichen Wünsche und Eigenschaften nicht gelebt, entwickeln sie sich zu einer unsichtbaren Zeitbombe für die Gesundheit.

Durch die Stagnation der unterdrückten Persönlichkeitsanteile und Fähigkeiten erhöhen sich die Doshas genauso, als würden sie von außen verstärkt (aggraviert). So kann zum Beispiel ein Magengeschwür durch den übermäßigen Genuss von sauren Speisen, Alkohol, Kaffee und Stress produziert werden. Aber auch unterdrückter Ärger, immer wieder heruntergeschluckte Wut und ein Mangel an Bewegung und Handlungsfreiheit können zu den gleichen Symptomen führen.

Die psychosomatisch bedingten Dosha-Störungen sind besonders in den westlichen Ländern sehr verbreitet. Viele Menschen haben sich aufgrund einengender Erziehungsideale, unpassender Ernährungs- und Verhaltensweisen, persönlicher Ängste und schmerzhafter Erfahrungen von ihrer ursprünglichen Natur entfernt. Vergleicht man die

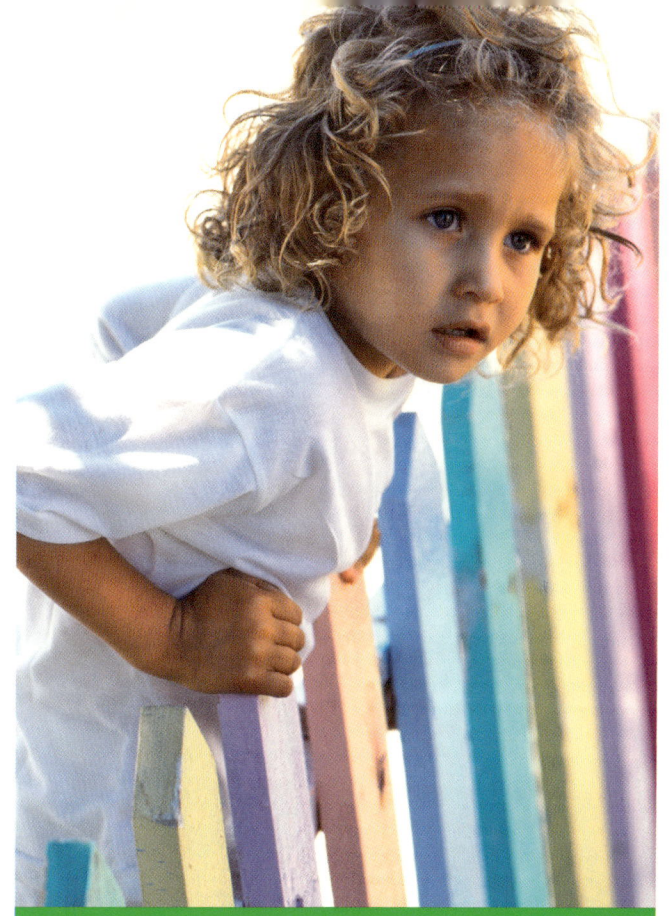

heutige Persönlichkeit mit den Anlagen, die in der Kindheit sichtbar wurden, so ist häufig keine Übereinstimmung mehr zu finden.

Erhält ein Kind nicht den Raum, seine konstitutionsbedingten Anlagen zu entfalten, stagnieren die dominanten Doshas und sammeln sich ebenso im Körper an wie durch eine aggravierende Lebens- oder Ernährungsweise.

Eine Pitta-betonte Persönlichkeit benötigt ab ihrem ersten Lebenstag außergewöhnlich viel Aufmerksamkeit und möchte gern die Führung übernehmen. So zeigt schon ein Pitta-Baby einen starken, unbezwingbaren Willen, und die ganze Familie soll sich seinen Wünschen und Bedürfnissen unterordnen. Denn ein Grundbedürfnis von Pitta ist es, zu dominieren und die eigenen Vorstellungen durchzusetzen. Wird dieses Kind nun in seinem Willen und Wesen »gebrochen«, so lernt es,

Bereits in der Kindheit werden die Anlagen für Konstitutionsstörungen gebildet. Durch falsche Ernährung und Lebensbedingungen, welche die Dosha-Persönlichkeit unterdrücken, wird die freie und gesunde Entwicklung der individuellen Konstitution erschwert.

seine Pitta-geprägten Anlagen zu unterdrücken, und versucht, gehorsam, fügsam und angepasst zu sein. Doch da dies seinem Naturell nicht entspricht, wird die ihm ureigene Energie immer wieder mit schwer zu kontrollierenden Wutanfällen durchbrechen. Das innere, unterdrückte Feuer wird früher oder später seine Entsprechung im Befinden zeigen. Körperliche Pitta-Störungen wie Übersäuerung, Entzündungen und Verdauungsbeschwerden können nur ein körperlicher Ausdruck der emotionalen Unterdrückung sein.

Genauso ist es, wenn eine Kapha-betonte Persönlichkeit gehetzt wird. Kapha ist das beständige und erhaltende Prinzip im Körper. Menschen mit hohem Kapha-Anteil sind ruhig, gefühlvoll und ausgeglichen. Sie lieben es, die Dinge ordentlich und gründlich zu tun. Müssen sie sich aber immer beeilen, so kommen sie automatisch aus ihrem Rhythmus und geraten in inneren und äußeren Stress. Gewichtszunahme und träger Stoffwechsel sind die Folge, da der Körper versucht, den inneren Verlust an Ruhe auszugleichen.

Wenn eine kreative und das Neue liebende Vata-Persönlichkeit in einer von Konventionen und Traditionen bestimmten Welt lebt, so wird dies ebenfalls über kurz oder lang seine Auswirkungen zeigen. Sobald die Leichtigkeit und Visionskraft des Luft- und Ätheranteils des Vata-Typs auf längere Zeit keinen Ausdruck findet, übernehmen Trägheit, Schweregefühl und Antriebslosigkeit die Oberhand auf allen Seinsebenen. Chronische Verdauungsstörungen, Blähungen und Störungen des Bewegungsapparats zeigen ebenfalls die blockierte Vata-Energie.

DIE EIGENEN DOSHA-STÖRUNGEN ERKENNEN

Viele Dosha-Störungen manifestieren sich im Anfangsstadium nur im energetischen und emotional wahrnehmbaren Bereich. Das heißt, bevor der Körper konkrete Krankheitssymptome zeigt, leiden wir unter den gestörten Doshas mit ihren erhöhten Eigenschaften. Diese feinen Veränderungen in unserem Befinden genau zu beobachten ist sehr wichtig, denn jeder Ayurveda-Arzt oder -Therapeut ist bei seiner Anamnese und Diagnose auf die Wahrnehmung und Beschreibung seines Patienten angewiesen, um anschließend seine Empfehlungen und Therapien darauf abzustimmen.

Ebenso dient das Erkennen der eigenen Verhaltensmuster und Persönlichkeitsstrukturen der inneren Selbstakzeptanz und dem Aufbau eines echten Selbstbewusstseins. Durch die Konstitutionsbestimmung kann ein Mensch sich selbst und seinen eigenen Wert kennen lernen. Falsche Persönlichkeitsideale, unterdrückende Erziehungsraster und unrealistische Ansprüche können relativiert und abgebaut werden. Tiefe Zufriedenheit und innerer Frieden breiten sich aus und lassen das Leben leicht, authentisch und genussvoll werden.

Vata-Störungen erkennen

Ein zu hohes Vata entsteht durch übermäßige Belastungen auf der körperlichen und geistigen Ebene sowie durch unausgeglichene Lebensweise und Energieverlust. Ist unser Leben zu schnell, hetzen wir nur hin und her und sind so genervt, dass wir keine Arbeit fertig bekommen – dann hat sich unser Vata auf ungesunde Weise erhöht.

Dies ist direkt spürbar durch innere Nervosität, Blähungen, einen trockenen Mund, Verlangen nach Wärme und undefinierbare Ängste. Die überhöhte Vata-Energie vermittelt Selbstzweifel und ein Gefühl von Leere und Sinnlosigkeit; alles in unserem Kopf wirbelt unkoordiniert durcheinander; wir verspüren wenig Kraft und Sicherheit in unseren Handlungen. Hält dieser Zustand an, entstehen zunehmend Blähungen und Verstopfung, kalte Hände und Füße sowie Trockenheit im ganzen Körper und auf der Haut. Der Geist wird immer unruhiger, und langsam entwickeln sich »echte« Beschwerden wie Schlafstörungen, Ohrgeräusche, Schwindelanfälle. Auf Dauer entstehen typische Vata-Krankheiten wie Blutarmut, Muskel- und Knochenschwund, Lähmungserscheinungen, Gedächtnisverlust, Gelenkbeschwerden, degenerative Arthritis und Nervenleiden.

Pitta-Störungen erkennen

Ein zu hohes Pitta entsteht durch zu viel Hitze (Feuer) im Körper, was durch viel Verantwortung, Erfolgsdruck, Konkurrenzkampf oder den übermäßigen Genuss von sauren Speisen (wie Zitrusfrüchte, Milchprodukte, Fleisch oder Alkohol) gefördert wird.

Pitta-Störungen zeigen sich unmittelbar durch Hitze, Magenübersäuerung, innere Anspannung und Ungeduld. Auch Ärger und Kritiksucht machen sich im Gemüt breit. Dadurch kann man sich schlecht entspannen und entwickelt nicht genügend Selbstwertgefühl. Verfestigt sich die Pitta-Erhöhung, zeigt sich das durch Sodbrennen, Magenverstimmung, brennende Schmerzen in der Nabelgegend und eine äußerst gereizte und überkritische Geisteshaltung. Die Haut beginnt zu reagieren, wir leiden unter Hautrötungen, Ausschlägen, Kopfschmerzen und Schweißausbrüchen. Im weiteren Verlauf entstehen Krankheiten wie Fieber, Entzündungen, Migräne, Eiteransammlungen, entzündliche Arthritis, Knochenabszesse sowie entzündliche und brennende Beschwerden der Leber und des Magen-Darm-Trakts.

Kapha-Störungen erkennen

Kapha-Störungen entstehen meistens durch einen Mangel an Bewegung und Lebensfreude und ein Übermaß an süßer und fettiger Nahrung.

Ist Kapha erhöht, bewirkt dies zuerst Antriebsarmut und Schweregefühl. Alles fühlt sich schwer und träge an. Auch Übelkeit, aufgeblähte Gedärme, Wasseransammlungen und ständige Müdigkeit können auftreten. Das Lymphsystem arbeitet schlecht, Wasseransammlungen schwemmen den Körper auf, und Stoffwechselschlacken werden in den Geweben abgelagert.

Sammelt sich Kapha weiterhin an, so beginnt der Körper, sehr viel Schleim zu bilden, der sich in den Stirn- und Nasenhöhlen, den Bronchien und den Atemwegen festsetzt. Wir leiden unter träger Verdauung und entwickeln Krankheiten wie Fettsucht, hohen Cholesterinspiegel, nässende Ekzeme, Zysten, Diabetes und Tumorbildung.

In unserer westlichen Welt werden mehr als 80 Prozent aller Störungen durch Vata ausgelöst oder verstärkt. Denn Umweltbelastung, Stressfaktoren und Lebensbedingungen sind äußerst Vata-erregend. Deshalb sind für uns die Vata-reduzierenden Maßnahmen – wie Ölmassagen, warme Speisen und Entspannungsübungen – besonders wichtig. Auch kreativer und musischer Ausdruck hilft, die Persönlichkeit ganzheitlich in ihrem Vata zu harmonisieren.

VIKRITI-TEST:
ERMITTELN SIE IHRE DOSHA-DOMINANZ

Mit diesem Test können Sie Ihr am stärksten aus-geprägtes oder gestörtes Dosha ermitteln. Dabei ist es für Ihre Störungen unerheblich, ob Sie diese Dosha-Dominanz von Geburt an haben oder ob sie erst später ausgeprägt wurde.

Kreuzen Sie die Aussagen an, die auf Sie zutreffen. So können Sie Ihre Lebensgewohnheiten, Befind-lichkeitsstörungen und Gefühle den Doshas zuord-nen – und damit die Ursachen für eventuelle Krankheiten ganzheitlich erkennen.

Wenn Sie bei einer Frage, die mehrere Aspekte ent-hält, nicht jeden einzelnen bestätigen können (son-dern vielleicht nur zwei von drei), so können Sie trotzdem »Ja« sagen, da alle in einer Frage aufge-führten Punkte zum gleichen Bereich gehören und gemeinsam oder allein wirken.

Bitte zählen Sie Ihre Kreuze in jeder Rubrik zu-sammen, und zeichnen Sie dann ein Diagramm Ihrer Dosha-Anteile:

8			
7			
6			
5			
4			
3			
2			
1			
	Vata	Pitta	Kapha

VATA

☐ *Sind Sie häufig nervös, unorganisiert, ängstlich und/oder überfordert?*

☐ *Haben Sie eine trockene, sensible Haut?*

☐ *Sind Sie vergesslich, und können Sie schlecht auswendig lernen?*

☐ *Leiden Sie unter Stimmungs- und Energie-schwankungen, und fühlen Sie sich häufig leer und ausgelaugt?*

☐ *Können Sie abends nur schlecht einschlafen, oder wachen Sie nachts häufig auf?*

☐ *Leiden Sie häufig unter einer schlechten Verdau-ung und/oder Blähungen?*

☐ *Haben Sie sehr häufig kalte Hände und Füße?*

☐ *Leiden Sie häufig oder regelmäßig unter einer oder mehreren der folgenden Beschwerden:*

  ○ *Blähungen, Verstopfung*

  ○ *Schlafstörungen, Schlaflosigkeit*

  ○ *Ängste, Nervosität, mentale Instabilität*

  ○ *Untergewicht, Auszehrung, Zittern, Zuckun-gen, Schwindel*

  ○ *Verlust der Körperkraft, Schwäche des Immunsystems*

  ○ *Ohrgeräusche oder Tinnitus*

  ○ *Häufige Schmerzen, Taubheit, Steifigkeit und Krämpfe (etwa Menstruationsschmerzen)*

  ○ *jede Art von Lockerheit in Gelenken, Bän-dern oder Muskeln oder Störungen des Beweg-ungsapparats (wie Rheuma, Osteoporose)*

PITTA

- [ ] *Fühlen Sie sich oft angespannt, gereizt, ungeduldig und/oder ärgerlich?*
- [ ] *Haben Sie eine empfindliche, leicht gerötete und warme Haut?*
- [ ] *Schwitzen Sie leicht, und haben Sie auch oft einen heißen Kopf?*
- [ ] *Bezeichnen Sie manche Leute als stur, aufbrausend und/oder streitsüchtig?*
- [ ] *Haben Sie einen sehr guten Appetit, und reagieren Sie mit Ärger und Ungeduld, wenn Sie hungrig sind?*
- [ ] *Sind Sie ein Perfektionist, und setzen Sie sich damit selbst oder andere unter Leistungsdruck?*
- [ ] *Sind Ihre Augen sehr empfindlich, brennen leicht oder haben eine Sehschwäche?*
- [ ] *Leiden Sie häufig oder regelmäßig unter einer oder mehrerer der genannten Beschwerden:*
  - ◯ *Fieber, erhöhte Temperatur, starkes Schwitzen*
  - ◯ *Durchfall oder rote, gelbe oder grünliche Verfärbungen von Urin oder Stuhl*
  - ◯ *Entzündungen und Eiterung*
  - ◯ *Kopfschmerzen und/oder Migräne*
  - ◯ *Sodbrennen, saurer Geschmack oder Aufstoßen oder Magenbeschwerden*
  - ◯ *Unreine Haut und/oder Hautkrankheiten*
  - ◯ *Schwächung des Sehvermögens*
  - ◯ *Frühzeitiger Haarausfall und/oder frühzeitiges Ergrauen*

KAPHA

- [ ] *Fühlen Sie sich oft müde, antriebslos und schwer?*
- [ ] *Nehmen Sie leicht an Gewicht zu und leiden Sie auch jetzt unter Übergewicht?*
- [ ] *Sind Sie oft erkältet und/oder verschleimt?*
- [ ] *Sind Sie nicht besonders ehrgeizig, sondern eher nachlässig und/oder faul?*
- [ ] *Sind Sie sehr anhänglich, und können Sie sich schwer von alten Dingen trennen?*
- [ ] *Essen Sie oft zu viel und unkontrolliert?*
- [ ] *Vermeiden Sie körperliche Bewegung und/oder Sport, wann auch immer möglich?*
- [ ] *Leiden Sie häufig oder regelmäßig unter einer oder mehrerer der genannten Beschwerden:*
  - ◯ *Wasseransammlungen und/oder Ödeme*
  - ◯ *übermäßige Schleimbildung in den Bronchien, Stirn- und/oder Nebenhöhlen*
  - ◯ *träge Verdauung, Appetitverlust*
  - ◯ *Schweregefühl im Körper, Erhöhung des Körpergewichts, Fettleibigkeit*
  - ◯ *Schläfrigkeit, exzessiver Schlaf*
  - ◯ *Diabetes*
  - ◯ *Verlust von Stärke und Widerstandskraft*
  - ◯ *Tumorbildung*

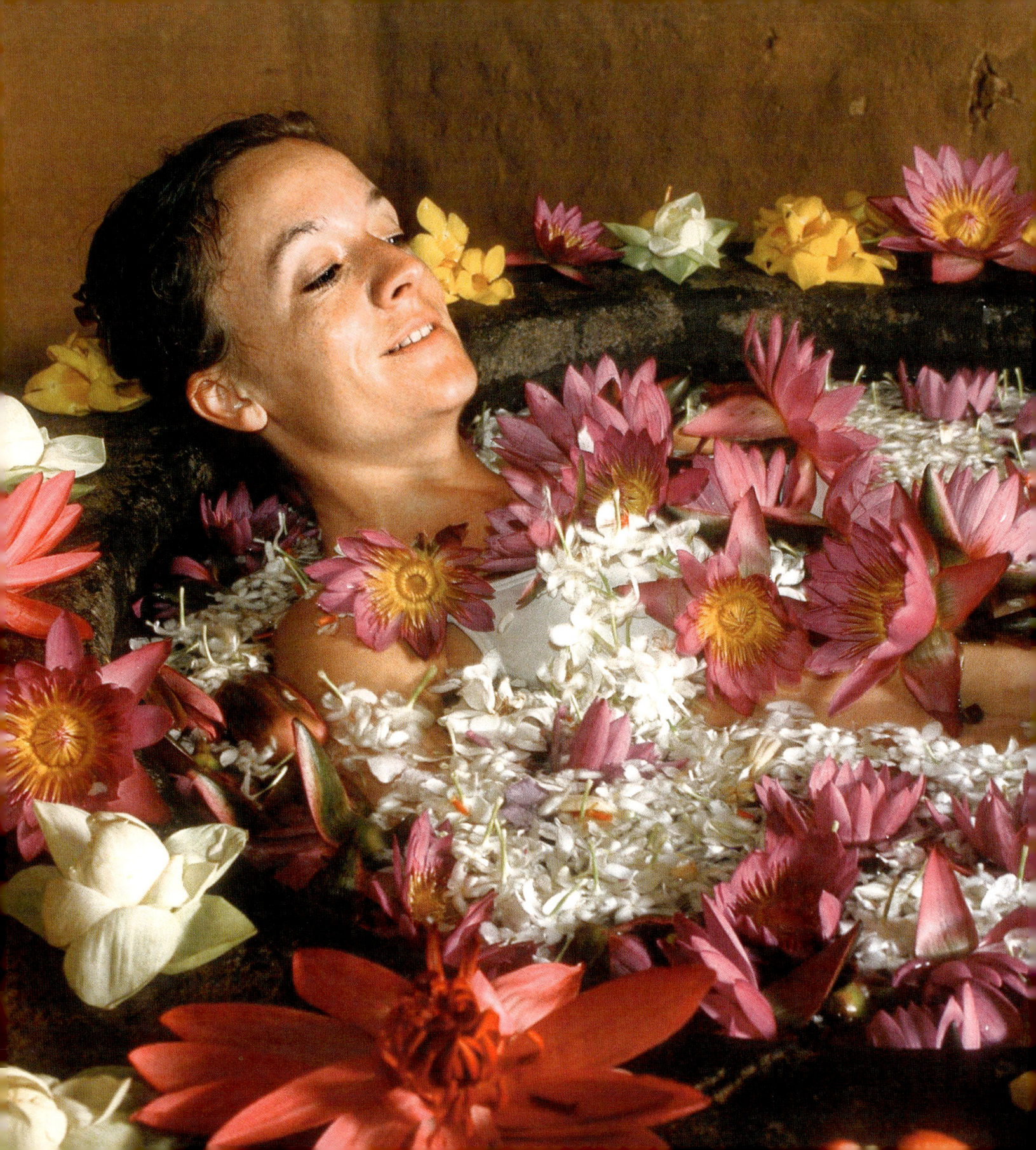

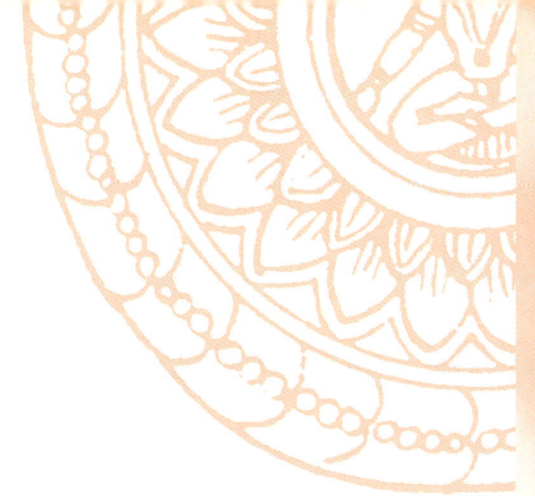

DAS LEBEN GENIESSEN MIT AYURVEDA

Dort ist die Fülle,
hier ist die Fülle;
aus der Fülle entsteht Fülle;
entnimmt man der Fülle
die Fülle, selbst dann bleibt
die Fülle bestehen.

*Aus der
Isha-Upanishad*

SVASTAVRITTA – AYURVEDISCHE LEBENSKUNDE

DAS LEBEN IN GESUNDHEIT UND VITALI-
TÄT ZU GENIESSEN UND SICH IM EIGENEN
KÖRPER WOHL ZU FÜHLEN, IST DAS ZIEL
ALLER AYURVEDISCHEN GESUNDHEITSEMP-
FEHLUNGEN UND WELLNESS-THERAPIEN.

Das ganzheitliche Gesund-
heitssystem des Ayur-
veda basiert auf den drei
Lebenssäulen Ernährung,
Schlaf und Sexualität.
Die darauf aufbauenden
Regeln und Empfehlungen
sind die Grundpfeiler
eines langen, gesunden
Lebens und die Basis
jeder Ayurveda-Therapie.

Die ayurvedische Lebenskunde (Svastavritta) beinhaltet eine Fülle von guten Tipps, die uns helfen,
die täglichen Belastungen – wie sie zum Beispiel
durch das Wetter, die Arbeitsbedingungen oder
psychische Anspannung hervorgerufen werden
können – auszugleichen.

Wir können unseren Körper mit duftenden
Ölen und sanften Massagen entspannen, dynamische Lebensfreude mit Yoga erleben, eine erfüllte
Sinnlichkeit und Sexualität pflegen und unser Verhalten auf die Zyklen der Natur abstimmen.

ENERGIE FÜR EIN LANGES LEBEN

Ein wichtiger Grundsatz lautet: Der erste Tag dei-
ner Krankheit ist der, an dem du mehr Energie
verlierst als aufnimmst.

Wenn wir unseren Gesundheitszustand nach
diesem Maßstab bemessen, stellen die meisten
Menschen fest, dass sie jeden Tag zwar sehr viel
Lebensenergie verbrauchen, um den täglichen
Aufgaben in der Arbeitswelt und der Familie ge-
recht zu werden. Doch Gelegenheiten oder feste
Gewohnheiten, welche die verbrauchten Kräfte
wieder erneuern, sind eher Mangelware. Oftmals
verlieren wir im täglichen Stress auf lange Sicht
immer mehr unserer Gesundheit, Vitalität und
Lebensfreude. Dies zu verhindern ist das Ziel der
ayurvedischen Lebenskunde (Svastavritta).

Die praktischen Empfehlungen machen nicht
nur Spaß, sondern sie steigern auch unser körperliches und geistiges Wohlbefinden, stärken die innere Widerstandskraft und lassen uns das Leben
mit allen Sinnen neu erfahren und genießen.

Die Regeln des Svastavritta sind kein Dogma
und verlangen keinen asketischen Verzicht auf
liebgewonnene Gewohnheiten. Vielmehr helfen
sie jedem Menschen, eine typgerechte Lebensweise
zu entfalten, mit der seine körperlichen und geistigen Bedürfnisse auf einfache und gesunde Weise
im täglichen Leben gestillt werden können.

Alle gesundheitsfördernden Maßnahmen stehen im direkten Bezug zu unserer körperlichen
und mentalen Konstitution. Dazu gehören die
ganzheitlichen Gesundheits- und Routineempfeh-
lungen, die sowohl die Gesundheit bis ins hohe
Alter erhalten als auch den Heilungsprozess bei
schweren Krankheiten unterstützen können.

THERAPEUTISCHE MASSNAHMEN DES SVASTAVRITTA

► *Dinacarya – die tägliche Routine*

► *Ritucarya – spezielle Verhaltensregeln gemäß den Jahreszeiten*

► *Rasayana – energiesteigernde Maß-nahmen zur Verjüngung*

► *Vajikarana – aphrodisierende Maß-nahmen für eine erfüllte Sexualität und gesunde Nachkommenschaft*

Ebenso machen die wohltuenden Ölsalbungen und vitalisierenden Verjüngungstherapien einen wichtigen Teil der ayurvedischen Lebenskunde (Svastavritta) aus. So betonen die klassischen Schriften ausdrücklich, dass auch die Maßnahmen des Vajikarana und des Rasayana, welche die Qualität der Fortpflanzungsfunktionen verbessern, als Teil des Svastavritta angesehen werden.

DIE DREI SÄULEN DES LEBENS

Nach ayurvedischer Auffassung basiert unser Wohlbefinden auf drei Säulen: auf der richtigen Ernährung, einem guten Schlaf und einer erfüllten Sexualität.

Ist eine dieser Säulen durch Mangel oder Übermaß beeinträchtigt, werden daraus resultierende Beschwerden und Mangelerscheinungen auf körperlicher, geistiger und seelischer Ebene spürbar.

Die drei Lebenssäulen stehen auch im direkten Zusammenhang mit den Doshas: Die richtige und individuell abgestimmte Ernährung hat eine unmittelbare Wirkung auf das Pitta und damit auch auf die von Pitta gesteuerten Verdauungs- und Stoffwechselfunktionen. Für den guten Schlaf benötigen wir ein ausgeglichenes Vata, das sich nun auch in einem stabilen Nerven- und Immunsystem niederschlägt. Und eine ausgeglichene und befriedigende Sexualität ist die beste Therapie und Ausdrucksweise für Kapha und fördert gleichzeitig die Zellerneuerung, Vitalität und Jugendlichkeit in Körper und Geist.

Somit wirken selbst die einfachsten Gesundheitsregeln ausgleichend auf das konstitutionsbedingte Dosha-Gleichgewicht, bieten eine umfassende Gesundheitsvorsorge und stärken das körperliche und geistige Wohlergehen.

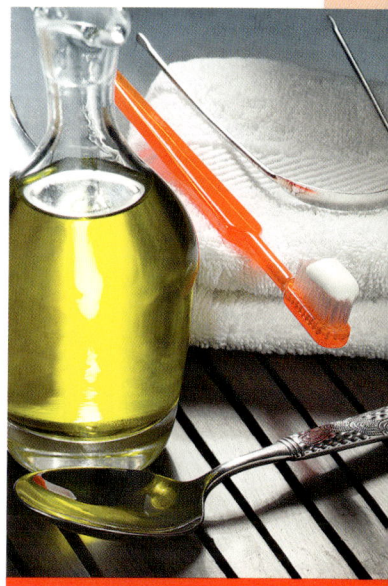

DINACARYA – EMPFEHLUNGEN FÜR DIE TÄGLICHE ROUTINE

IM AYURVEDA WIRD GESUNDHEIT ALS EIN ZUSTAND DER DYNAMISCHEN HARMONIE ALLER INNEREN UND ÄUSSEREN KRÄFTE BETRACHTET. SO IST UNSER WOHLBEFINDEN BESTIMMTEN ZYKLEN UNTERWORFEN, DIE ES STÄNDIG BEEINFLUSSEN – WIE TAGESRHYTHMUS, JAHRESZEITEN, HORMONELLER ZYKLUS, MOND- UND LEBENSPHASEN.

Die ayurvedischen Empfehlungen für die tägliche Routine (Dinacarya) sind wie ein roter Leitfaden für eine gesunde Lebensgestaltung: Es gibt spezielle Verhaltensregeln für den Tag und die Nacht,

Ernährungs- und Gesundheitsempfehlungen entsprechend den verschiedenen Jahreszeiten sowie Maßnahmen für einen harmonischen Energiefluss im Körper und Stoffwechsel. Durch die große Palette an ausgleichenden Lebensempfehlungen können wir unser individuelles Dosha-Gleichgewicht immer wieder stärken und belastende Lebenssituationen auf einfache Weise besänftigen.

UNGÜNSTIGE EINFLÜSSE

Jeden Tag werden wir erneut mit ungünstigen äußeren Faktoren konfrontiert, die unsere Doshas negativ beeinflussen und zu Krankheiten führen

Mit Ölziehen und Zähneputzen fängt der Tag gut an: Die tägliche Mundhygiene ist nicht nur für Zähne und Zahnfleisch wichtig, sondern hat auch einen großen Einfluss auf die Resorptions- und Verdauungsfunktionen von Agni. Für einen frischen Atem wird zusätzlich das Kauen von Kardamom, Nelke oder Fenchelsamen empfohlen.

können. Entsprechend unserer Konstitution und deren ausgeprägter Dosha-Dominanz reagieren wir in bestimmten Lebensphasen, Jahreszeiten und Belastungssituationen besonders empfindlich und benötigen nun die ausgleichenden Maßnahmen von Dinacarya. Ohne diese gerät unser inneres Dosha-Gleichgewicht unweigerlich aus dem Lot, und die typischen Dosha-Beschwerden belasten unsere Gesundheit.

Die folgende Tabelle zeigt die wichtigsten Faktoren, durch die unsere Doshas erhöht oder gestört werden können. In diesen Zeiten sind die Empfehlungen des Dinacarya zum Ausgleich beziehungsweise zur Reduktion dieses Doshas besonders wichtig.

DOSHA-ERHÖHENDE FAKTOREN

Kapha	Pitta	Vata
erstes Drittel des Tages	Mittag	letztes Drittel des Tages
erster Lebensabschnitt (Kindheit)	mittlerer Lebensabschnitt (25–45 Jahre)	im vorangeschrittenen Alter (ab 60 Jahre)
unmittelbar nach der Nahrungsaufnahme	während der Verdauung	nach Beendigung der Verdauung
übermäßige Ruhe, Langeweile	Zorn, Erfolgs- und Leistungsdruck	übermäßige körperliche oder geistige Aktivitäten, übermäßige Arbeit, übermäßiges Sprechen
Tagesschlaf	Alkohol	Angst, Trauer, Sorgen, Schlaflosigkeit
nasskalte Witterung	Sonne, Hitze	Wind und Kälte

DIE AYURVEDISCHE MORGENROUTINE

Die Morgenroutine gehört zu den Eckpfeilern der ayurvedischen Gesundheitsempfehlungen und ist eine der wichtigsten Maßnahmen des Dinacarya. Mit dem täglichen Morgenprogramm können wir den Körper reinigen und den Geist erfrischen.

Das umfassende Reinigungsprogramm geht weit über das bei uns übliche Duschen und Zähneputzen hinaus. Durch Maßnahmen wie Zungeschaben, Ölziehen, Ölmassage und Yoga werden alle Sinnesorgane geöffnet und sensibilisiert. Das Verdauungsfeuer (Agni) wird angeregt, die Ausscheidungen gefördert, der Geist geklärt und gestärkt. So ist die ayurvedische Morgenroutine ein unmittelbar spürbares Fitnessprogramm für einen dynamischen und gesunden Start in den Tag.

DER OPTIMALE START IN DEN TAG

Es wird ein frühes Aufstehen empfohlen. In der indischen Tradition steht der Yogi zwei Stunden vor Sonnenaufgang auf, um mit seiner täglichen Reinigungszeremonie zu beginnen.

Tatsache ist, dass bei Sonnenaufgang die positiven Energien sehr stark sind und wir in dieser Zeit viel Prana-Lebenskraft in uns aufnehmen können. Viele Menschen können die vitalisierende Kraft des Sonnaufgangs erleben, wenn sie sich in der freien Natur befinden. Eine der wichtigsten Verjüngungsmaßnahmen des Ayurveda lautet aus diesem Grunde, in den warmen Jahreszeiten die Morgenstunden in der Stille der aufwachenden Natur zu verbringen. Und wer einmal den kraftvollen Tagesbeginn am Meer, in den Bergen oder einfach nur in seinem schönen Garten erlebt hat, möchte dieses Ritual nicht mehr missen.

➤ Optimal ist es, morgens gegen 6.00 Uhr aufzustehen, denn nun ist das Vata-Dosha noch aktiv.

Der Körper beginnt mit seiner natürlichen Ausscheidungsphase, ist noch leicht, beweglich und aktiv. Die frühen Morgenstunden eignen sich besonders gut für spirituelle Übungen, Meditation und ganzheitliche Reinigungsempfehlungen.

Sich morgens eine Zeit der inneren Muße und Einkehr zu gönnen, ist für Menschen mit hohen Vata-Anteilen besonders wichtig. Diese kommen in Kontakt mit der in ihnen schlummernden Energie und gewinnen innere Ruhe, Kraft und Inspiration für den ganzen Tag. Für Menschen mit stärkeren Pitta- oder Kapha-Anteilen ist es ebenfalls sinnvoll, recht früh in den Tag zu starten. Doch sie können auch mit einem dynamischen Bewegungsprogramm oder gleich mit der ausführlichen Morgenroutine beginnen.

Die ausführliche Praxisanleitung für die Morgenroutine finden Sie auf den folgenden Seiten.

Den Stoffwechsel ankurbeln

➤ Trinkt man direkt nach dem Aufstehen zwei bis drei Gläser warmes Wasser, so wird die Verdauung und Ausscheidung angeregt.

Manche Menschen können morgens noch nicht auf die Toilette gehen, um den Darm zu entleeren. In diesem Falle sollte die Morgenroutine unbedingt regelmäßig praktiziert werden, um den Ausscheidungsimpuls zu verstärken.

Mit der Ausscheidung der Malas (Urin und Stuhl) wird der ganze Energie- und Bewegungsfluss im Körper aktiviert, die Körperkanäle (Srotas) öffnen sich, und die natürlichen Stoffwechselfunktionen (zum Beispiel die Ausscheidung von Säuren und Toxinen) werden unterstützt.

Vor allem, wenn sich das Vata in einem erhöhten Zustand befindet, reagiert der Körper mit Krämpfen oder Verspannungen im Darm oder Verstopfung. Hier braucht es vor allem etwas Ruhe, Zeit und Entspannung, um den blockierten

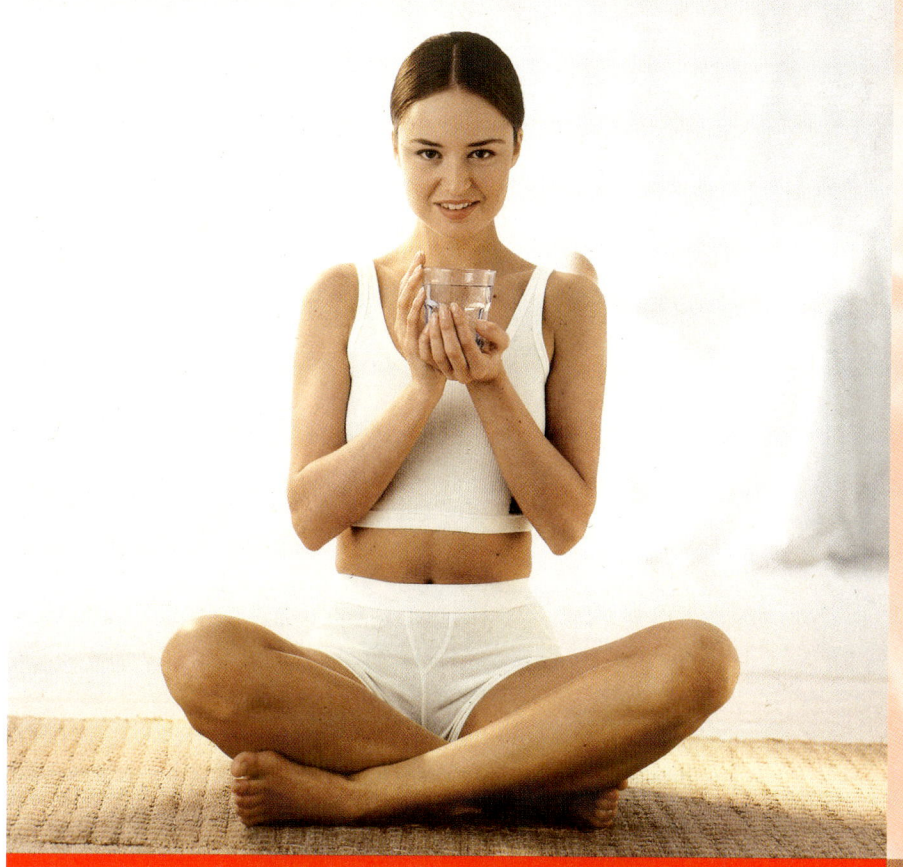

Energiefluss wieder in Gang zu bringen. Eine regelmäßige Meditation am Morgen oder ein leichtes Bewegungsprogramm können nun Abhilfe schaffen. Als nicht klassisch-ayurvedische Alternative zum entspannenden Meditationsprogramm wählen viele die morgendliche Zeitung und Tasse Kaffee am Fruhstuckstisch, die dann die Verdauung in Schwung bringt. Dieses Morgenritual entspannt zwar das Nervensystem und übt damit einen positiven Einfluss auf Vata und die ausscheidenden Körperfunktionen aus. Leider wird durch Kaffee und Zeitunglesen am Morgen aber auch das Pitta stark angeregt, was zu Übersäuerung und Reizungen führen kann.

Neben der Darmentleerung ist auch die Ausscheidung von Urin von großer Wichtigkeit. Mit dem Urin befreit sich der Körper von überschüssigen Stoffwechselsäuren, die durch den Verdau-

Heißes Wasser ist im Ayurveda Getränk und Therapie zugleich. Das gekochte Wasser wirkt wie eine Dusche von innen, reinigt den Körper und belebt den Stoffwechsel.

69

ungs- und Erneuerungsprozess in der Nacht entstanden sind. So sollte der Morgenurin natürlicherweise immer von saurer Qualität sein (optimal ist ein pH-Wert von 5,5–6,0), da dies einen gesunden Stoffwechsel anzeigt. Werden morgens keine Stoffwechselsäuren über den Urin ausgeschieden, so weist dies darauf hin, dass der Körper Abfallprodukte in den Geweben einlagert.

Wenn Sie den pH-Wert Ihres Urins ermitteln wollen, können Sie in jeder Apotheke ein spezielles Indikatorpapier besorgen. Dies sollte mit dem Mittelstrahl des Morgenurins benetzt werden. Entsprechend der Verfärbung können Sie dann anhand einer Tabelle den pH-Wert ablesen.

Um sich ein realistisches Bild der Säureausschüttung zu machen, sollten Sie Ihren Morgenurin mindestens eine Woche lang untersuchen. Der pH-Wert des Urins reagiert sehr intensiv auf einseitige Ernährung, Stress oder Alkohol und kann sich leicht verändern. Mehrmaliges Messen ist notwendig, um eine wirkliche Übersäuerung oder Stoffwechselstörung feststellen zu können.

Zum Ausgleich werden Pitta-reduzierende Maßnahmen und die stoffwechselanregenden Maßnahmen der Morgenroutine empfohlen.

Während der Verdauung produzieren die Verdauungsorgane natürliche Stoffwechselfermente (Säuren), die zur Resorption und Aufspaltung der Nahrung notwendig sind. Ein Überschuss wird über den Urin ausgeschieden. Falsche Nahrungsmittel, zu viel Alkohol oder Kaffee sowie Stress führen dazu, dass zu große Mengen Säure produziert beziehungsweise nicht abgebaut werden. Eine solche Übersäuerung kann zu den verschiedensten Beschwerden wie Sod- und Magenbrennen, Kopfschmerzen, Durchfall, Hauterkrankungen und alle Arten von Entzündungen führen.

ZUNGENDIAGNOSE

Dosha	Allgemeine Merkmale der Zunge	Typischer Zungenbelag
Vata	trocken, kalt, schmal, klein, zittrig, rau, rissig	dunkler Belag mit bläulicher oder bräunlicher Färbung
Pitta	rötlich, heiß, brennend	Gelblicher oder grünlicher Belag
Kapha	groß, glatt, feucht, tendenziell geschwollen, schleimig	weißer Belag über die ganze Zunge

DIE VOLLSTÄNDIGE MUNDHYGIENE

Nachdem der Körper von seinen Abfallprodukten (Malas) befreit wurde, kann mit der Mundhygiene begonnen werden. Im Ayurveda wird eine vollständige Mundpflege mit Zähneputzen, Zungenreinigung und Öl-Mundspülung praktiziert.

Zungeschaben

➤ Zuerst wird die Zunge von überschüssigen Belägen befreit. Dazu verwendet man einen kleinen Löffel oder speziellen Zungenschaber, mit dem die Zunge mehrfach vom hinteren Gaumenbereich bis zur Zungenspitze sanft abgeschabt wird. Die Zungenreinigung verleiht dem gesamten Mundraum Frische, verhütet Mundgeruch und befreit die Zunge von ihren Belägen. Eine regelmäßige Reinigung unterstützt den gesamten Verdauungs- und Ausscheidungsprozess.

Ein Belag auf der Zunge ist ein wichtiges Merkmal für Stoffwechselablagerungen im Körper und eine schwache Verdauungskraft. Die Art des Belags weist zudem auf eine Dosha-Dominanz hin (siehe Kasten). Die regelmäßige Betrachtung der Zunge ist daher wichtig für die Diagnostik (Seite 157).

Gandusha – Ölziehen

Wenn die Zunge von Schleim und Belag befreit ist, kommt der zweite Schritt der morgendlichen Mundpflege – das Ölziehen (Gandusha).
➤ Nehmen Sie einen Esslöffel Öl in den Mund – am besten eignet sich kaltgepresstes und ökologisch hergestelltes Sonnenblumen-, Oliven- oder Sesamöl. Spülen Sie damit etwa fünf bis zehn Minuten lang den Mund aus. Vorsicht: Nehmen Sie nicht zu viel Öl, da die Flüssigkeit im Mund durch Speichelbildung immer mehr werden kann.

Anschließend wird das Öl ausgespuckt (am besten in eine Papierserviette, damit das Abwasser

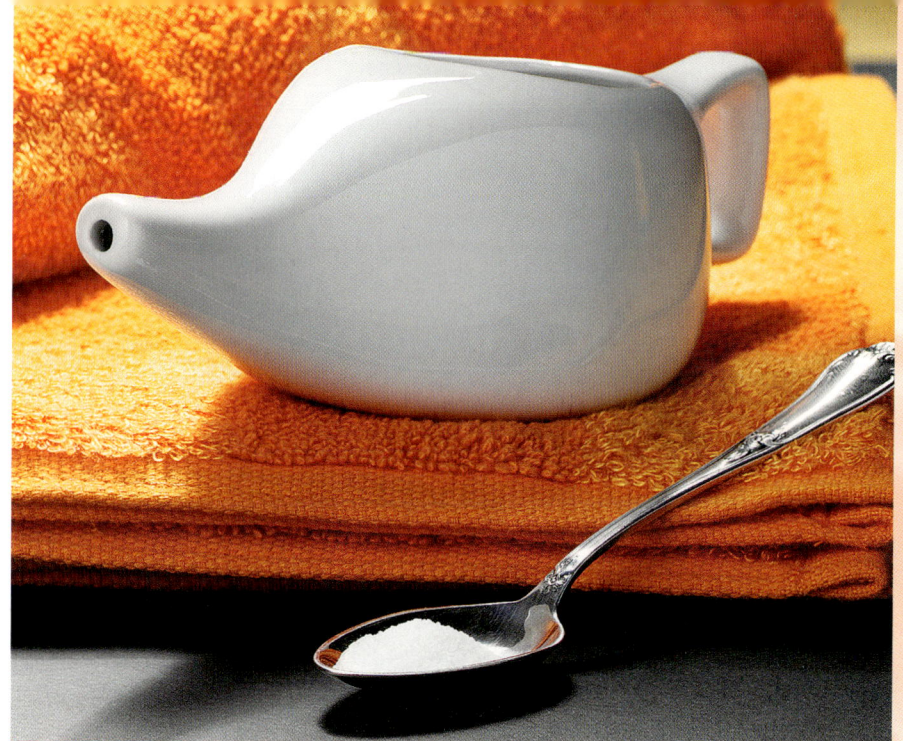

nicht so sehr belastet wird), und der Mund kann mit einem Glas Wasser nachgespült werden. Dies beseitigt auch einen öligen Nachgeschmack.

So befremdlich das Ölziehen (Gandusha) am Anfang erscheinen mag, es reinigt hervorragend die Mundschleimhäute. Entzündetes Zahnfleisch, Zahnfleischbluten und Parodontose können verhindert oder gelindert werden. Mit dem Öl werden toxische Substanzen aus den Schleimhäuten gelöst, das gesamte Enzymsystem gestärkt, die Verdauungskraft verbessert und das Geschmacksempfinden intensiviert. Aus diesem Grunde wird das Ölziehen ganz besonders Rauchern empfohlen und Menschen, die regelmäßig Alkohol und säuernde Nahrungsmittel zu sich nehmen oder mit Schwermetallen belastet sind.

Die klassischen Ayurveda-Schriften beschreiben ausführlich, wie durch Gandusha – das Einbehalten von Sesamöl oder Ghee im Mund – der Kiefer und die Stimme gestärkt, die Geschmackswahrnehmung verbessert und der Appetit angeregt wird. Die regelmäßige Anwendung vermeidet Trockenheit im Mund, eingerissene Lippen, Karies, Zahnschmerzen, empfindliche Zähne und stärkt die Zähne allgemein.

Zur Linderung von Entzündungen gibt es auch medizinierte Ölmischungen, die durch spezielle Kräuterrezepturen eine besonders tiefe, wohltuende Wirkung haben (Bezugsquelle Seite 197).

Zähneputzen

➤ Zum Abschluss folgt das Zähneputzen, am besten mit einer weichen Zahnbürste.

Es ist sehr empfehlenswert, die Zähne mit einer natürlichen Zahnpasta auf Kräuterbasis zu reinigen und den Geschmack der Zahnpasta auf die Konstitution abzustimmen. Für Vata sollte eine süßliche, bei Pitta eine bittere und bei Kapha eine scharfe Zahnpasta verwendet werden.

HAUT UND SINNE ERFRISCHEN

Gesichtspflege

➤ Das Gesicht wird mit kaltem Wasser gespült und anschließend sanft eingecremt. In der ayurvedischen Kosmetik werden ausschließlich natürliche Cremes und Öle zur Hautpflege verwendet. Sehr gut für die empfindliche und anspruchsvolle Gesichtshaut eignet sich ein Kosmetikprodukt auf der Basis von Mandelöl oder Aloe vera.

Nethi – Nasenspülung

➤ Zum Morgenprogramm gehört eine Nasenspülung, das so genannte Nethi. Die Nase wird mit Salzwasser gereinigt und anschließend innerlich mit etwas Öl betupft. Dies bewirkt eine spürbare Befreiung der gesamten Nasennebenhöhlenregion. Starke Schleimbildung und die Neigung zu Erkältungskrankheiten werden reduziert.

1 Für die Reinigung der Nasenschleimhäute benutzt man eine Schnabeltasse, das »Nethikännchen« (Bezugsquelle Seite 197). Füllen Sie diese kleine Kanne mit etwa einem halben Liter lauwar-

Nethi – die Nasenspülung mit warmem Salzwasser – hat eine lange Tradition in der Yoga- und Ayurveda-Praxis. Sie befreit die Nase von Staub und Schleim und hilft gegen Allergien, sensible Schleimhäute und häufige Erkältungen.

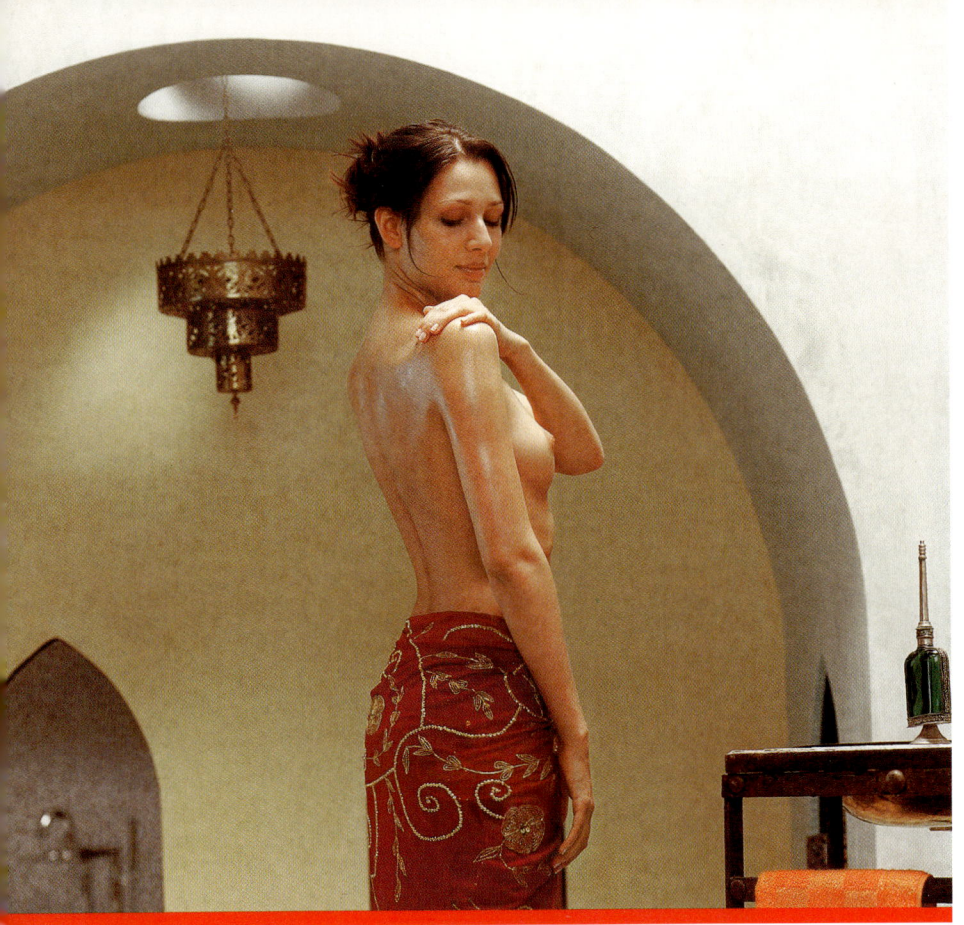

Für ayurvedische Massagen werden ausschließlich hochwertige und naturreine Öle verwendet. Wir salben die Haut mit so viel Öl, dass sie wirklich satt ist und kein Öl mehr aufnehmen kann.

Luft ausstoßen. Zum Abschluss sollten Sie die Nasenlöcher mit einem Tropfen Ghee (Seite 101) oder Sesamöl (Seite 100) benetzen.

Den Körper ölen und vitalisieren

➤ Nun kann eine Ganzkörper-Ölmassage folgen (Seite 91), um die beeinträchtigten Doshas zu harmonisieren.

1 Reiben Sie Ihren Körper kräftig mit einem Köperöl ein, das Ihrer Konstitution beziehungsweise Ihrem Hauttyp entspricht (Seite 99/102). Geben Sie so lange Öl auf die Haut, bis sie nichts mehr aufnehmen kann, und lassen Sie es etwa 20 Minuten einziehen. Währenddessen können Sie eine kleine Meditation oder Yoga praktizieren.

Durch die morgendliche Ölmassage werden toxische Ablagerungen in den Körpergeweben gelöst und abtransportiert. Sie reduziert Vata, verbessert die Sehfähigkeit, fördert den Schlaf und wirkt nährend und stärkend auf die Haut. Sie hilft bei Schmerzen, alten Verletzungen und Narben, verbessert die Farbe und den Glanz der Haut.

2 Um das überschüssige Öl gut von der Haut zu entfernen, ist ein Peeling aus Salz- oder Pflanzenpulvern sehr zu empfehlen (Udvarthana, Seite 98). Das Peeling wird mit der Hand auf dem ganzen Körper verteilt, bindet das Öl und wird anschließend beim Baden oder Duschen wieder vom Körper abgewaschen.

3 Duschen oder baden Sie nun heiß. Das nimmt nicht nur überschüssiges Öl von der Haut, sondern die feuchte Wärme öffnet auch die Körperkanäle (Srotas), durch welche nun die gelösten Ablagerungen abtransportiert werden können.

4 Zuletzt wickeln Sie sich in ein dickes Handtuch ein und ruhen im warmen Bett etwas nach. Nun arbeitet der Körper auf Hochtouren, denn in der Entspannung kann der Stoffwechsel besonders gut entgiften und ausscheiden.

mem Wasser (möglichst ohne Chlor), und mischen Sie einen halben Teelöffel Salz darunter. Die Menge des Salzes und die Temperatur des Wassers kann so lange variiert werden, bis keine Reizung der Schleimhäute mehr auftritt.

2 Beugen Sie sich über das Waschbecken, und legen Sie den Kopf nach vorn und zur Seite, so dass die Ohren übereinander liegen. Führen Sie die Kannenschnute vorsichtig an das obere Nasenloch. Entspannen Sie sich, und öffnen Sie den Mund. Lassen Sie das Wasser nun durch das Nasenloch einfließen. Wie von selbst fließt es bei einer innerlich entspannten Haltung durch das andere Nasenloch wieder hinaus ins Waschbecken. Ist ein viertel Liter Wasser geflossen, wechseln Sie die Nasenseite.

3 Anschließend müssen Sie die Nasengänge unbedingt trocknen, indem Sie mehrmals heftig die

DIE MORGENROUTINE FÜR EILIGE ODER GENIESSER

Sie haben im Alltag nicht die Zeit und Muße, das komplette Programm der Morgenroutine zu absolvieren? Dann beschränken Sie sich einfach auf jene Aspekte, die für Ihre Konstitution wesentlich sind (siehe auch ab Seite 182), und praktizieren nur ein- bis zweimal pro Woche das vollständige Morgenritual. Dazu bietet sich zum Beispiel ein gemütlicher Sonntagmorgen an.

DIE SCHNELLE MORGENROUTINE

1 Früh aufstehen: Die Zeit vor Sonnenaufgang ist voller Harmonie und Energie, daher empfiehlt Ayurveda, frühmorgens vor Sonnenaufgang aufzustehen.

2 Stoffwechsel anregen: 2 bis 3 Gläser lauwarmes Wasser unmittelbar nach dem Aufstehen trinken. Das aktiviert und reinigt die vom nächtlichen Schlaf träge gewordenen Körperkanäle.

3 Die vollständige Mundhygiene. Besonders wichtig ist das Ölziehen (Gandusha).

4 Baden oder duschen Sie zuletzt, um den Körper zu reinigen. Wenn Sie möchten, können Sie eine milde Seife verwenden. Ist die Haut durch regelmäßige Ölmassagen gut genährt, benötigen Sie anschließend kein Körperöl. Dieses würde die natürliche Talgproduktion reduzieren und die Haut auf Dauer austrocknen.

BLEIBEN SIE AM BALL!

Die Morgenroutine ist ein optimaler Start in den Tag. Wenn Sie nun noch Ihren Tagesablauf auf die Dosha-Ausprägungen und die konstitutionsbedingten Schwankungen abstimmen (Seite 74), können Sie mit wenig Aufwand ein Höchstmaß an Energie, Effizienz und Leistungsstärke gewinnen. Auch die weiteren Gesundheits- und Lebensempfehlungen des Dinacarya (ab Seite 74) dienen dazu, das tägliche Leben wesentlich zu erleichtern und zu bereichern.

DAS AUSFÜHRLICHE MORGEN-RITUAL WECKT ALLE LEBENSGEISTER

Wer mehr Zeit hat und sich etwas Gutes tun will, kann die vollständige Morgenroutine in ihrer klassischen Version ausführen. In diesem Fall geht es nach der Mundhygiene weiter, praktischerweise in dieser Reihenfolge:

1–3 siehe links.

4 Die Ganzkörper-Ölmassage (Abhyanga) ist ein wichtiger Aspekt der täglichen Routine. Der klassische Ayurveda empfiehlt Massage jeden Tag, da sie verjüngend wirkt, Müdigkeit vertreibt und die Doshas harmonisiert.

5 Nasenspülung (Nethi): Die nasale Applikation von warmem Wasser hilft, Beschwerden der Nasen(neben)höhlen vorzubeugen und zu behandeln.

6 Yoga: Ayurveda empfiehlt Körperübungen, denn sie unterstützen das Wachstum des Körpers, stärken die Muskeln, fördern Stabilität, Leichtigkeit und steigern die Toleranzfähigkeit gegenüber Ermüdung.

7 Trockene Massage (Udvartana) mit verschiedenen Pflanzenpulvern, Salzmischungen oder Kichererbsenmehl (Seite 98), um überschüssiges Öl von der Körperoberfläche zu entfernen. Sie verbessert außerdem die Durchblutung der Haut, fördert Glanz und Farbe.

8 Anschließend **baden oder duschen** Sie und ruhen etwas nach.

Entsprechend der eigenen Dosha-Ausprägung sind einige Anwendungen der Morgenroutine besonders wichtig und hilfreich:
Vata: Wasser trinken, Yoga und Ölmassage;
Pitta: Mundhygiene und Ölmassage;
Kapha: früh aufstehen, Nasenspülung und trockene Massagen.

LEBEN NACH DEM INNEREN RHYTHMUS

Je besser wir uns selbst, unsere Konstitution und unsere Bedürfnisse kennen, umso subtiler können wir auf die verschiedenen Zyklen des Lebens einwirken. Leben wir in Harmonie mit der Natur, so erfahren wir eine wertvolle Unterstützung in all unseren Bestrebungen, und wir können auf einfache Weise unser inneres Gleichgewicht immer wieder erneuern.

IM TAKT DES DOSHA-ZYKLUS

Unser täglicher Energiehaushalt wird von einem inneren Dosha-Zyklus gesteuert: Jeweils vier Stunden lang dominiert ein spezielles Dosha, das unsere Körperfunktionen, Gemütslage und Aktivitäten in dieser Zeit maßgeblich bestimmt. Die Übergänge sind fließend.

Den Doshaphasen, die unserer eigenen Konstitution entsprechen, sollten wir besondere Aufmerksamkeit schenken. Denn immer dann, wenn ein konstitutionell erhöhtes Dosha zusätzlich durch den äußeren Zyklus betont wird, kann das innere Gleichgewicht besonders leicht entgleisen.

Das heißt, dass wir immer zu den Tageszeiten empfindlich reagieren, die unserem stärksten Dosha entsprechen. In diesen Phasen sind die Empfehlungen des Ayurveda ganz besonders wichtig, um Störungen zu vermeiden.

So benötigt beispielsweise ein Vata-Typ einen kleinen Mittagsschlaf und anschließend eine aufbauende Zwischenmahlzeit, während ein Kapha-Typ dies tunlichst vermeiden sollte. Für einen Pitta-Typen ist zum Beispiel die ayurvedische Morgenroutine besonders wichtig, um sich von den überschüssigen Stoffwechselprodukten und Säuren zu befreien.

➤ 2.00–6.00 Uhr: Vata
Der Tag beginnt mit Reinigung

Wie bereits in der Morgenroutine beschrieben, beginnt der Tag aus ayurvedischer Sicht mit einer inneren Reinigungsphase in den frühen Morgenstunden vor Sonnenaufgang. Von 2.00 bis 6.00 Uhr ist das Vata-Dosha besonders ausgeprägt und unser Stoffwechsel aktiv. Im Organismus werden Nährstoffe in die Gewebe und Organe transportiert und Abfallstoffe (Malas) gebildet.

Das starke Vata in den frühen Morgenstunden schenkt einen meditativen und spirituell nährenden Start in den Tag. Der Geist ist offen und nimmt die Elemente Äther und Luft in sich auf. Der Mensch steht in engem Kontakt mit seinem

DIE DOSHA-PHASEN DES TAGES

Uhrzeit	Dominantes Dosha	Funktion	Klassische Routine-Empfehlung
6.00–10.00	Kapha	Ausscheidung von Malas	Den Körper reinigen, bewegen und entschlacken
10.00–14.00	Pitta	Aufnahme und Verdauung	Dem Körper Nährstoffe zuführen (Hauptmahlzeit) und seine Leistungsstärke nutzen
14.00–18.00	Vata	Kreativität/Bewegung	Die Leichtigkeit des Vatas für geistige und körperliche Aktivitäten nutzen, Nervensystem entspannen/stabilisieren
18.00–22.00	Kapha	Regeneration/Sammlung	Keine übermäßigen Aktivitäten oder schweren Speisen
22.00–2.00	Pitta	Energiegewinnung	Zur Ruhe kommen und früh schlafen gehen
2.00–6.00	Vata	geistige Klärung und Energieverteilung	Frühes Aufstehen und Meditation

feinstofflichen Körper und ist nun sehr empfänglich für die Leben spendenden Kräfte aus Luft und Atmosphäre.

Als negative Auswirkung können auch Schlafstörungen, Alpträume und Angstzustände durch ein überhöhtes Vata ausgelöst werden. Der Betroffene wacht zwischen 2.00 und 4.00 Uhr regelmäßig auf und wird von unangenehmen Eindrücken geplagt. Warme Ölbäder, eine Fußmassage mit Ghee und ein ayurvedischer Schlummertrunk am Abend beugen dem vor (Anleitungen ab Seite 80).

Aufstehen mit Energie und Lebenslust

Der optimale Zeitpunkt, um aus den Federn zu kriechen, ist individuell unterschiedlich. Doch wenn möglich sollten wir nicht später als 6.00 Uhr im Sommer und 7.00 Uhr im Winter aufstehen, um den Tag noch in der morgendlichen Dynamik und Leichtigkeit des Vatas zu beginnen.

Nun ist die Zeit für die morgendliche Routine: So, wie die Morgenroutine eine der wichtigsten gesundheitserhaltenden Maßnahmen für den Körper ist (Seite 68), so ist die Meditation ein wesentlicher Teil der persönlichen Psychohygiene. Ob sie vor oder nach dem morgendlichen Reinigungsritual praktiziert wird, sollte von der Zeit des Sonnenaufgangs abhängig gemacht werden. Je näher am Sonnenaufgang wir meditieren, umso kraftvoller ist die Wirkung auf den Geist.

➤ 6.00–10.00 Uhr: Kapha
Ein leichtes Frühstück

Je später das Frühstück eingenommen wird, umso besser ist das aus ayurvedischer Sicht. Zwischen 6.00 und 10.00 Uhr ist das Kapha-Dosha dominant – und die Verdauungssäfte sind schwach. Ein schweres Frühstück mit Brötchen, Eiern, Wurst, Käse oder Frischkornbrei in den frühen Morgenstunden belastet den gesamten Organismus und

macht uns träge und schwer. Aus diesem Grunde besteht das ayurvedische Frühstück aus einer kleinen und leichten Mahlzeit mit gekochten Getreideflocken, gedünsteten Früchten oder etwas Reiswaffel mit Honig (Rezepte ab Seite 145). Dieses Frühstück hilft dem Körper in seiner natürlichen Ausscheidungsphase und unterstützt die tägliche Entschlackung. Alle Kapha-erhöhenden Nahrungsmittel wie Käse, Joghurt, Fett werden eher gemieden oder nur in sehr kleinen Mengen als Ausnahme genossen.

Eine Tasse heiße Milch hingegen wird in der ayurvedischen Ernährungslehre empfohlen. Sie ist ein wertvolles Aufbaumittel (Rasayana) und vor allem für Pitta- und Vata-Konstitutionen ein hervorragendes Frühstück. Die Ayurveda-Milch wird immer mit Gewürzen und Kräutern angereichert und alleine, das heißt ohne andere Nahrungsmittel, getrunken (Seite 126).

Optimal ist es, frühestens ab 8.00 Uhr oder noch besser erst gegen 9.00 bis 9.30 Uhr zu essen, damit der Stoffwechsel vorher in seine aktive Phase kommen kann. Sehr hilfreich sind heiße Getränke wie Kräuter- oder Ingwertee. Weniger empfehlenswert sind Schwarztee oder Kaffee, da sie am Vormittag intensiv säuernd wirken. Stattdessen sind 1 bis 2 Tassen abgekochtes Wasser und 1 bis 2 Tassen Ingwerwasser (Seite 145) am Morgen ein wirkungsvolles Therapeutikum, um den individuellen Reinigungsprozess zu unterstützen.

➤ 10.00–14.00 Uhr: Pitta
Die feurige Kraft der Tagesmitte nutzen

Nun sind wir voller Energie, Tatendrang und Leistungsstärke. Steht die Sonne im Zenit am Himmel, so hat auch das innere Feuer seinen Höhepunkt erreicht. Die Aufnahmefähigkeit des Verdauungssystems ist besonders gut, und ein starker Appetit breitet sich aus. Die guten Verdauungs-

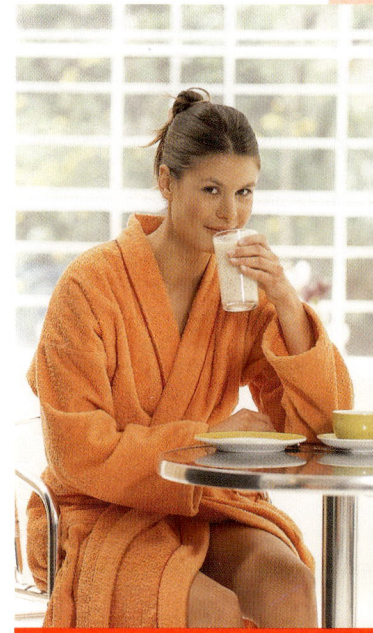

Das ayurvedische Frühstück ist eine leichte Mahlzeit, die den morgendlichen Entgiftungsprozess fördert. Heißes Ingwerwasser, gedünstete Früchte oder Getreidebrei schenken Energie für den ganzen Tag.

säfte werden selbst mit schweren und kalten Nahrungsmitteln leicht fertig und schenken viel Energie für den restlichen Tag.

Aus diesem Grunde wird im Ayurveda zur Mittagszeit immer die Hauptmahlzeit eingenommen und alle eiweißreichen Speisen wie Hülsenfrüchte, Fleisch, Fisch, Milchprodukte können gut verwertet werden. Ebenso sind Salat, Rohkost und Vollkornprodukte am Mittag besser verdaulich und dienen nun dem starken Verdauungsfeuer als geeignetes Brennmaterial.

Einen ausgeprägten Pitta-Typen erkennt man unter anderem daran, dass er zur Mittagszeit sehr hungrig wird und dann auch sehr ungeduldig und aggressiv auf sein Essen wartet. Isst er jetzt etwas kleines Süßes, fühlt er sich sofort besänftigt und kann in aller Ruhe sein wohlverdientes Mittagessen genießen.

Und eine kleine Ruhepause

Entsprechend der Konstitution sollte in der Mittagszeit auch eine kleine Verdauungs- und Ruhepause eingelegt werden.

Für Vata-betonte Menschen ist es sehr empfehlenswert, nach dem Mittagessen eine kleine Mittagsruhe zum täglichen Entspannungsritual werden zu lassen. Kapha- und Pitta-betonte Menschen sollten stattdessen lieber einen Spaziergang oder ein befreiendes Bewegungsprogramm in die Mittagspause einbauen.

Berufstätigen ist es oft nicht möglich, ein vollständiges Mittagessen im ayurvedischen Sinne einzunehmen. Glücklicherweise ist unser Organismus flexibel genug, um sich notfalls so weit umzustellen, dass wir unsere Hauptmahlzeit auch in den frühen Abendstunden einnehmen können. Denn für Berufstätige ist es sehr wichtig, täglich mindestens eine frisch gekochte, warme Mahlzeit und die richtigen Gewürze (Seite 142) zu essen.

In vielen südlichen Ländern wird entgegen den allgemeinen ayurvedischen Regeln abends die Hauptmahlzeit sehr spät gegessen. Dieser Lebensstil ist insoweit empfehlenswert, als es in diesen Ländern mittags oft zu heiß zur Nahrungsaufnahme ist und dafür eine Siesta gehalten wird. Somit werden die mittäglichen und mitternächtlichen Pittaphasen einfach nur in ihren Funktionen vertauscht.

➤ 14.00–18.00 Uhr: Vata
Die Kreativität des Nachmittags

Nun erlebt der Organismus wieder eine Vata-Zeit, in der unsere Kommunikationsfähigkeit, Kreativität und Flexibilität sehr angeregt werden. Haben wir jedoch ein zu schweres Mittagessen gehabt oder ist das Vata aus dem Gleichgewicht geraten, so wird der Nachmittag von Müdigkeit, Nervosität, Konzentrationsmangel oder Heißhunger begleitet. Die Verdauungskraft ist in dieser Zeit sehr schwankend, und Energie kann nur schlecht gespeichert werden. Deshalb reagieren manche Menschen zu dieser Tageszeit besonders anfällig auf übermäßigen Stress und verlieren ihre Leistungsfähigkeit und Dynamik.

Um das Vata am Nachmittag auszugleichen, ist es sehr ratsam, einen wärmenden, süßen Tee zu trinken. Traditionell bereitet man einen Masala-Chai zu, einen Gewürztee mit Ingwer, Nelke, Kardamom und Zimt, Milch und Palmzucker. Als Energiepush kann auch noch etwas schwarzer Tee zugefügt werden (Rezept Seite 148). Wer den Masala-Chai nicht mag oder wem die Zubereitung zu aufwendig ist, kann als Ersatz einen beruhigenden Kräutertee mit Johanniskraut, Melisse, Fenchel oder Kardamom trinken (Rezept Seite 80).

Die dynamische Vata-Zeit ist auch optimal für sportliche Aktivitäten oder entspannende Bewegungsformen. Wer die Möglichkeit hat, am Spätnachmittag die mentalen Anspannungen und Belastungen durch körperliche Bewegung abzubauen, findet den optimalen Übergang in den nächsten Tagesabschnitt.

➤ 18.00–22.00 Uhr: Kapha
Zur inneren Ruhe finden am Abend

Das Abendessen sollte dabei helfen, den Körper in einen entspannten Ruhezustand zu führen. Normalerweise nehmen wir unser Abendessen während der Kapha-Phase zwischen 18.00 Uhr und 22.00 Uhr ein. Da jetzt unsere Verdauungskraft rapide sinkt, sollten wir uns bemühen, ein frühes Abendessen einzunehmen. Alle Nahrungsmittel, die später als 20.00 Uhr gegessen werden, führen unweigerlich zu Kapha-Störungen und rauben dem Organismus seine vitale Energie.

Besonders gut werden am Abend alle leichten und wärmenden Speisen vertragen. So ist eine warme, cremige Suppe einem kalten Salat weit vorzuziehen, und leichte Getreide (wie Reis, Hirse, Quinoa) und mild gewürztes Gemüse runden die nährende Abendmahlzeit ab.

Eine der wichtigsten Gesundheitsempfehlungen des Ayurveda lautet, am Abend eine entspannte Kapha-Zeit zu genießen, in der Körper und Geist Ruhe, Erholung und Frieden finden. Werden die Abendstunden zwischen 21.00 und 22.30 Uhr mit einem anstrengenden Programm gefüllt, so entbehrt der Organismus die wohlverdiente Kapha-Fülle und reagiert mit Heißhunger nach Süßigkeiten oder psychosomatisch bedingten Kapha-Krankheiten.

Um sich vor unkontrolliertem Essen in den späten Abendstunden zu schützen, helfen alle entspannenden und emotional nährenden Ausgleichstherapien: ein schönes Ölbad mit ätherischen Essenzen, zum Beispiel Muskatellersalbei, Grapefruit oder Ylang-Ylang; eine sanfte Ölmassage mit Johanniskrautöl; ein ruhiger Spaziergang oder ein paar Yoga-Asanas (Seite 87).

Ebenso wirkungsvoll sind schöne Musik, Literatur und entspannte menschliche Begegnungen, um den emotionalen Hunger zu stillen und damit Heißhunger-Anfällen vorzubeugen (siehe auch die Tipps für eine gute Nacht ab Seite 79). Das abendliche Essen und Naschen ist besonders schädlich, da es das Verdauungssystem belastet und die mitternächtliche Agni-Kraft schwächt.

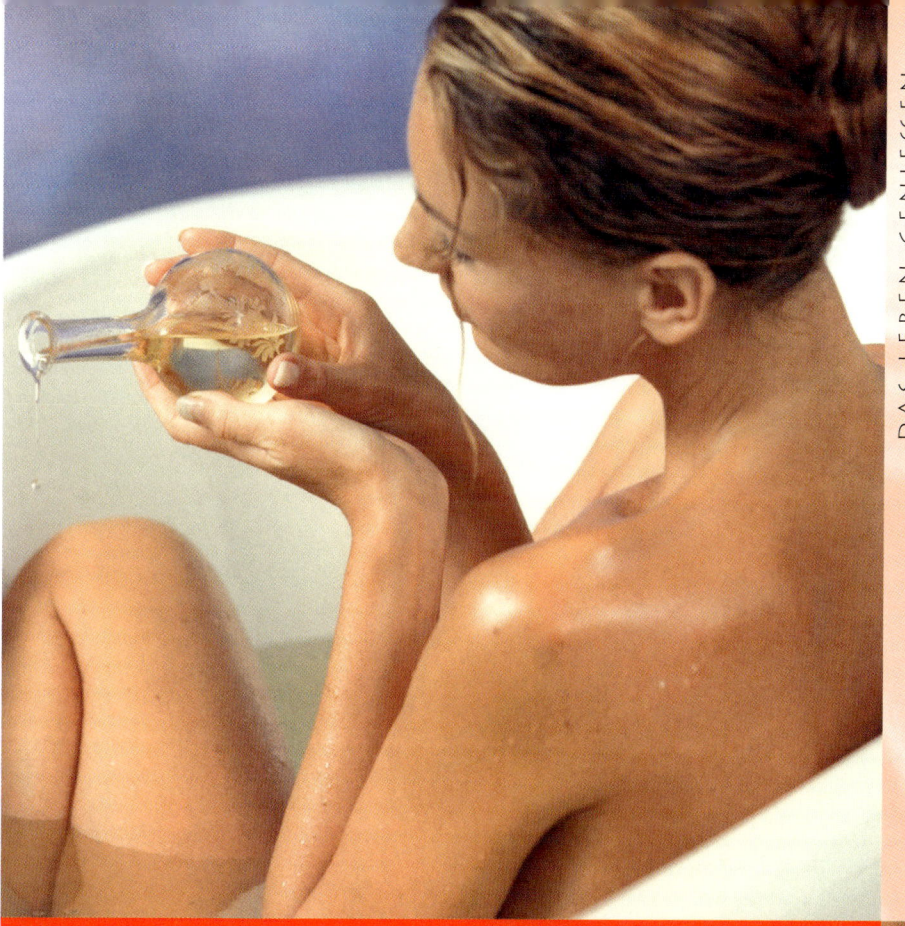

➤ 22.00–2.00 Uhr: Pitta
Verjüngung und Regeneration

Diese Stunden sind besonders für die Zellerneuerung und den Gewebsaufbau von größter Wichtigkeit. Wie in der mittäglichen Pitta-Zeit ist unser Agni jetzt ebenfalls sehr stark und leistungsfähig. Dies zeigt auch der ansteigende Appetit ab 22.30 Uhr. Doch die ayurvedischen Regeln raten von dem Genuss von Nahrungsmitteln während der nächtlichen Pitta-Phase unbedingt ab! Denn nun sind vor allem unsere Dhatvagnis aktiv: Aus den tagsüber eingenommenen Speisen werden nun neue Zellen und Gewebe gebildet. Der Körper erneuert und verjüngt sich und profitiert von einer gesunden Ernährung am Tag. Damit er diesen Aufbauprozess leisten kann, darf der Verdauungstrakt nicht durch gerade eingenommene Speisen belastet werden.

Ein ayurvedisches Ölbad am Abend gleicht die Belastungen des Tages aus und schenkt innere Ruhe, Stabilität und Regeneration.

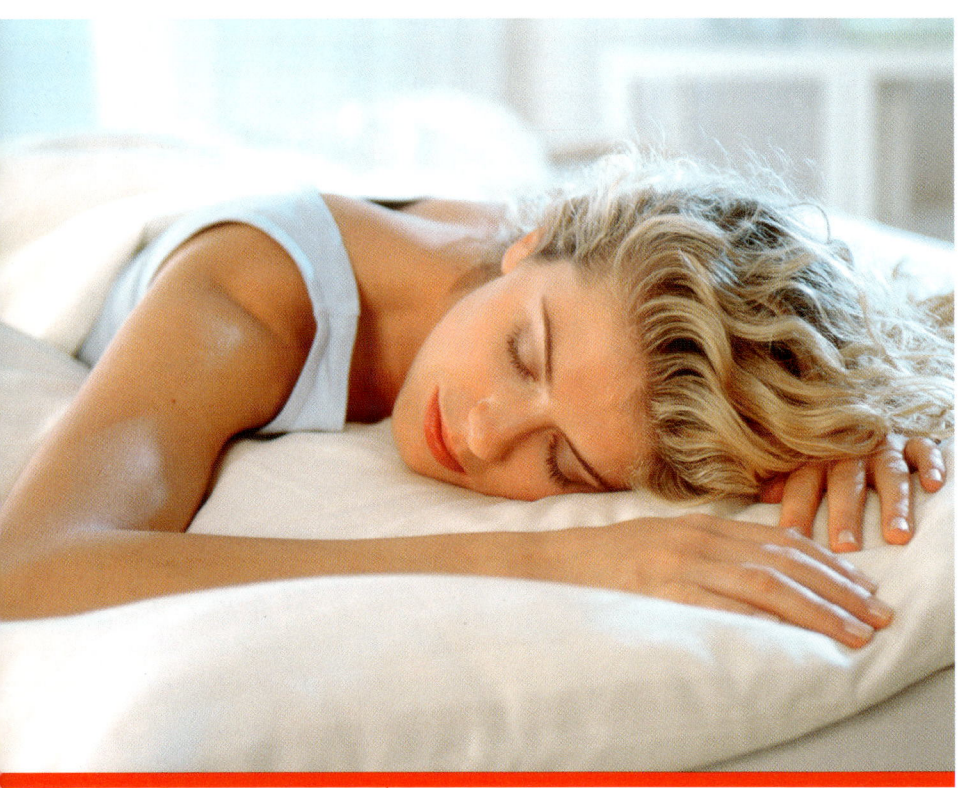

Ayurveda sagt: Der beste Schlaf ist der vor Mitternacht. Zwischen 22.00 und 1.00 Uhr wirken die erneuernden Kräfte auf Körpergewebe und Geist besonders intensiv. Und: Für die meisten Menschen sind sieben bis acht Stunden Schlaf optimal.

Die optimale Zeit, sich zur Ruhe zu begeben, ist das Ende der Kapha-Phase, also gegen 22.00 Uhr. Jetzt hat der Körper noch eine gute Bettschwere, und im Schlaf vor Mitternacht findet er ein Höchstmaß an erneuernder Kraft. Ebenso können die aufbauenden Stoffwechselprozesse in den Gewebefeuern am besten während eines völlig entspannten Zustands ablaufen.

Der Kreis schließt sich

Der tägliche Doshakreislauf schließt sich wieder mit der frühmorgendlichen Vata-Phase von 2.00 bis 6.00 Uhr, in der die gewonnene Lebensenergie in den einzelnen Körperregionen verteilt wird und die entstandenen Abfallprodukte verdichtet und entsorgt werden.

Am Ende dieser Phase beginnt ein neuer Tag – den wir umso freudiger und entspannter erleben, je achtsamer wir unseren inneren Tagesrhythmus wahrnehmen und mit typgerechten Maßnahmen wohltuend unterstützen.

REGELN FÜR »GESUNDE AKTIVITÄTEN«

Im Ayurveda legen wir sehr großen Wert auf eine gute Verdauung und ungestörte Ausscheidung von Stoffwechselrückständen und toxischen Substanzen. Davon hängt in vielerlei Hinsicht unsere Gesundheit ab, denn die Ursache weit verbreiteter Krankheiten wie Rheuma, Arthrose und Magen-Darm-Erkrankungen ist häufig eine Störung des Stoffwechsels und der Ausscheidungsorgane. Deshalb gibt es die Regeln für »gesunde Aktivitäten«: zum Beispiel das Nicht-Unterdrücken der natürlichen Körperdränge (Reflexe), die Vermeidung jeglicher exzessiven Aktivität und die Unterlassung böser Taten (Seite 107). Diese Regeln gehören zu den wichtigsten gesundheitsfördernden Maßnahmen (Dinacarya), um Krankheiten und Disharmonien in Körper und Geist zu vermeiden.

DIE BEDÜRFNISSE DES KÖRPERS ZULASSEN

Alle natürlichen Körperdränge – wie Luftablassen, Niesen, Gähnen, Urinieren – sind wichtige Reinigungsmaßnahmen eines gesunden Organismus. Leider ist es vielen Menschen in der modernen Arbeitswelt nicht möglich, ihren inneren Bedürfnissen gleich nachzugeben. Als höfliche und wohlerzogene Person haben wir gelernt, die natürlichen Körperdränge zu kontrollieren und zu unterbinden. Der Körper reagiert auf diesen Zwang jedoch sehr empfindlich. Er sammelt Vata an, verbraucht Lebensenergie (Ojas) und gerät schnell aus seinem inneren Gleichgewicht. Dies führt zu innerer Unruhe, Stress und Energiemangel.

➤ Wird das Luftablassen unterdrückt, können Blähungen, Müdigkeit, Kolik, Aggressionen und Herzbeschwerden entstehen.

➤ Wird Stuhlgang unterdrückt, können Erkältung, Kopfschmerzen, Aufstoßen, Verstopfungen und Bauchschwellungen entstehen.

➤ Wird Harndrang unterdrückt, können Steifheit in der Leistengegend, Harnsteine, Nervosität und Schmerzen beim Urinieren entstehen.

➤ Wird Niesen unterdrückt, können Migräne und Gesichtslähmung entstehen.

➤ Wird Durst unterdrückt, können Heißhunger auf Süßes, Schwäche, Schwere, Müdigkeit und Ohnmacht entstehen.

➤ Wird Hunger unterdrückt, können Magersucht, Auszehrungen, Schwindel und Koliken entstehen.

➤ Wird Schlaf unterdrückt, können Verdauungsstörungen, Schwindel, Gliederschmerzen und Kopfschmerzen entstehen.

➤ Wird Husten unterdrückt, können Schluckauf, Atemnot und Appetitverlust entstehen.

➤ Wird Gähnen unterdrückt, können Gefühllosigkeit, Muskelzittern, Konzentrationsschwäche und Kieferverspannungen entstehen.

➤ Werden Tränen unterdrückt, können Herzbeschwerden, Schnupfen, Bindehautentzündung und Kopfschmerzen entstehen.

ERHOLSAM SCHLAFEN – EINE WICHTIGE LEBENSSÄULE

NICHT NUR DURCH EIN GUTES VERHALTEN AM TAGE KÖNNEN WIR UNSEREM KÖRPER GUTES TUN. AUCH IN DER NACHT HABEN WIR MIT UNSEREM SCHLAFVERHALTEN EINEN GROSSEN EINFLUSS AUF DAS TÄGLICHE WOHLBEFINDEN.

Im Ayurveda wird dem Schlaf mit seiner vitalisierenden Wirkung eine große Bedeutung für die regelmäßige Zellerneuerung, Gewebsbildung und Entgiftung zugeschrieben. Betrachten wir die verschiedenen Funktionen unserer Organe, des Nervensystems und des Stoffwechsels in der Nacht, so wird schnell deutlich, dass der Schlüssel für unsere Gesundheit und Verjüngung unter anderem im richtigen nächtlichen Verhalten liegt.

Viele Menschen leiden an Schlafstörungen, können nicht einschlafen oder wachen häufig auf.

Gerade für sie ist es sehr wichtig, früh genug schlafen zu gehen, denn der beste Schlaf ist der vor Mitternacht.

DIE BESTEN TIPPS FÜR EINE GUTE NACHT

➤ Im Ayurveda wird empfohlen, während der abendlichen Kapha-Phase, also vor 22.00 Uhr, ins Bett zu gehen, um die nötige Kapha-Energie der Ruhe und Schwere zum Einschlafen zu nutzen.

➤ Ein kleines Entspannungs- und Meditationsprogramm und das Einölen der Fußsohlen mit Sesamöl oder Ghee helfen, innerlich zur Ruhe zu kommen und tiefen Schlaf zu finden.

➤ Der Schlafraum sollte immer gut belüftet sein. Das Kopfende des Bettes steht idealerweise Richtung Osten, denn auf diese Weise sind wir zum

SCHLAF IST EINER DER DREI PFEILER, AUF DENEN DIE GESUNDHEIT RUHT. KORPULENZ UND MAGERKEIT, GLÜCK UND LEID, STÄRKE UND SCHWÄCHE, POTENZ UND IMPOTENZ, LEBEN UND TOD HÄNGEN ALLE VOM SCHLAF AB. UNZEITIGER, ÜBERMÄSSIGER ODER MANGELHAFTER SCHLAF RAUBEN DIE GESUNDHEIT DES MENSCHEN.

Vimanasthanam

Sonnenaufgang hin ausgerichtet, können uns in der Nacht besonders gut regenerieren und mit neuer Lebenskraft aufladen.

Vata-betonten Persönlichkeiten fällt es manchmal schwer, abends abzuschalten, und sie arbeiten gerne bis in die späten Abendstunden, denn dann finden sie innere Ruhe und Ausdauer, bestimmte Arbeiten fertigzustellen. Weitaus gesünder und effektiver ist es jedoch, sich anzugewöhnen, bereits am frühen Morgen zu arbeiten. Nach einer kurzen Morgenroutine und Meditation sind wir geistig fit und klar, und der Körper schenkt uns durch seine Kapha-Dominanz Ruhe und Stabilität: Das ist die optimale Mischung, um schwierige oder langwierige Aufgaben mit Leichtigkeit zu bewältigen!

ÖLEINLAUF (BASTI)

Ein bewährtes ayurvedisches Hausmittel für besseren Schlaf ist ein kleiner Öleinlauf, ein- bis zweimal pro Woche abends durchgeführt. Er senkt Vata, wärmt und beruhigt den ganzen Organismus und entspannt Darm und Nervensystem.

➤ Für den Einlauf werden 20 ml Sesam- oder Rizinusöl erwärmt und mit einer Einlaufspritze in den Anus eingeführt (Anleitung Seite 171). Spritzen und Einlaufschläuche gibt's in jeder Apotheke.

Das Öl bleibt im Körper, und der nicht resorbierte Rest wird erst am Morgen mit dem Stuhlgang ausgeschieden.

Die wohltuende Wirkung des Öleinlaufs ist direkt auf der körperlichen und psychischen Ebene spürbar. Wir werden innerlich warm und schwer, sorgenvolle Gedanken verschwinden wie von selbst, und eine tiefe Entspannung durchflutet den ganzen Körper.

Ebenso können eine heiße Milch oder ein beruhigender Kräutertee eine wertvolle Unterstützung vor dem Schlafengehen sein:

Eine warme Gewürzmilch am Abend nährt das Kapha-Dosha und schenkt innere Ruhe, körperliche Stärke und tiefe Regeneration. Als sanftes Schlafmittel wird sie mit Muskat und Safran zubereitet.

GUTE-NACHT-DRINKS

AYURVEDA-MILCH

200 ml Milch · 1 Msp. Muskatnusspulver · 1 Msp. Safran · 1 TL Honig oder Sharaka (ayurvedischer Kandiszucker)

➤ Alle Zutaten mischen und in einem kleinen Topf erwärmen. Dann leicht aufschäumen (macht die Milch leichter) und in kleinen Schlucken vor dem Schlafengehen trinken.

TEEMISCHUNG ZUR VATA-BERUHIGUNG UND ENTSPANNUNG AM ABEND

2 Teile Johanniskraut · 1 Teil Melisse · 1 Teil Baldrian

➤ 1,5 TL Teemischung mit 2 Tassen heißem Wasser überbrühen und 10 Minuten ziehen lassen. Mit ein wenig Honig oder Sharaka (ayurvedischem Kandiszucker) süßen und in kleinen Schlucken möglichst warm trinken.

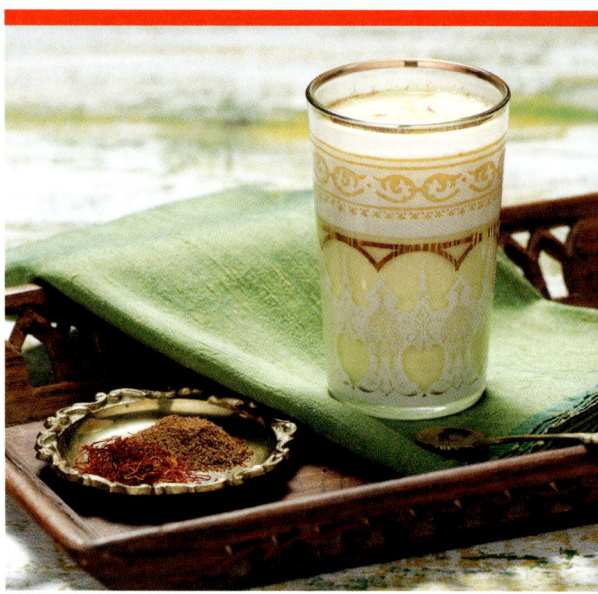

ÖLBAD

FÜR EINEN ENTSPANNENDEN ABEND

Um von allen Belastungen des Tages abzuschalten und innerlich zur Ruhe zu kommen, ist ein entspannendes und sinnliches Ölbad hilfreich.

Als abendliches Massageöl eignet sich am besten ein ayurvedisches Vata-Öl oder eine eigene Mischung mit Johanniskraut-, Sesam-, Mandel- oder Jojobaöl (siehe Rezeptbeispiel ganz rechts).

➤ Schaffen Sie sich eine ruhige und geschützte Atmosphäre, in der Sie es sich mit Kerzenschein, Duftlampe und schöner Musik so richtig gemütlich machen. Wärmen Sie das Öl leicht an.

1 Verteilen Sie das Öl ganz sanft auf der Haut. Beginnen Sie am Bauch und streichen Sie mit den ganzen Handflächen und mit viel Öl über die Bauchdecke, die Hüften, die Brust, zu den Schultern, den Armen und den Händen. Nehmen Sie immer so viel Öl, dass die Haut voll damit benetzt wird und Sie vom warmen Öl ummantelt werden.

2 Streichen Sie nun vom Bauch aus über den Rücken, die Hüften, das Gesäß zu den Oberschenkeln innen und außen, zu den Knien, Waden und Füßen. Schenken Sie Ihren Füßen besondere Aufmerksamkeit, denn sie tragen viele Lasten und stecken den ganzen Tag in engen Schuhen.

3 Ölen Sie auch das Gesicht, den Kopf und die Haare ein. Massieren Sie Ihre Kopfhaut mit den Fingerkuppen, ähnlich wie beim Haarewaschen.

4 Lassen Sie das Öl einwirken, und füllen Sie in der Zeit eine Badewanne mit angenehm heißem Wasser. Geben Sie etwas Meersalz oder Kristallsalz (aus dem Reformhaus oder Bioladen) ins Bad.

SO FINDEN SIE EINEN GUTEN UND RUHIGEN SCHLAF

➤ *Essen Sie abends möglichst keine kalten und ungekochten Speisen.*

➤ *Ölen Sie sich am Abend das Kreuzbein (Vatasthana) und den Nacken mit etwas Johanniskrautöl oder Vata-Öl ein.*

➤ *Massieren Sie Ihre die Kopfhaut mit warmem Öl.*

➤ *Beruhigen Sie Ihr Vata mit einem Öleinlauf (Basti) oder einem Gute-Nacht-Drink (Seite 80).*

➤ *Machen Sie eine kleine Abendmeditation und lassen Sie die Bilder des vergangenen Tages noch einmal an sich vorüberziehen.*

---

5 Legen Sie sich in die Badewanne, und atmen Sie tief und entspannt ein und aus. Spüren Sie, wie sich Ihr Körper ausdehnt und in der wohligen Wärme lockert.

6 Massieren Sie das Öl im Wasser mit dem Salz von der Haut, indem Sie Ihren ganzen Körper mit der Hand oder einer zarten Bürste in kleinen Kreisen sanft abreiben.

7 Steigen Sie nach etwa zehn Minuten langsam aus der Wanne. Mit einem kleinen, etwas härteren Handtuch können Sie den Körper kräftig abrubbeln und das restliche Öl von der Haut nehmen.

Anschließend sollten Sie sich zur Ruhe begeben. So entspannt, wie Sie jetzt sind, wird Ihr Schlaf tief und regenerierend sein.

Energiespendende Bademischung mit ätherischen Ölen zur Harmonisierung aller Körperkräfte:

10 Tr. Sandelholzöl
4 Tr. Ylang-Ylang-Öl
2 Tr. Jasminöl
2 EL Mandelöl süß
1 EL Sahne

miteinander vermischen, in das heiße Badewasser geben und bei Kerzenschein und entspannender Musik genießen.

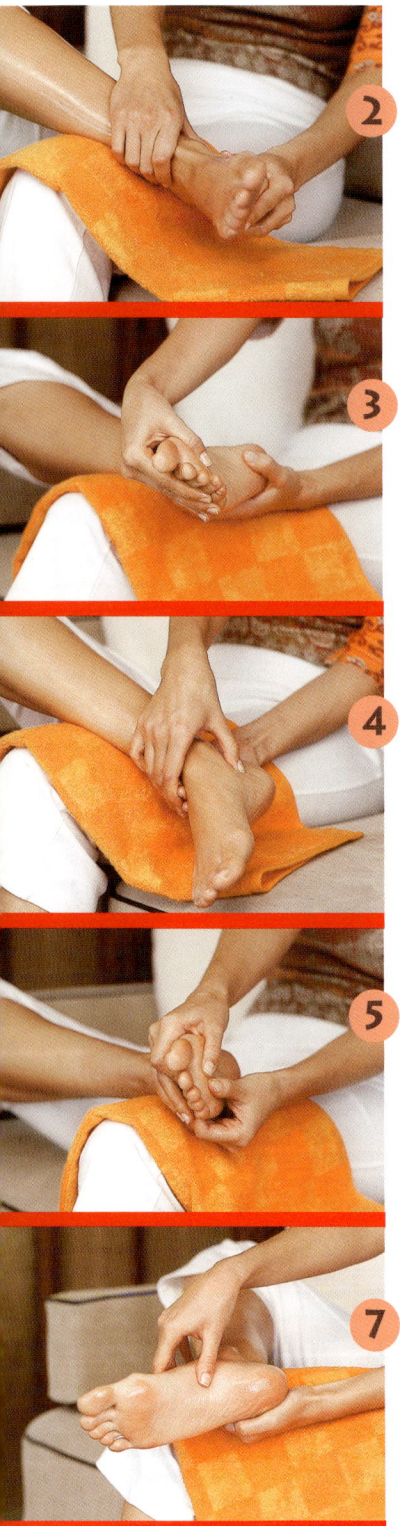

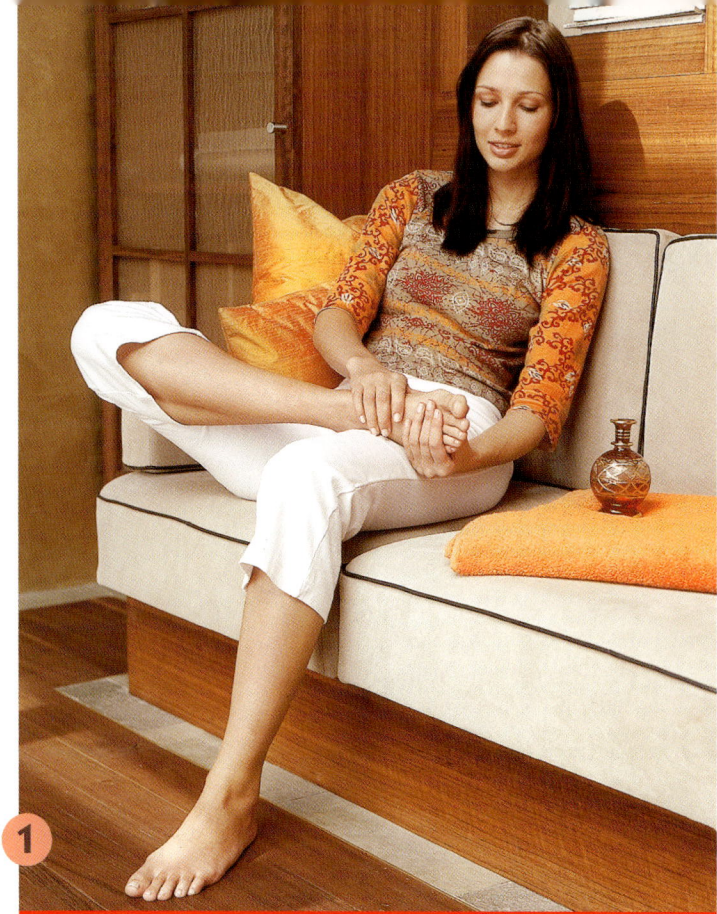

Mit einer ayurvedischen Massage berühren Sie Körper, Geist und Seele. Achten Sie deshalb auf eine schöne und einladende Atmosphäre, die alle Sinne anspricht. Zur Entspannung nach einem langen Tag sind erdige Farben, gedämpftes Licht, meditative Musik und ein Räucherstäbchen aus Sandelholz besonders wohltuend.

PADABHYANGA – FUSSMASSAGE
ZUM ABSCHALTEN UND ENTSPANNEN

Tiefe Ruhe und einen erholsamen Schlaf finden wir besonders leicht mit einer ayurvedischen Fußmassage. Die äußerst wohltuende und entspannende Massagetechnik hat eine erneuernde und kräftigende Wirkung auf den ganzen Körper.

In unseren Füßen befinden sich viele Marma-Vitalpunkte (Seite 36) und Fußreflexzonen. Werden diese ausgestrichen, gedrückt und geölt, so lösen sich Spannungen im ganzen Körper, und das gesamte Nervensystem kann sich regenerieren.

Die regelmäßige Fußmassage schafft einen harmonischen Ausgleich zu den Dosha-störenden Tagesaktivitäten.

➤ Schaffen Sie eine angenehme Atmosphäre: Gerade in den Abendstunden ist ein gut gelüfteter, wohlriechender, warmer und ruhiger Raum sehr wichtig für eine erfolgreiche Massage.

➤ Massieren Sie stets mit sauberen und warmen Händen. Wenn Sie möchten, können Sie die Fußmassage mit kräftigem Druck ausüben, um die Wirkungsweise zu verstärken. Bleiben Sie mit Ihren Händen immer in Kontakt mit den Füßen, und verbinden Sie Ihre Bewegungen zu einer fließenden Einheit.

➤ Sie benötigen für Ihre Fußmassage ein Handtuch, das ölig werden darf, zwei Esslöffel Sesamöl oder Ghee (Seite 101) – und etwas Zeit.

➤ Finden Sie eine bequeme Haltung, in der Sie einige Zeit entspannt sitzen können.

1 Legen Sie Ihren rechten Fuß über den linken Oberschenkel, so dass er etwas erhöht liegt. Verteilen Sie einen Esslöffel Ghee oder Öl auf Ihrem

Fuß und dem Knöchel. Schmiegen Sie Ihre ganze Handfläche an den Fuß und spüren Sie, welcher Druck sich besonders angenehm anfühlt.

Massieren Sie dann ganz entspannt Ihre Füße, Knöchel und Waden mit den ganzen Händen und Handballen. Sie benötigen keine besondere Technik, lassen Sie sich einfach auf Ihre inneren Bewegungen und den entstehenden Rhythmus ein.

2 Nehmen Sie Ihren rechten Vorfuß und Ihr Fußgelenk in die Hände, und drehen Sie den Fuß im Sprunggelenk – erst in die eine Richtung, dann in die andere, so dass er angenehm gedehnt wird.

3 Legen Sie eine Hand unter den Außenknöchel und die andere Hand so um den Vorfuß, dass der Daumen auf dem Fußballen liegt. Drehen Sie nun Ihren großen Zeh in Richtung Boden und Ihren kleinen Zeh in Richtung Decke. Wiederholen Sie diese Drehbewegung einige Male.

4 Massieren Sie mit Ihrem Daumen sanft kreisend den Bereich zwischen Innenknöchel und Ferse. Wiederholen Sie den gleichen Vorgang am Außenknöchel. Massieren Sie dann mit dem Daumen in kreisenden Bewegungen die Ferse.

5 Streichen Sie mit Ihren Daumen die Fußsohle von der Ferse bis zum Fußballen aus, und wiederholen Sie diesen Vorgang dreimal.

6 Nun werden die Zehenbeeren mit beiden Daumen kreisend massiert, beginnend am kleinen Zeh, endend am großen Zeh.

7 Wenden Sie Ihre Aufmerksamkeit dann der Innenkante Ihres Fußes, dem Fußgewölbe, zu. Massieren Sie es von der Ferse bis zur Großzehenspitze mit kreisenden Bewegungen Ihres Dau-

mens, und streichen Sie dann sanft zurück. Diesen Vorgang dreimal wiederholen.

8 Massieren Sie die Außenkante Ihres Fußes: Ihr Daumen kreist auf der Unterseite und die restlichen Finger sind an der Außenkante (die Finger bilden eine Art Zange). Wieder herunterstreichen und insgesamt zweimal wiederholen.

9 Streichen Sie mit Ihrer ganzen Hand die Oberseite des Fußes, den Fußrücken, aus. Und streichen Sie dann mit den Fingerkuppen die Zwischenräume der Mittelfußknochen aus.

10 Mit Daumen und Zeigefinger werden die Schwimmhäute, die feinen Häutchen zwischen den Zehen, ausgezogen, beginnend am kleinen Zeh und endend am großen Zeh.

11 Streichen Sie mit dem Daumen an der Oberseite der Zehenballen entlang bis zum kleinen Zeh und wieder zurück, zweimal wiederholen.

12 Nun streichen Sie mit dem kleinen Finger kreisend zwischen den Zehen hindurch, beginnend am kleinen Zeh, endend am großen Zeh, insgesamt dreimal.

13 Drehen Sie die Zehen nun einzeln in beide Richtungen, und massieren Sie sie dabei leicht ziehend. Arbeiten Sie jeweils vom Grundgelenk zur Zehenkuppe, beginnend am kleinen Zeh, endend am großen Zeh.

14 Zum Abschluss halten Sie mit dem Daumen den Punkt unterhalb des Fußballens – etwa eine Minute lang.

Anschließend reiben Sie die Füße mit einem trockenen Tuch ab und begeben sich zur Ruhe.

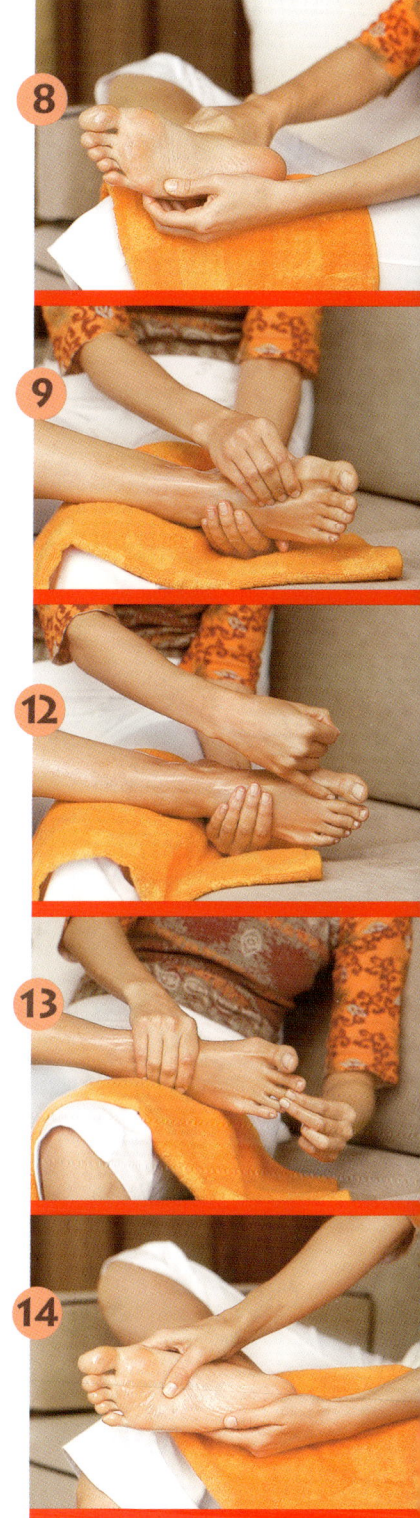

RITUCARYA – VERHALTENSREGELN FÜR DIE JAHRESZEITEN

JAHRESZEITEN UND KLIMA HABEN EINEN GROSSEN EINFLUSS AUF UNSER KÖRPERLICHES UND PSYCHISCHES WOHLBEFINDEN. JE NACH KONSTITUTION REAGIEREN WIR UNTERSCHIEDLICH AUF VERÄNDERTE WITTERUNGSVERHÄLTNISSE UND ENTWICKELN TYPENTSPRECHENDE STÖRUNGEN.

So erlebt zum Beispiel eine Vata-Pitta-Konstitution den Spätherbst als eine ungünstige Jahreszeit, da hier einerseits noch viel Hitze im Körper gespeichert ist (Pitta) und andererseits das kalte, raue und windige Wetter Vata erhöht.

Im klassischen Ayurveda wird das Jahr in sechs Jahreszeiten aufgeteilt, und die jeweiligen Dosha-Einflüsse werden sehr präzise beschrieben. Für jede dieser Jahreszeiten gibt es spezielle Empfehlungen zu Ernährung, Aktivitäten, Gewohnheiten und Lebensstil sowie für geeignete oder ungeeignete Reinigungs- und Behandlungsformen.

Der Begriff Ritucarya wird normalerweise mit »jahreszeitliche Verhaltensregeln« übersetzt. Korrekterweise ist ein Ritu aber keine Jahreszeit, sondern eine Periode von zwei Monaten, die der Stellung der Sonne in den Tierkreiszeichen und damit astrologischen und astronomischen Gesetzmäßigkeiten entspricht. Überträgt man das Wissen um die Ritus in die hiesige Jahreszeiteneinteilung, so würde man aus ayurvedischer Sicht sagen, dass Kapha zur nasskalten Zeit besonders ausgeprägt ist, also im späten Winter und Frühjahr, Pitta im heißen Sommer und warmen Frühherbst. Das Vata steigt zu den trockenen, windigen und kalten Jahreszeiten wie Spätherbst und Winter an.

DAS LOKALE KLIMA

Die Ausprägung der Jahreszeiten kann von Ort zu Ort entsprechend den geographischen Bedingungen variieren. Will man die ayurvedische Medizin erfolgreich anwenden, so ist eine Anpassung ans heimische Klima unbedingt erforderlich.

So ist es zum Beispiel ein Unterschied, ob Sie an der rauen Nordseeküste oder im milden Bodenseeklima leben. Generell kann man sagen, dass das windige und raue Klima des Nordens Vata-erhöhend wirkt und milde Klimaregionen Vata-senkend sind. Menschen, die an der Nordsee leben, benötigen deshalb mehr warme, feuchte und stärkende Speisen und Getränke zum Ausgleich von Vata als etwa erdverbundene Bergbewohner. Diese

JAHRESZEITEN UND ENTSPRECHUNGEN

Jahreszeit	Datum	Sonnenstellung	Dosha
Früher Winter (Hemanta Ritu)	22. Oktober – 21. Dezember	Sonne im Skorpion und Schütze	Vata
Später Winter (Shishima Ritu)	22. Dezember – 21. Februar	Sonne im Steinbock und Wassermann	Vata/Kapha
Frühling (Vasanta Ritu)	22. Februar – 21. April	Sonne im Fisch und Widder	Kapha
Früher Sommer (Grishma Ritu)	22. April – 21. Juni	Sonne im Stier und Zwilling	Kapha/Pitta
Später Sommer (Varsha Ritu)	22. Juni – 21. August	Sonne im Krebs und Löwen	Pitta
Herbst (Sharada Ritu)	22. August – 21. Oktober	Sonne in der Jungfrau und Waage	Pitta/Vata

brauchen eher anregende Gewürze und viel Bewegung, um den Stoffwechsel anzuregen und Kapha auszugleichen.

DEN RHYTHMUS EINHALTEN

Wichtige Voraussetzung für das körperliche und geistige Gleichgewicht ist es, im Rhythmus der heimischen Jahreszeiten zu leben und sich nicht zwischendurch in vollkommen andere klimatische Verhältnisse zu begeben. Tropenreisen im Winter, Polarexpeditionen im Sommer und ähnliche extreme Klimaveränderungen können das Vata auf empfindlichste Weise stören.

Für viele Menschen erweisen sich deshalb weit entfernte Reiseziele als unbekömmlich. Dies gilt auch für Ayurveda-Kuren in Indien und Sri Lanka. Für einen kurzen Kuraufenthalt ist es oft empfehlenswerter, ein gutes Kurzentrum in den heimischen Regionen aufzusuchen, als die Strapazen einer langen Flugreise und den Klimaschock auf sich zu nehmen.

ERNÄHRUNG UND THERAPIE

Neben jahreszeitlichen Ernährungsempfehlungen enthalten die ayurvedischen Schriften konkrete Therapiehinweise zur Behandlung der Doshas. Der August ist zum Beispiel ein idealer Monat, um Vata mittels Darmeinläufen auszuleiten. Im November kann Pitta durch Abführen sehr gut behandelt werden, und im April lässt sich Kapha innerhalb einer Brechtherapie effektiv senken. Mit großem Erfolg stimmen viele Ayurveda-Kliniken und -Kurzentren ihre Kuren auf diese Zyklen ab.

Für die richtige Auswahl und Zubereitung der Nahrung sind das Wetter und das individuelle Befinden innerhalb einer Jahreszeit von großer Bedeutung. Die täglichen Speisen sollten immer einen Ausgleich zu den äußeren Umständen schaffen und so den Körper in seinem inneren Gleich-

gewicht halten. Sind die klimatischen Verhältnisse zum Beispiel trocken und kalt, so wirken saftige und süße Speisen harmonisierend.

EMPFEHLUNGEN FÜR JEDE JAHRESZEIT

DER FRÜHE WINTER

Der frühe Winter (Hemanta Ritu) beginnt im Oktober und endet im Dezember zur Wintersonnwende. Während des frühen Winters ist unser Stoffwechsel (Agni) sehr stark, denn er wird durch den Kontakt mit kaltem Wind in Gang gehalten. Selbst ein normalerweise eher schwaches Verdauungssystem ist nun in der Lage, schwere Nahrung zu verdauen. Essen wir jetzt zu wenig oder zu leichte Nahrung, so laufen wir Gefahr, unsere Kraftreserven durch den außerordentlich aktiven Stoffwechsel zu verbrennen.

Um dies zu vermeiden, dürfen wir fettig-ölige Speisen sowie saure, salzige und süße Nahrungsmittel zu uns nehmen. Besonders gut sind nun Milchprodukte, Reis und Honig. Es sei denn, Sie möchten gerne ein wenig an Gewicht verlieren. Dann ist der frühe Winter die ideale Jahreszeit, und die Pfunde purzeln mit einer Kapha-reduzierenden Diät (Seite 137) fast von allein.

DER SPÄTE WINTER

Im späten Winter (Shishima Ritu) ist der Abbau von Körpergewebe gestoppt. Ab der letzten Dezemberwoche baut der Körper Kapha auf, um sich vor Kälte und Auszehrung zu schützen. Auch das Immunsystem erfährt eine Stärkung durch das vermehrte Kapha.

Unser Stoffwechsel ist noch sehr aktiv, doch er baut nun Körpergewebe auf anstatt ab. So sollten Sie eine Diät zum Abnehmen nicht nach den

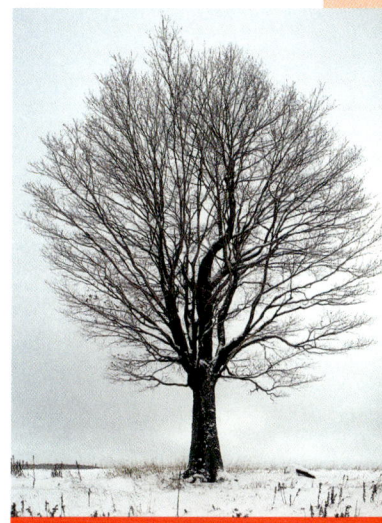

Im Winter müssen vor allem Vata-Konstitutionen auf ihre körperliche Stabilität und Stärke achten. Das raue und kalte Klima strapaziert das Immunsystem, trocknet die Haut aus und macht Vata äußerst sensibel für alle stresserhöhenden Faktoren.

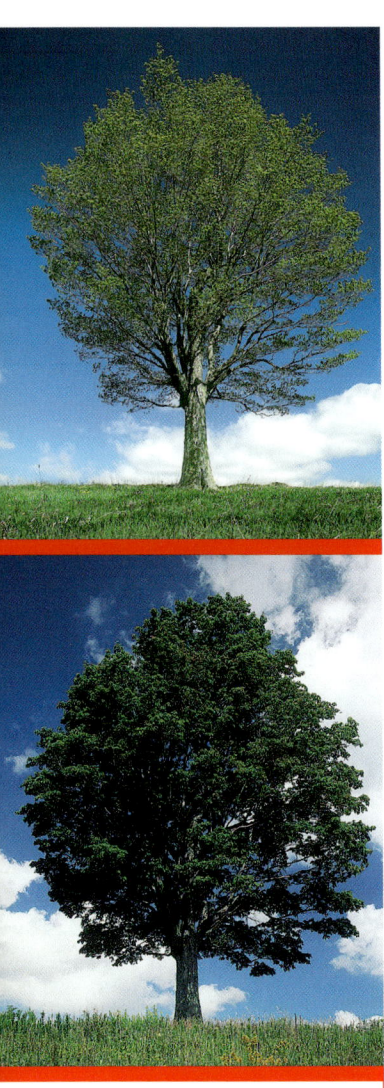

Im Frühling sollten Kapha-Konstitutionen mit einer Reinigungskur Winterspeck abbauen und neue Leichtigkeit und Vitalität gewinnen. Für die Pitta-Konstitution kann ein heißer Sommer problematisch sein. Das Pitta steigt stark an und verursacht Schwitzen, Hautbeschwerden, Kopfschmerzen, Müdigkeit.

Weihnachtsfesttagen beginnen, wie es so oft üblich ist. Sehr viel erfolgversprechender ist es, damit bis Ende Februar zu warten. Dann beginnt die offizielle Fastenzeit, die sich hervorragend zur Reinigung und Gewichtsreduktion eignet.

Für die innere Wärme und Stabilität im Winter ist es sehr wohltuend, über den Tag verteilt heißes Wasser zu trinken. Doch auch ein oder zwei Gläser Wein sind in dieser Jahresperiode erlaubt, ja ausdrücklich empfohlen.

Leider kann in der kalten und rauen Jahreszeit des Winters unser Vata leicht aus dem Gleichgewicht geraten. Mit regelmäßigen Ölmassagen, warmer Kleidung und dem Verzicht auf kalte Nahrung und Getränke können wir dies vermeiden oder eindämmen.

In den ayurvedischen Schriften wird ausdrücklich betont, dass der Winter ideal für sexuelle Aktivitäten ist. Alle Fortpflanzungsorgane und Hormone arbeiten nun besonders gut, und wir können uns an vielen kuscheligen, sinnlichen und erotischen Stunden erfreuen, wenn es draußen immer kälter und unfreundlicher wird.

DER FRÜHLING

Der Frühling (Vasanta Ritu) beginnt aus ayurvedischer Sicht ab Ende Februar. So, wie der gefrorene Winterschnee im Frühling zu schmelzen beginnt, »schmilzt« nun auch das im späten Winter angesammelte Kapha. Um diesen Reinigungsprozess zu unterstützen, sind alle Kapha-reduzierenden Ernährungsregeln empfehlenswert. Als intensive Entschlackungskur werden kurze Fastenzeiten oder therapeutisches Erbrechen (siehe Panchakarma ab Seite 164) durchgeführt.

Tagesschlaf sollte ebenso unter allen Umständen vermieden werden wie schwere, saure und süße Nahrung. Stattdessen sind Körperübungen, trockene Massage und der regelmäßige Genuss

von Gerste, Weizen und warmem Wasser ratsam. Eine gemäßigte sexuelle Aktivität unterstützt nun ebenfalls die Aktivierung und Erneuerung von Körper und Geist.

DER FRÜHE SOMMER

Der frühe Sommer (Grishma Ritu) beginnt Ende April und zeichnet sich durch zunehmende Wärme und Trockenheit aus. So, wie die Sonne in dieser Zeit kräftiger wird und der Natur Feuchtigkeit entzieht, reagieren auch unsere inneren Körperfunktionen. Zum Ausgleich ist der Genuss von süßen, kalten, flüssigen und ölig-fettigen Speisen und Getränken empfehlenswert. Saure, salzige, scharfe und heiße Nahrungsmittel und alkoholische Getränke sollten eher gemieden werden.

Im Ayurveda wird nun alles, was kühlt, bevorzugt. Traditionelle Empfehlungen sind, Perlen am Körper zu tragen und sich oft in Wäldern und an kühlem Wasser aufzuhalten. Viel Schlaf, auch tagsüber, ist erlaubt. Sex und körperliche Übungen jedoch erhitzen nun den Organismus und rauben ihm seine Kräfte.

DER SPÄTE SOMMER

Ab Ende Juni beginnt der späte Sommer (Varsha Ritu), und nun arbeitet die Verdauung vergleichsweise schwach. Wir haben zwar ein hohes Pitta, jedoch nur wenig Agni zur Verfügung. Zusätzlich ist aufgrund der Trockenheit in der Atmosphäre Vata erhöht. All diese Faktoren machen den Körper sehr empfindlich und schwach. Um ihn nicht auszuzehren, sollte nun ein gemäßigter Lebensstil gepflegt werden, indem übermäßige Sonne, Sex und Körperübungen vermieden werden.

Zur inneren Stärkung ist es empfehlenswert, viel Honig zu essen und die täglichen Speisen aus leichten Gemüsen, frischen Salaten, Kräutern und kaltgepressten Ölen zusammenzustellen.

DER HERBST

Ab Ende August beginnt der Herbst (Sharada Ritu) und damit eine der besten Jahreszeiten aus ayurvedischer Sicht. Nun ist unser Pitta sehr stark, und wir haben viel innere Hitze angesammelt, was uns reichlich Energie und Tatkraft schenkt.

Leider können nun auch die Haut und die Verdauungsorgane mit typischen Pitta-Störungen wie Brennen, Rötungen oder Entzündungen reagieren. Daher sind süße, leichte, kalte und bittere Nahrungsmittel und Getränke zusammen mit Reis, Gerste, Weizen und Ghee empfehlenswert. Auf stark ölige Nahrung und Joghurt sollte man verzichten. Therapeutisches Abführen ist nützlich, um das erhöhte Pitta auszuleiten. Zu viel Sonne und Tagesschlaf sollten vermieden werden.

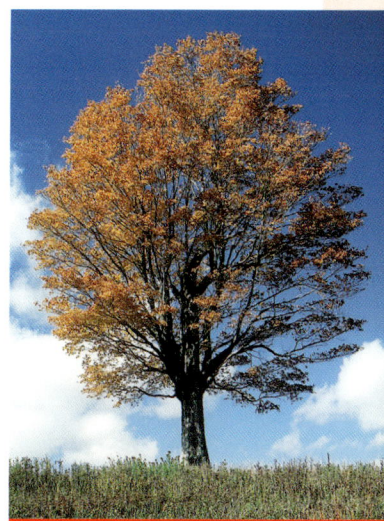

Der Herbst ist für alle Konstitutionstypen eine sehr angenehme Jahreszeit. Der Körper speichert Wärme und Lebensenergie für die kalte Jahreszeit. Gleichzeitig sollte das überschüssige Pitta aus dem Körper ausgeleitet werden.

YOGA – KÖRPER UND GEIST IN EINKLANG BRINGEN

UNSER LEBEN IST OFT VON ZEITDRUCK, ANSPANNUNG UND GEISTIGER ÜBERLASTUNG GEPRÄGT. DER TÄGLICHE STRESS BEEINTRÄCHTIGT DAS KÖRPERLICHE UND SEELISCHE GLEICHGEWICHT UND RAUBT DEM ORGANISMUS ENERGIE.

Eine der wirkungsvollsten Maßnahmen gegen diese Belastungen ist Yoga oder eine ähnliche Bewegungs- und Entspannungsform, die durch bewusste Übungen Körper und Geist in Einklang bringt. Durch ein regelmäßiges Bewegungsprogramm wird geistiger Stress abgebaut, körperliche Verspannung gelöst und das innere Wohlbefinden direkt spürbar gefördert.

Einmal täglich sollte man sich von allen Aktivitäten zurückziehen und die gesammelte Aufmerksamkeit auf sich selbst richten. Die bewusste und behutsame Ausübung von Yogaübungen mit ihren speziellen Körperstellungen, Atem- und Konzentrationstechniken befreit Körper und Geist von allen negativen Einflüssen und erfüllt sie mit glückseliger Energie aus dem eigenen Selbst. In diesem Sinne können die Yogaübungen auch als Gesten der Seele, als körperlicher Ausdruck von Gefühlen, betrachtet werden.

Normalerweise übt man im Rahmen der täglichen Morgenroutine einen kleinen Zyklus von Yogahaltungen (Asanas), um den Körper geschmeidig zu machen, die tägliche Entgiftung zu fördern und den Geist zu klären. Für viele Menschen ist es jedoch in den hektischen Morgenstunden schwierig, noch ein ausgiebiges Yoga- und Meditationsprogramm einzubauen. Umso wichtiger ist es, die allgemeinen Lebensempfehlungen des Ayurveda zu berücksichtigen.

Aber auch am Abend ist ein kleines Yogaprogramm zur Entspannung und zum Stressabbau sehr zu empfehlen. Besonders gut eignen sich dafür die frühen Abendstunden.

YOGA UND AYURVEDA

Yoga und Ayurveda sind zwei eng miteinander verwobene vedische Wissenschaften, die auf der gleichen spirituellen Basis und Philosophie gründen. In Indien selbst ist die ayurvedische Medizin

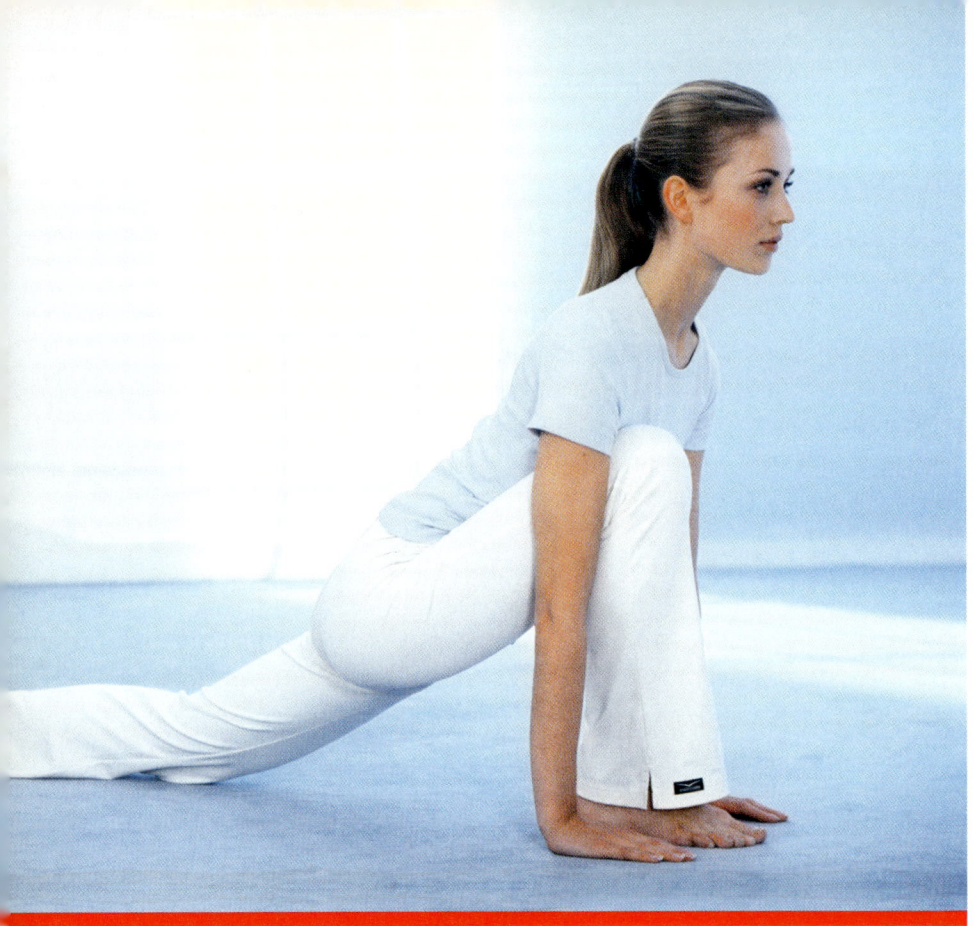

In der ayurvedischen Praxis wird Yoga auf verschiedene Weise angewendet und integriert. Im Rahmen der täglichen Gesundheitspflege werden am Morgen oder am Abend ausgewählte Körperübungen und -zyklen praktiziert, die individuell auf die Konstitution und die Bedürfnisse des Einzelnen abgestimmt werden können.

Ebenso finden die speziellen Körperübungen im therapeutischen Bereich ihren Einsatz, zum Beispiel bei allen Krankheitsbildern des Bewegungsapparats. Die einfachen Bewegungs-, Entspannungs- und Meditationsübungen unterstützen den Heilungsprozess, schenken inneren Frieden und schaffen die Grundlage für eine ganzheitliche Heilung, die auch die psychischen und psychosomatischen Aspekte mit einbezieht. So werden im Ayurveda alle Krankheiten des Geistes und der Psyche auf Basis des Yoga behandelt und geheilt (Sattvavajaya).

TYPGERECHTE ÜBUNGS-WEGE

Entsprechend der Dosha-Gewichtung im Körperbau und in der Charakteristik hat jeder Mensch spezielle Vorlieben und Abneigungen innerhalb seiner persönlichen Bewegungsmuster und sportlichen Ambitionen. Je nach Konstitutionstyp bevorzugen wir andere körperliche Disziplinen und prägen unterschiedliche Talente aus.

Im Hatha-Yoga mit seinen Körper- und Atemübungen zeigt sich dies sehr deutlich, da die unterschiedlichen Yoga-Stile und -Schulen verschiedene Konstitutionstypen besonders ansprechen. So begeistern sich Pitta-Konstitutionen besonders für Power-Yoga oder den Iyengar-Stil, Vata-Konstitutionen lieben Übungen mit einem stark reinigenden oder geistig-transformierenden Charakter (zum Beispiel Kriya-Yoga), und Kapha-Menschen

Entscheidend für die positive Wirkung der Yoga-Asanas (oder anderer Bewegungsformen) ist die Freude und die Bewusstheit beim Üben. Bewegung mit Freude baut Lebensenergie (Ojas) auf und stärkt das Immunsystem. Bewegung ohne Freude führt zu Stress und Energieverlust.

oft unmittelbar mit den yogischen Lebensprinzipien und geistigen Übungen verbunden. Und doch gibt es einige gravierende Unterschiede zwischen diesen beiden ganzheitlichen Systemen.

Der »Pfad des Yoga« ist vor allem auf das geistige und spirituelle Wachstum ausgerichtet und unterstützt das Bestreben nach einer kosmischen Selbstverwirklichung außerhalb des Körpers. Die meisten Regeln und Empfehlungen des Ayurveda beziehen sich dagegen auf das körperliche und geistige Wohlbefinden des Menschen: Durch ein harmonisches Verhalten kann die Persönlichkeit mit der inneren und äußeren Natur verschmelzen und findet Gesundheit, Glück und Selbsterfüllung im eigenen Körper und in den alltäglichen Dingen des Lebens. Gemeinsam bilden Yoga und Ayurveda eine wertvolle Synthese zur Förderung des ganzheitlichen Gleichgewichts und Wachstums.

bevorzugen einfache Körper-und Entspannungsübungen und den liebevoll-spirituell geprägten Weg des Gebets und selbstlosen Handelns (Karma- und Bhakti-Yoga). Buchtipps und Adressen finden Sie auf Seite 197.

Yoga für die Vata-Konstitution

Ist das Vata in einem Menschen vorherrschend, so sollte sein Yoga-Schwerpunkt in energetischen Atemübungen (Pranayama), Meditation und dynamischen Übungszyklen liegen. Dies entspricht seinen Luft- und Ätherelementen und ist ein natürlicher Ausdruck seiner Persönlichkeit. Vata-Menschen brauchen Bewegung, sollten sich körperlich aber nicht überanstrengen. Um dem Wunsch nach Abwechslung und Veränderung zu entsprechen, sollten immer unterschiedliche Asanas (Yoga-Haltungen) geübt werden und das Augenmerk auf erdenden, stärkenden und beruhigenden Übungen liegen. Sehr beruhigend und stabilisierend auf das Vata-System wirken alle Stand- und Gleichgewichtsübungen sowie entspannende Körperreisen und Meditationsformen.

Als Alternative zu einem sanften Yoga-Programm können auch andere meditative Bewegungsformen ausgeübt werden, zum Beispiel Qigong, Taiji oder meditatives Gehen.

Yoga für die Pitta-Konstitution

Pitta-Menschen benötigen Bewegung, um angestaute Energien freizusetzen und innere Gelöstheit zu erlangen. Sie sind sehr ehrgeizig und lieben anspruchsvolle Körperarbeit ebenso wie dynamische Übungszyklen. Ihre Disziplin und Ausdauer zeigen raschen Erfolg, und so können Pitta-Menschen ihre sportliche Leistungsfähigkeit, körperliche Flexibilität und Ausdauer sehr gut steigern. Sie bevorzugen auch beim Yoga ein sportliches Workout-Programm und sind große Kämpfernaturen,

die eine tiefe Befriedigung in Ausdauer- und Leistungssport finden.

Doch neben der Kondition und Belastungsfähigkeit sollten mit dem täglichen Bewegungsprogramm auch Entspannung, Gelassenheit und Zufriedenheit genährt werden. Aus diesem Grund sind alle leistungs- und wettbewerbsbetonten Sportarten weniger empfehlenswert für Pitta. Sehr viel geeigneter sind meditative Kampfsportarten mit einem hohen ethischen Anspruch – oder Yoga.

Speziell der seelische Aspekt im Yoga ist für die Pitta-Konstitution wichtig, denn hier können sie lernen, die eher schwach entwickelten Sattva-Persönlichkeitsanteile von Demut, Geduld, Toleranz und liebevollem Einfühlungsvermögen zu stärken.

Yoga für die Kapha-Konstitution

Menschen mit einem ausgeprägten Kapha sind von Natur aus etwas langsamer und phlegmatisch. Sie vermeiden starke Anstrengung und übermäßige Bewegung. Dafür lieben sie Ruhe, Entspannung und harmonisches Zusammensein. Ihre Lieblingssportarten haben meistens etwas mit Wasser zu tun – wie Schwimmen, Segeln, Tauchen oder Angeln.

Doch das übermäßige Wasserelement ist zum Teil weniger empfehlenswert, da es dem Körper nicht genügend Hitze in der Bewegung schenkt. Und dies ist gerade zur Anregung des phlegmatischen Kapha-Organismus sehr wichtig. Um Kapha so richtig in Schwung zu bringen, eignen sich dynamische und freudvolle Bewegungsarten wie Tanzen, Walking und dynamisches Yoga.

Regelmäßige Yoga-Stunden mit leichten Asanas und Übungszyklen entsprechen der gemäßigten Kapha-Natur. Doch sollte der träge Kapha-Stoffwechsel mit einer dynamischen Übungsreihe und Umkehrhaltungen aktiviert werden, denn so wird die Ausscheidungs- und Verdauungskraft gestärkt.

KÖRPERLICHE ÜBUNGEN STIMULIEREN AGNI, VERLEIHEN FESTIGKEIT UND DYNAMIK, BESEITIGEN UNREINHEIT UND ERHÖHEN DIE BELASTUNGSFÄHIGKEIT. IM ÜBERMASS FÜHREN SIE UNTER ANDEREM ZU ERSCHÖPFUNG UND ABMAGERUNG. IHR RICHTIGES MASS ZEIGT SICH IN DER VERBESSERTEN ATMUNG, LEICHTIGKEIT DER ORGANE UND LEBENSFREUDE.

Caraka Samhita, Sutrasthanam

SNEHANA – BADEN IN EINEM MEER VON WARMEM ÖL

DIE AYURVEDISCHEN ÖLMASSAGEN GEHÖREN ZU DEN »KÖNIGLICHEN BEHANDLUNGSFORMEN« DES AYURVEDA UND HABEN SOWOHL IN DER MEDIZIN ALS AUCH IN DER GESUNDHEITSVORSORGE EINE ZENTRALE FUNKTION.

MEINE HAND IST GOTT. GRENZENLOS GLÜCKLICH IST MEINE HAND. DIESE HAND BEWAHRT ALLE HEILENDEN GEHEIMNISSE, DIE GANZ MACHEN MIT IHRER HEILENDEN BERÜHRUNG.

Aus dem Rigveda

Mit kunstvollen Ausstreichungen und wirkungsvollen Ölrezepturen wird der Körper entspannt, vitalisiert und entgiftet, die Doshas werden ausgeglichen. Besonders bekannt sind die ayurvedischen Snehana-Behandlungen.

Snehana bedeutet übersetzt »Öl« und darüber hinaus »Zärtlichkeit«. In der ayurvedischen Massage sprechen die Hände über liebevolle Berührungen und zarte Ausstreichungen zu unserem Körper und öffnen sanft die Türen zum Herzen. Warmes Öl ist eine Wonne – duftendes Pflanzenöl rinnt über den Rücken, tröpfelt auf die Stirn, salbt jeden Körperteil. Mit einer Ölmassage können wir wohlige Wärme, tiefe Kraft und inneren Frieden in jeder Faser unseres Seins erleben.

Die Snehana-Ölmassagen wirken auf Körper und Geist gleichermaßen regenerierend und verjüngend. Das Nervensystem erfährt durch die beruhigende Berührung der Haut eine unmittelbar spürbare Entspannung. Das Vata-System wird harmonisiert, und alle typischen Vata-Störungen erfahren bereits mit wenigen Ölmassagen Linderung. So kann die ayurvedische Ölmassage sehr gut als ambulante Wellness-Therapie oder auch als Selbstbehandlung zum Ausgleich von Stress, Erschöpfung, Nervosität und Schlaflosigkeit eingesetzt werden.

WOHLTUENDE SYNCHRON- UND EINZELMASSAGEN

In der klassischen Snehana-Therapie wird der Patient im synchronen Rhythmus von zwei Therapeuten gleichzeitig massiert. Solche Synchronmassagen sind nicht nur ein sensationelles Erlebnis für die ganze Empfindungswelt, sondern auch äußerst wirkungsvoll für das körperliche Gleichgewicht. Die gleichzeitige Behandlung der rechten und linken Körperhälfte gleicht alle Polaritäten aus, und der gesamte Organismus wird in kürzester Zeit mit einem Maximum an vitaler Lebensenergie aufgeladen.

Auf der psychischen Ebene kann die Behandlung durch nur einen Therapeuten eine noch größere Wirkung erzielen, da nun die Kommunikation und das Vertrauensverhältnis zwischen dem Behandler und dem Behandelten verstärkt wird.

Der Erfolg einer Snehana-Behandlung beruht auf der sinnlichen und gefühlvollen Kunst der Ölung sowie auf der reinen und ausgeglichenen Geisteshaltung des Therapeuten. Traditionellerweise nimmt der ayurvedische Massagetherapeut vor seinen Behandlungen ein Bad und zieht sich frische Kleider an. Nach jedem Patienten reinigt er sich Gesicht und Hände – und durch eine kleine Meditation den Geist.

Auch die Auswahl des richtigen Massageöls ist ein wichtiger Faktor, um die therapeutische Wirkung der Ölmassage zu bestimmen. So wählen wir in der ayurvedischen Massage das Öl immer entsprechend der Haut und dem Konstitutionstyp aus. Die kaltgepressten und ökologisch hergestell-

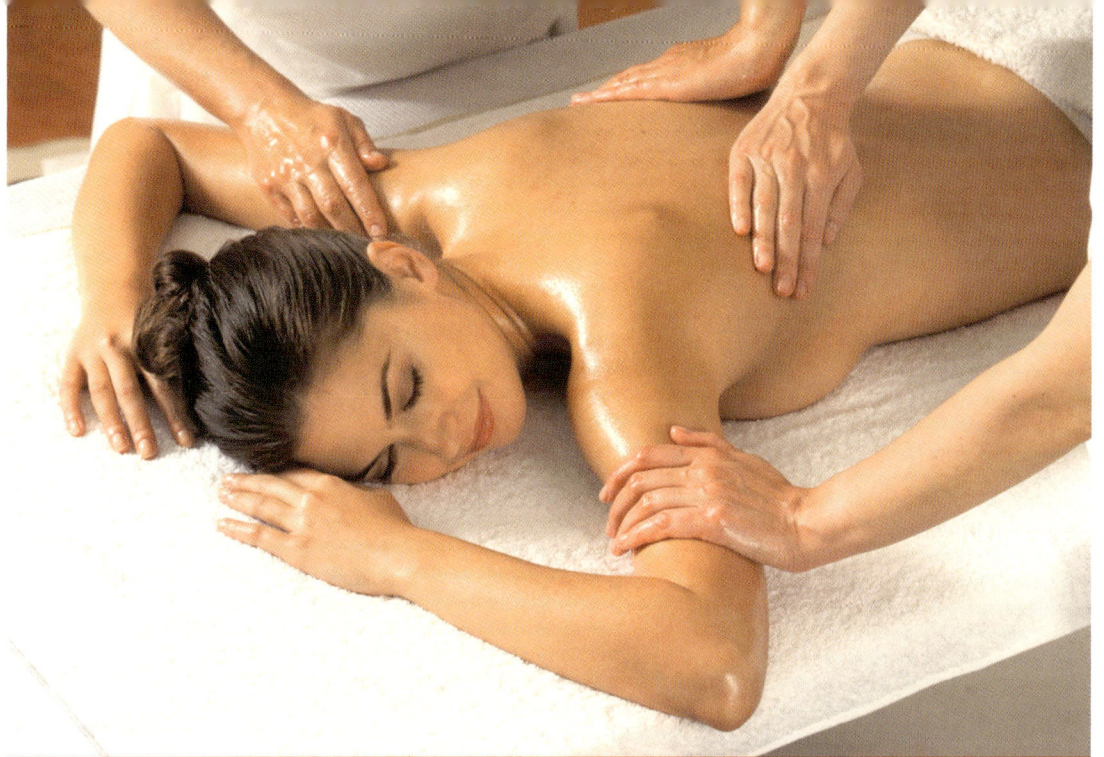

Die ayurvedischen Massagen sind Grundpfeiler der Wellness-Behandlungen und Ayurveda-Therapie. Die Ayurveda-Wellness-Massagen wirken durch liebevolle Berührungen und fließende Ausstreichungen besonders energieaufbauend und psychisch nährend. Die therapeutischen Massagetechniken arbeiten mit mehr Druck und werden genau auf die Konstitution und Beschwerden des Körpers abgestimmt.

ten Basisöle werden mit Kräutern zu medizinierten Ölen abgekocht oder mit ätherischen Ölen verfeinert (ab Seite 101).

ABHYANGA – DIE GANZKÖRPERMASSAGE

Die bekannteste Snehana-Behandlung ist die Abhyanga, die Ganzkörperölmassage. *Ang* heißt »Bewegung«, *Abhi* bedeutet, ähnlich dem lateinischen *peri*, »äußerlich, drumherum«. Abhyanga heißt also wörtlich »eine besondere Bewegung um etwas«.

THERAPIE UND WELLNESS

In der Ayurveda-Heilkunde und in Ayurveda-Kuren ist die Ganzkörperölmassage eine der wichtigsten Behandlungsformen. Die therapeutische Abhyanga wird im Krankheitsfalle und im Bereich von medizinischen Ayurveda-Kuren verabreicht, um den Körper in seinem Reinigungs- und Heilungsprozess zu unterstützen. Die Massage findet in der Bauch- und Rückenlage statt, wird auf dy-namische Weise mit sieben Positionen ausgeführt und auf die Konstitution (Prakriti), die Jahreszeit, die Doshas, den Ort sowie die speziellen Krankheiten abgestimmt. Die belebende und ausleitende Wirkung der klassischen Abhyanga entfaltet sich bei einer Behandlungslänge von 35 Minuten. Innerhalb dieser Zeit und des vorgegebenen Behandlungsablaufs kann ein erfahrener Therapeut das medizinierte Öl in den verschiedenen Massagepositionen einmassieren und damit eine intensive Wirkung erzielen. Anschließend erhält der Patient noch eine Schwitzkur (Svedana), um den Stoffwechsel anzuregen, die Körperkanäle zu öffnen und die gelösten Gifte abzutransportieren.

Als regenerative Wellness-Therapie dauert die Abhyanga zwischen 60 und 90 Minuten, damit sich ihre verjüngende und belebende Wirkung voll entfalten kann. Die reine Massagezeit der therapeutischen Abhyanga ist kürzer, weil die Behandlung aktivierender ist.

Sollten Sie die Gelegenheit haben, sich von einem Ayurveda-Therapeuten in Ihrer Nähe behandeln zu lassen, so ist dies eine wertvolle Chance, die eigene Gesundheit und Jugendlichkeit auf angenehmste Weise zu steigern. Gönnen Sie sich mindestens ein- bis zweimal im Monat eine auf Ihre Konstitution abgestimmte Abhyanga-Therapie, und nehmen Sie die prickelnde Lebenskraft mit jeder Faser Ihres Seins auf.

DIE SELBSTMASSAGE

In Indien massieren sich die Familienmitglieder oft gegenseitig und kommen so recht häufig in den Genuss einer wohltuenden Massage. Da dies in unserer Kultur eher weniger verbreitet ist, ist es für unsere Gesundheit und Entspannung sehr wichtig, zumindest die Selbstmassage regelmäßig anzuwenden.

Als Selbstbehandlung ist eine 20- bis 30-minütige Massage ausreichend, die entweder als Teil der reinigenden Morgenroutine oder am Abend zur Entspannung praktiziert werden sollte.

➤ Die morgendliche Ölmassage dient vor allem der Anregung des Stoffwechsels, des Lymphflusses und der Entgiftung. Ihre dynamische und aktivierende Wirkung kann noch durch anregende Massageöle (zum Beispiel ein Kapha-Öl oder Eladi Thailam, Seite 102, 104) gefördert werden.

➤ Am Abend hingegen sollten Sie eine beruhigende und Vata-reduzierende Massage bevorzugen. Hierzu können sehr gut entspannungsfördernde Öle wie ein Vata-Öl, Johanniskrautöl oder ein Sesamöl mit ätherischen Zusätzen von Ylang-Ylang und Sandelholz verwendet werden.

Für einen gesunden Menschen ist es äußerst empfehlenswert, sich möglichst häufig mit einer kleinen Ölsalbung zu verwöhnen. Die wohltuende Massage für die tägliche Gesundheitsvorsorge harmonisiert vor allem das Vata-System. Sie braucht einen entspannten Rahmen, in dem Sie sich so richtig fallen lassen können.

Mit regelmäßigen Selbstmassagen unterstützen wir nicht nur unsere Gesundheit, sondern wir lernen auch, unseren Körper in seiner Gestalt und Ausdrucksform anzunehmen, zu lieben und zu verwöhnen. Wir richten die Aufmerksamkeit auf die eigenen Bedürfnisse und steigern direkt spürbar das persönliche Selbstwertgefühl. Ich selbst genieße es immer sehr, den Körper nach einem anstrengenden Tag einzuölen und anschließend in einer heißen Badewanne das Öl von der Haut zu massieren.

SO WIRKT DIE GANZKÖRPER-ÖLMASSAGE

➤ *Entspannt, beseitigt Müdigkeit, verringert Vata, nährt die Gewebe.*

➤ *Facht die Hitze im Körper an und erleichtert dadurch die Ausscheidung von Abfallprodukten aus dem Körper, hilfreich bei Arthrose, Muskelverspannung, Durchblutungsstörung und Toxinbelastung der Gewebe.*

➤ *Regeneration von Geweben, zum Beispiel bei orthopädischen Verletzungen.*

➤ *Belebt Haut, Muskeln, Venen, Arterien, die zirkulatorischen Systeme (Blutkreislauf und Lymphfluss) und das Nervensystem.*

➤ *Stärkt die Sehkraft, lindert Schlafstörungen und pflegt die Haut.*

➤ *Erhöht die Schmerztoleranz, schenkt körperliche und psychische Stabilität.*

➤ *Baut Ojas (Lebensenergie) auf und stimuliert das Hormonsystem.*

➤ *Wirkt verjüngend und beugt dem Alterungsprozess vor.*

➤ *Fördert Ausdauer, Stärke, Flexibilität, Konzentration, Intelligenz, Wertschätzung, Vertrauen und Jugendlichkeit.*

ABHYANGA-SELBSTMASSAGE

Die Selbstmassage der Abhyanga ist ein wunderschönes Ritual, in dem wir unseren Körper salben, die Seele streicheln und unserem Geist Flügel wachsen lassen. Schweben Sie in einem Meer von warmem Öl, und genießen Sie die tiefe Berührung Ihrer selbst …

➤ Beginnen Sie Ihre Massage mit dem Kopf und enden Sie an den Füßen.

Für den ganzen Körper benötigen Sie etwa 40 ml Öl, das Sie in der Vorbereitungsphase erwärmen und in ein wärmehaltendes Gefäß füllen. Vielleicht erscheinen Ihnen vor der ersten Selbstmassage die 40 ml Öl als zu viel, doch Sie werden sehen, dass (nahezu) das ganze Öl verbraucht wird, da wir in der ayurvedischen Massage immer so lange ölen, bis das Öl wie ein Mantel auf der Haut liegt.

Bevor Sie beginnen, entspannen Sie sich nochmals kurz und atmen tief ein und aus. Fühlen Sie sich innerlich gelöst und ruhig? Dann können Sie mit der Massage beginnen:

1 *Kopf*

➤ Träufeln Sie sich etwas Öl auf den Mittelscheitel, und massieren Sie das Öl wie beim Shampoonieren mit kleinen Kreisbewegungen Richtung Ohren in die Kopfhaut.

Beugen Sie nun den Kopf leicht nach vorn, und geben Sie etwas Öl an den Haaransatz im Nacken. Massieren Sie dann mit den Fingerkuppen in leichten, kreisenden Bewegungen am Haaransatz entlang in Richtung Ohren.

Um die Durchblutung und das Nervensystem anzuregen, können Sie jetzt mit den Fingerkuppen auf den Kopf klopfen und leicht an den Haaren ziehen.

Zum Schluss streichen Sie noch einmal den Kopf sanft aus und verteilen das aufgetragene Öl gleichmäßig über den Kopf.

2 *Gesicht*

➤ Tauchen Sie Ihre Fingerspitzen in das Öl, und massieren Sie Ihre Stirn von der Mitte ausgehend in kreisenden Bewegungen nach außen. Spüren Sie, welcher Druck und welche Geschwindigkeit Ihnen am angenehmsten sind.

Streichen Sie dann das ganze Gesicht von der Mitte nach außen hin aus – die Stirn, über und unter den Augen, von der Nase über die Wangen, von den Lippen und dem Kinn zu den Ohren.

Falls nötig, benetzen Sie Ihre Finger zwischendurch immer wieder mit warmem Öl.

Beenden Sie die Gesichtsmassage mit einer sanften Streichung von der linken Unterkieferseite zur rechten Unterkieferseite und umgekehrt.

3 *Hals*

➤ Vom Unterkiefer streichen Sie zum Halsrücken und dann den Hals hinauf und hinab: Streichen Sie vom Nacken und hinteren Haaransatz mit leichtem Druck den Hals nach vorn hinunter in Richtung Schlüsselbeine. Anschließend streichen Sie ohne Druck wieder zurück nach hinten-oben. Wiederholen Sie diese Streichungen 3- bis 4-mal.

4 *Arme*

➤ Nehmen Sie etwas Öl in die rechte Hand, und verteilen Sie es mit kreisenden Bewegungen von der linken Schulter über den Ellenbogen bis zum Handgelenk. Die Kreise sollten an der stark ausgeprägten Armmuskulatur klein und kräftig, an den Gelenken etwas großflächiger und zart sein.

Streichen Sie nun die Muskeln des Arms von oben nach unten aus, und fahren Sie sanft mit den Fingern am Außenarm wieder nach oben. Wieder-

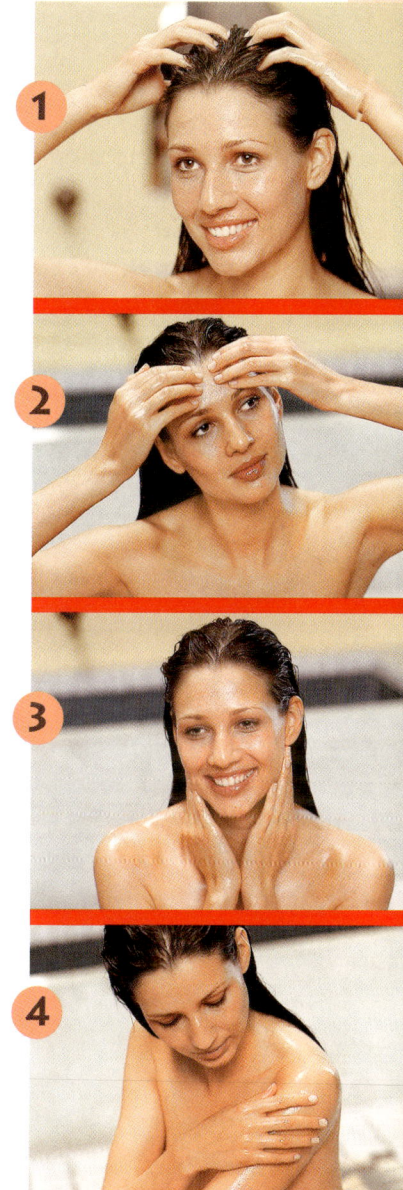

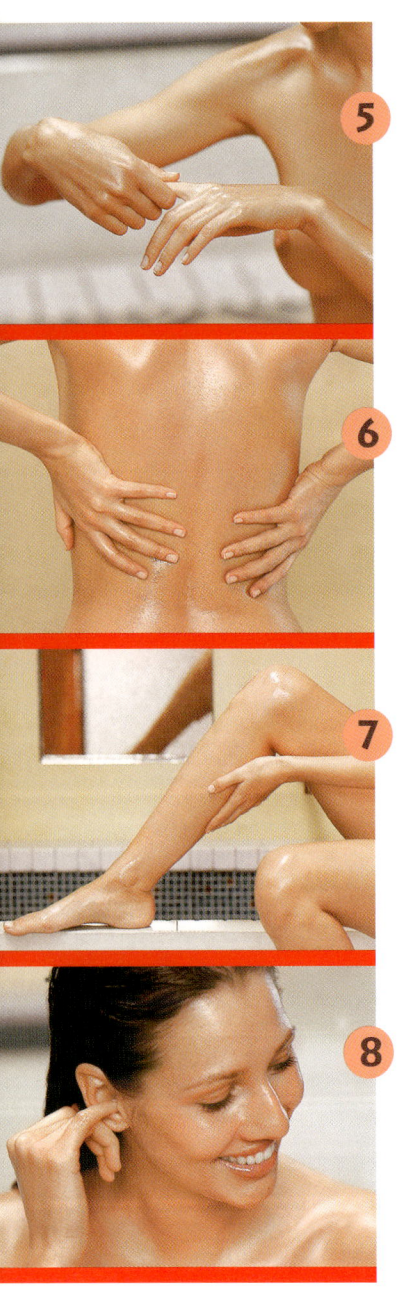

holen Sie diesen Vorgang einige Male im harmonischen Rhythmus. Streichen Sie zum Abschluss den Arm von der Schulter in Richtung Handgelenk nochmals aus.

Massieren Sie genauso den rechten Arm mit der linken Hand.

5 Hände

➤ Streichen Sie vom Handgelenk ausgehend den Handrücken hinunter, und behandeln Sie jeden einzelnen Finger, indem Sie mit dem Daumen und Zeigefinger der massierenden Hand zur Fingerkuppe hinstreichen und dann von dort aus den Finger leicht drehen und ziehen.

Streichen Sie anschließend mit dem Daumen der einen Hand die Handinnenfläche der anderen Hand aus. Beginnen Sie am Handballen, und arbeiten Sie sich über die Handfläche bis zu den Fingeransätzen vor.

Wiederholen Sie den gleichen Massageablauf an der anderen Hand.

6 Rumpf

➤ Nun ölen Sie Ihren Rumpf großflächig ein. Beginnen Sie an der Schulter, und massieren Sie mit großen Kreisen über die Brust bis zum Ende der Rippen. Arbeiten Sie immer von der inneren Mittellinie des Brustbeines nach außen, und machen Sie kleine, kräftige Massagebewegungen auf den Brustbeinknochen und Rippen.

Nehmen Sie ein wenig neues Öl, und kreisen Sie sanft von Ihrem Bauchnabel ausgehend spiralförmig über den gesamten Bauchraum. Um die Darmperistaltik zu unterstützen, sollten Sie stets im Uhrzeigersinn kreisen und am Unterbauch keinen Druck ausüben.

Massieren Sie anschließend die Wirbelsäule und den Rücken vom Steißbein aus sanft nach oben, so weit Ihre Arme den Rücken hinaufrei-

chen. Geben Sie keinen Druck auf die Wirbelsäule, sondern nur liebevolle Streichbewegungen.

Massieren Sie auch den seitlichen Rücken über die Rippenbögen bis zu den Schulterspitzen.

7 Beine und Füße

➤ Als Letztes werden die Beine und Füße massiert. Verteilen Sie ausreichend Öl in Ihren Händen, und beginnen Sie auf den Gesäßbacken mit großen Kreisbewegungen im Uhrzeigersinn.

Streichen Sie nun den rechten Oberschenkel hinunter und hinauf, eine Hand an der Innenseite und eine an der Außenseite des Beins. Sollten Sie unter Wasseransammlungen oder Cellulite leiden, streichen Sie zum Rumpf hin kräftiger aus.

Streichen Sie die Vorderseite des Unterschenkels aus, und kreisen Sie sanft um die Kniescheibe. Dann geht es abwärts zu den Fußknöcheln, um die Sie ebenfalls sanft kreisen, und über die Achillessehne wieder hinauf zur Wade.

Massieren Sie das Bein zum Schluss noch einmal vom Knöchel aufwärts über die Kniekehle bis zum Oberschenkel.

Wiederholen Sie den gleichen Vorgang mit dem linken Bein.

Wenden Sie sich zum Abschluss den Füßen zu. Streichen Sie den Fußrücken sanft zu den Zehen hin aus, und massieren Sie mit kleinen Kreisbewegungen zwischen den Fußknochen.

Massieren Sie jeden Zeh einzeln mit kleinen Kreisen und leichtem Ziehen, genauso wie Sie es bei den Fingern getan haben.

Streichen Sie nun mit dem restlichen Öl die Fußsohlen ein, und massieren Sie diese auch sanft an den Seiten.

8 Sinnesorgane

➤ Beenden Sie Ihre Abhyanga, indem Sie mit der Fingerkuppe des kleinen Fingers oder des Ringfingers einen Tropfen Öl in jedes Ohr und in jedes Nasenloch geben.

9 Nach der Massage

Ihr Körper sollte nun von Kopf bis Fuß mit einer Ölschicht benetzt sein. Ist das Öl an einigen Stellen vollständig eingezogen, verwenden Sie das nächste Mal etwas mehr, so dass ein Rest auf der Haut liegen bleiben kann. Erst dann ist es für Sie die ausreichende Menge Öl auf Ihrer Haut.

Durch die Ölmassage haben Sie Ansammlungen und Schlacken in den Geweben freigesetzt und die Zirkulation angeregt, so dass die gelösten Ablagerungen ausgeschwemmt werden können.

➤ Lassen Sie das Öl nun 15 bis 25 Minuten lang einwirken. Legen oder setzen Sie sich entspannt hin, und halten Sie sich gut warm. Eingekuschelt in ein dickes Handtuch und Decken kann die Massage besonders gut nachwirken. Gönnen Sie sich diese Zeit der Entspannung. Ich selbst praktiziere eine kleine Meditationsübung:

Meditation zur Aktivierung der Lebensenergie

➤ Visualisieren Sie, wie die heilenden Kräfte der Natur Sie durchdringen und erneuern.

Stellen Sie sich bildlich vor, wie ein Mantel aus strahlend weißem Licht Sie umhüllt und wie jede Zelle Ihres Körpers dieses Licht in sich aufnimmt. Spüren Sie die neue, frische Lebensenergie, die durch jede Faser Ihres Körpers fließt.

Bedanken Sie sich bei Gott für seine Liebe und Gnade, mit der Er Sie das Leben jeden neuen Tag in Freude und Leichtigkeit genießen lässt.

Wenn Sie diese Übung einmal ausprobieren möchten: Bedanken Sie sich auch bei Gott, wenn Sie sich gerade nicht voll Freude und Leichtigkeit fühlen. Ihr Unterbewusstsein hört die Botschaft trotzdem und erfüllt Ihren Dank.

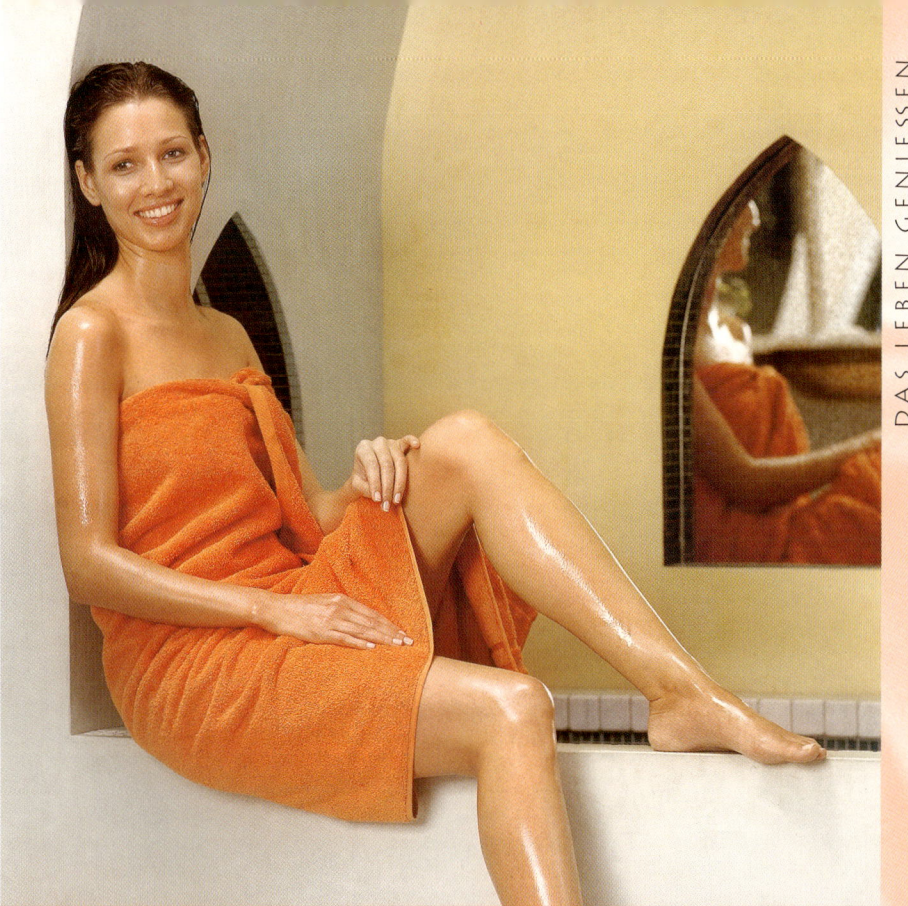

Abschließende Reinigung

➤ Nun duschen Sie das Öl mit möglichst heißem Wasser ab. Klassischerweise entfernt man das Öl mit einer Paste, die vor dem Duschen auf die Haut aufgetragen wird. Sie besteht aus Kichererbsenmehl, das mit etwas Wasser in der Handfläche zu einem Brei vermischt wird (Seite 98). Ansonsten verwenden Sie eine pH-neutrale, besonders milde Seife mit Mandelöl oder Aloe vera, um die Wirkung der Abhyanga nicht zu zerstören.

Durch die heiße Dusche werden die Körperkanäle (Srotas) in Ihrem Körper erweitert. Nun können die durch die Massage gelösten Ablagerungen verarbeitet und ausgeschieden werden.

➤ Rubbeln Sie sich nach dem Duschen kräftig ab, um die Durchblutung nochmals anzuregen, und ruhen Sie sich noch ein wenig im Liegen aus. So kann der Entgiftungsprozess vollendet werden.

Während das Öl einzieht und seine Wirkung entfaltet, können Sie sich einfach in ein dickes Handtuch oder altes Bettlaken wickeln, im warmen Bett liegen, ein Sonnenbad nehmen oder auch in die Sauna gehen.

SELBSTMASSAGEN FÜR EILIGE

Vielen von uns ist es nicht möglich, sich täglich mit den wertvollen und duftenden Ölen zu massieren und zu salben. Es fehlt uns an Zeit, an Geld und an der inneren Aufmerksamkeit. In diesem Fall können wir auf schnellere und einfachere Varianten zurückgreifen.

Die Ölung des Kopfes und der Ohren- und Nasenöffnungen sowie die Ölung der Füße gelten im Ayurveda als besonders wichtig. Sollte es Ihnen also nicht möglich sein, sich täglich am ganzen Körper einzuölen, dann sollten Sie zumindest die Massage der Kopfhaut und der Fußsohlen auf keinen Fall versäumen.

Shiroabhyanga – einfache Kopfmassage

Die Kopfmassage können Sie einfach in die Haarwäsche integrieren.

➤ Benetzen Sie dazu Ihre Fingerkuppen vor dem Haarewaschen mit etwas Kokos- oder Johanniskrautöl, massieren Sie die Kopfhaut wie beim Haarewaschen, und lassen Sie das Öl etwa zehn Minuten lang einwirken. Anschließend mit dem Shampoo wieder auswaschen.

Kokosöl wirkt besonders kühlend (Pitta-ausgleichend) und Johanniskrautöl sehr entspannend (Vata-ausgleichend).

Durch die Kopfmassage werden unsere gesamten Nervenenden am Kopf entspannt und gelöst, wir können uns besser konzentrieren, sind wach und ruhig. Die klassischen Schriften des Ayurveda beschreiben die Wirkung auf folgende Weise:

Die Massage der Kopfhaut beugt Krankheiten des Kopfes vor, fördert die Seidigkeit und das Wachstum der Haare, nährt den Kopf und die Haare und gibt den Haaren eine dunklere Farbe. Es macht die Gesichtshaut weich und attraktiv und lindert Trockenheit und Juckreiz am Kopf und im Gesicht.

Innere Ölung der Körperöffnungen

Nasenlöcher, Ohren, Augen und Mund sind die Öffnungen des Kopfes, deren regelmäßige Ölung zur täglichen Routine gehören sollte.

➤ Mit der Fingerkuppe des kleinen oder Ringfingers benetzen Sie die Ohrmuschel und die Innenwände der Nasenlöcher mit ein wenig Öl.

➤ Die Augen werden mit Hilfe einer Spritzpipette mit einem Tropfen warmem Ghee ausgespült, und der Mund erfährt ebenfalls seine tägliche Ölung im Rahmen der Morgenroutine (Seite 70).

Durch die Ölung der Sinnesorgane wird die Wahrnehmungsfähigkeit geschärft und typischen Kopfbeschwerden wie Nasenneben- und Stirnhöhlenvereiterung, Erkältung, Ohrenschmerzen, Augenbrennen und Kopfschmerzen vorgebeugt.

Padabhyanga – Kurzversion der Fußmassage

Die ayurvedische Fußmassage kann als therapeutische Maßnahme auf eine 60-minütige vollständige Behandlung ausgedehnt werden.

➤ Zur Selbstbehandlung reicht es allerdings, am Abend die gesamten Füße mit warmem Ghee oder Sesamöl einzureiben. Wenn Sie die Fußmassage ein wenig ausführlicher praktizieren möchten, so finden Sie auf Seite 82 eine Praxisanleitung für eine entspannende Fußmassage am Abend.

Durch die Ölung der Füße können wir Anspannung, Stress und Hitze aus dem Körper ausleiten. In den Klassikern wird die Wirkung der Fußmassage folgenderweise beschrieben:

Die Massage der Füße hilft gegen Rauheit, Steifigkeit, Trockenheit, Taubheit und Risse in den Füßen. Sie verbessert die Sehfähigkeit, reduziert Vata und Pitta, ist gut bei Erkrankungen von Sehnen und Bändern der Füße und bei Blockaden in den Gefäßen. Müdigkeit, Kopfschmerzen und Erschöpfung werden gelindert.

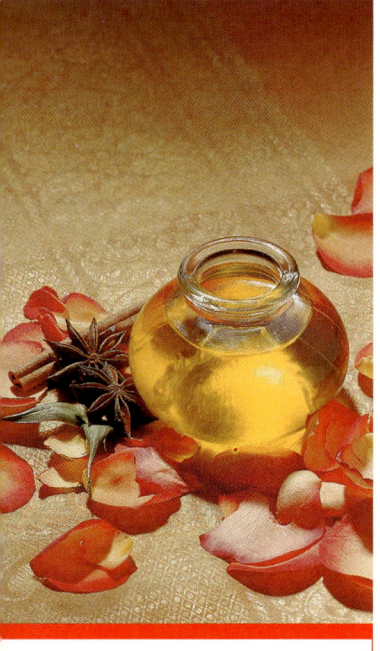

Viele der ayurvedischen Massageöle sind Kostbarkeiten, die aus hochwertigen Rohölen mit wertvollen Kräutern, Gewürzen und Essenzen in aufwendiger Weise hergestellt werden.

WEITERE AYURVEDISCHE MASSAGEFORMEN

Neben verschiedenen Ganzkörper- und Teilkörper-Ölmassagen gibt es im Ayurveda noch viele andere Formen der Massage. Hier wird der Körper nicht mit Öl, sondern mit Seidenhandschuhen, Gazesäckchen oder mit trockenen Pulvern und Kräutern massiert. Diese Massageformen sind weitaus anregender und belebender als eine Ganzkörper-Ölmassage, die den Körper recht schwer machen kann und tief entspannt. So stellen die Trockenmassagen sehr geeignete Behandlungsformen für Kapha-Konstitutionen dar oder werden zur Aktivierung nach einer Ölmassage eingesetzt. Bei extremem Übergewicht oder bei Krankheiten, die durch toxische Stoffwechselschlacken (Ama) hervorgerufen werden, zum Beispiel bei Rheuma, ist eine Ölmassage nicht empfehlenswert. In solchen Fällen werden immer die anderen Massageformen angewendet oder in seltenen Ausnahmen auch spezielle Anti-Kapha-Öle verwendet.

WIRKUNG AUF DIE GEWEBE

Man unterscheidet die verschiedenen Massage- und Behandlungsstile nach ihrer spezifischen Wirkung auf die Körpergewebe. Sie werden in gewebsreduzierende und gewebsvermehrende Therapieformen eingeteilt.

Die wichtigste der gewebeaufbauenden Behandlungstechniken ist die bereits beschriebene Snehana-Öltherapie mit ihren verschiedenen Ölmassagen. Die gewebsaufbauenden Behandlungen werden vor allem in den Wellness-Therapien, zur Verjüngung und zur Regeneration eingesetzt. In der konstitutionsgerechten Therapieabstimmung sind die aufbauenden Massageformen ideal zum Ausgleich für die Vata-Konstitution und bei Vata-bedingten Beschwerden.

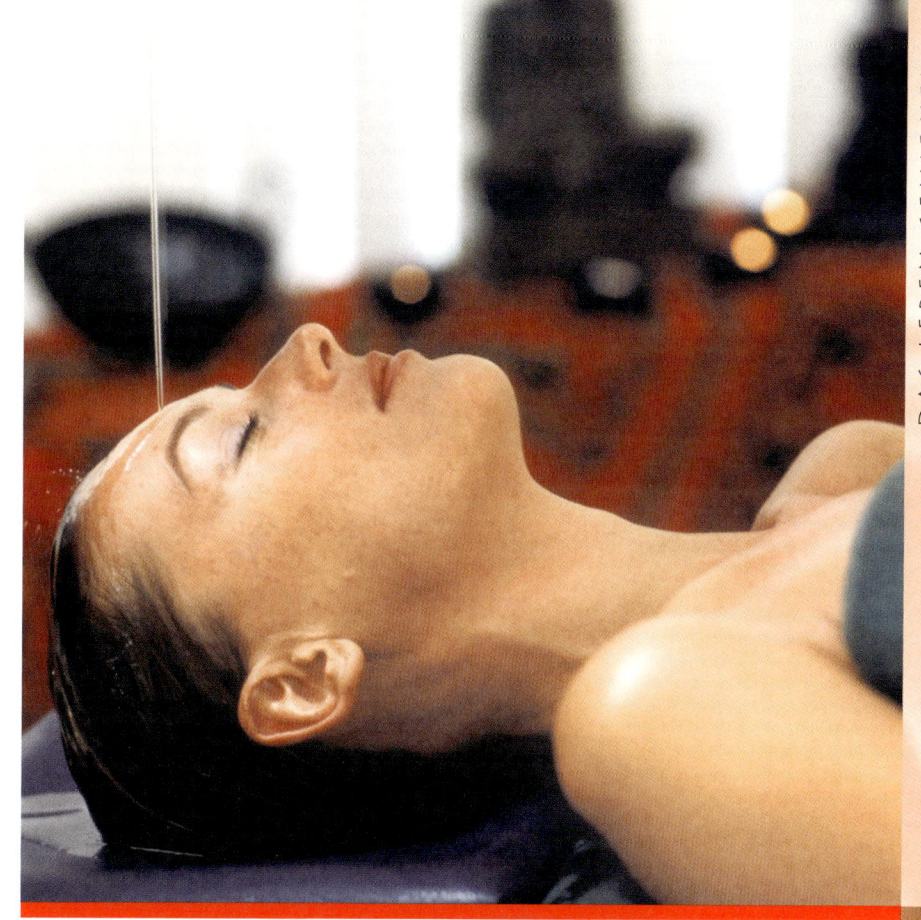

Die gewebsreduzierenden Behandlungen zeigen hervorragende Wirkungen bei der Entgiftung, der Gewichtsreduktion und bei kurativen Maßnahmen. Alle Kapha-Konstitutionen oder Kapha-bedingten Beschwerden werden ausschließlich mit den ausleitenden und anregenden Massageformen mit Seidenhandschuhen (Garshan), Gazesäckchen (Pinda sveda) oder Trockenmassagen (Udvarthana) behandelt.

SPEZIELLE MASSAGETECHNIKEN UND ÖLBEHANDLUNGEN

Snehana – die Ölsalbungen

Unter dem Begriff Snehana werden alle Ölmassagen des Ayurveda zusammengefasst. Auf einfühlsame Weise wird der ganze Körper oder nur Teilbereiche (wie Bauch, Rücken, Kopf, Gesicht oder

Shirodhara, der Ölstirnguss, gehört zu den intensivsten Anwendungen im Ayurveda. Entgegen der weitverbreiteten Meinung ist er eigentlich keine Wellness-Behandlung, sondern eine höchst anspruchsvolle Therapieform, die besonders bei geistigen und psychischen Erkrankungen eingesetzt wird.

97

Selbstmassage
mit Seiden- oder Luffa-
Handschuh (Garshan):
Massieren Sie immer vom
Herzen weg. Streichen Sie
zu Beginn von der Brust
ausgehend über die Schul-
tern, Arme und Hände.
Dann den Rumpf abwärts
zu Hüfte und Gesäß. Die
Oberschenkel sollten mit
kleinen, dynamischen und
abwärts gerichteten Stri-
chen in den Problemzonen
massiert werden. Dann
die Beine weiter bis zu den
Füßen ausstreichen.

Füße) mit warmem Öl kunstvoll massiert und ausgestrichen. Die ayurvedischen Massageöle werden nach speziellen Rezepturen angefertigt und auf den Hauttyp, die Konstitution und die Krankheitsbilder abgestimmt (ab Seite 99).

Dhara – der Ölguss

Eine der himmlischsten Körperbehandlungen des Ayurveda sind die wohltuenden Körpergüsse (Dharas). Warme, duftende Öle, medizinische Abkochungen oder kühlende Buttermilch werden mit speziellen Gefäßen oder Schwämmen in harmonischem Rhythmus über den Körper gegeben und sanft eingearbeitet.

Die bekannteste Dhara-Behandlung ist der Shirodhara – der Stirnguss mit warmem Öl. Mehr als 20 Minuten lang fließt ein Strahl aus warmem Öl auf die Stirn und schenkt einen Zustand von tiefer Entspannung, innerer Klärung und Transformation. Der Shirodhara wird in der Wellness-Therapie zur Schönheitspflege und Entspannung, vor allem aber zur medizinischen Ayurveda-Behandlung von Kopfschmerzen, Depressionen und Beschwerden des Nervensystems eingesetzt.

WIRKUNG DER MASSAGEN UND THERAPIEN AUF DIE GEWEBE

Gewebsreduzierende Behandlungen (Apatarpana)	Gewebsaufbauende Behandlungen (Santarpana)
Garshan (Seidenhandschuhmassage), Udvarthana (Trockenmassage)	Snehana (innere und äußere Ölungen), Dharas (Ölgüsse)
Svedana (Schwitzkuren) Langhana (Fasten)	Rasayana – verjüngende Behandlungsformen

Garshan – die Seidenhandschuhmassage

Als Garshan bezeichnet man eine anregende Trockenmassage mit rauen Seidenhandschuhen. Ähnlich wie bei einer Lymphdrainage wird der ganze Körper durch Ausstreichungen in seiner Ausleitung aktiviert. In der sanften Form des Garshan wird der Körper ähnlich wie bei der Ölmassage ausgestrichen. Die dynamische Garshan-Variante sieht sehr viel kleinere und kräftigere Striche vor und wird vor allem zur Gewichtsreduktion und Gewebsstraffung eingesetzt.

Udvarthana – die Trockenmassagen

In den Udvarthana-Behandlungen wird der Körper mit warmen Pulvern, Mehlen, Kräutern und Gewürzen abgerieben. Die Trockenmassagen wirken äußerst reinigend und belebend. Sie werden zur Gewebsentgiftung, zum Abbau von Wassereinlagerungen, angesammeltem Ama und Fettpolstern angewendet. So massieren wir zum Beispiel in der ayurvedischen Cellulitetherapie die betroffenen Körperregionen mit Rezepturen aus Kichererbsenmehl und Kräutermischungen wie Triphala und Trikatu (1–2 TL Kräutermischung auf 50 g Mehl, Bezugsquelle Seite 197).

Außerdem ist Udvarthana die klassische Nachbehandlung einer Ölmassage. Mit schnellen Bewegungen wird die Kichererbsenpaste auf der Haut verteilt und saugt das überschüssige Öl auf. Anschließend wird sie abgewaschen, um damit die Haut von allen Ölresten zu befreien.

Svedana – die Schwitzkuren

Schwitzen ist ein elementarer Bestandteil jeder ayurvedischen Therapie, da es dem Körper hilft, Abfallstoffe zu verbrennen und auszuscheiden. Nach jeder Ölmassage sollte geschwitzt werden, um die aus den Geweben gelösten Überschüsse der drei Doshas zu eliminieren und das Agni anzuregen. Besonders zur Behandlung von Vata- und Kapha-Störungen sind Schwitzkuren bewährt und zeigen einen schnellen Erfolg. Durch die Produktion von Schweiß werden die Körperkanäle (Srotas) gereinigt, und Vata wird reguliert. Als Folge davon werden alle Körperabfälle wie Stuhl, Urin, Gase und Schweiß wirksam abgeführt, und der Körper wird elastisch, leicht und warm.

Neben dem eingeleiteten Schwitzen – durch körperliche Aktivität, Sonnenbaden oder warme Kleidung – werden insgesamt dreizehn klassische Svedana-Therapien beschrieben. Ihre drei Hauptgruppen sind die nass-feuchten, die heiß-trockenen sowie die lokalen, körperteilspezifischen Schwitzbehandlungen.

Für therapeutische Zwecke besonders gut geeignet sind die Svedanas mit feuchtem Dampf und Kräuterzusätzen. Diese wirken als Ganzkörperbehandlung oder lokal angewendet intensiv reinigend und harmonisieren das Dosha-Gleichgewicht. Die zugesetzten Heilkräuter werden je nach Bedarf mit Vata-, Pitta- oder Kapha-senkender Wirkung zusammengestellt und verwendet.

Pinda sveda – Gazesäckchen-Massage

Pinda sveda ist eine der bekanntesten Massage- und Schwitz-Therapien. Hier wird der Körper mit heißen Gazesäckchen ausgestrichen, die mit Kräutern, Gewürzen und speziellen Reisabkochungen gefüllt sind.

Pinda sveda bewirkt eine tiefgreifende Stimulierung der Zellerneuerung und wird vor allem bei Beschwerden des Bewegungsapparats wie Lähmungen, Arthritis, Rückbildung des Muskelgewebes und Verletzungen eingesetzt.

Außerdem zählt Pinda sveda zu den verjüngenden Behandlungsformen (Rasayanas) und dient hier der Gewebestraffung und Zellerneuerung sowie der geistigen Vitalitätssteigerung.

WIRKSAME TRADITIO-NELLE MASSAGEÖLE

Für die therapeutische Wirksamkeit der verschiedenen Behandlungsformen sind die speziellen Öle und Rezepturen nach ayurvedischer Tradition von größter Wichtigkeit.

Schon seit Jahrhunderten wird eine Vielzahl von Pillen, Pulvern, medizinierten Weinen, Ghee und Ölen zur Pflege und Wiederherstellung von Gesundheit, Schönheit und Kraft kunstvoll hergestellt. Für viele Arten der ayurvedischen Massage, ob zur Gesundheitspflege oder in der Therapie, spielen vor allem Öle eine wichtige Rolle. Ob im klassischen Abhyanga, in Teilmassagen oder als Güsse: Das ayurvedische Öl, zumeist Thailam genannt, verstärkt und erweitert die Wirkung der Behandlungsformen.

DAS PASSENDE ÖL FÜR JEDEN BEDARF

Wenn wir für uns selbst das richtige Massageöl auswählen möchten, sollten wir immer unsere derzeitige Dosha-Gewichtung berücksichtigen. Wenn Sie zum Beispiel ein Pitta-Kapha-Typ sind, der gerade unter Stress leidet und deshalb etwas erhöhtes Vata hat, nehmen Sie ein Vata-reduzierendes Massageöl.

Mochten Sie mit der Massage vor allem Ihre empfindliche Haut behandeln, so ist ein Pitta-Öl geeignet. Oder Sie möchten am Morgen mit einer kurzen Selbstmassage den Stoffwechsel ankurbeln und die Müdigkeit aus dem Körper vertreiben, so wäre ein Kapha-Öl genau das Richtige.

Am Anfang ist es für viele Menschen etwas zu kompliziert, immer das richtige Öl auszuwählen. Glüklicherweise gibt es auch sehr viele gute Ayurveda-Öle, die für jeden Konstitutionstypen geeignet sind und eine allgemein ausgleichende und

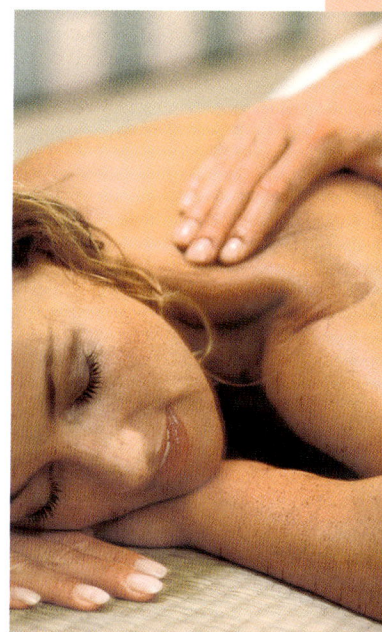

Im Nacken sitzen die Speicherzonen für emotionalen Stress und Anspannung. Spezielle Massagen und Marma-Behandlungen können diese befreien.

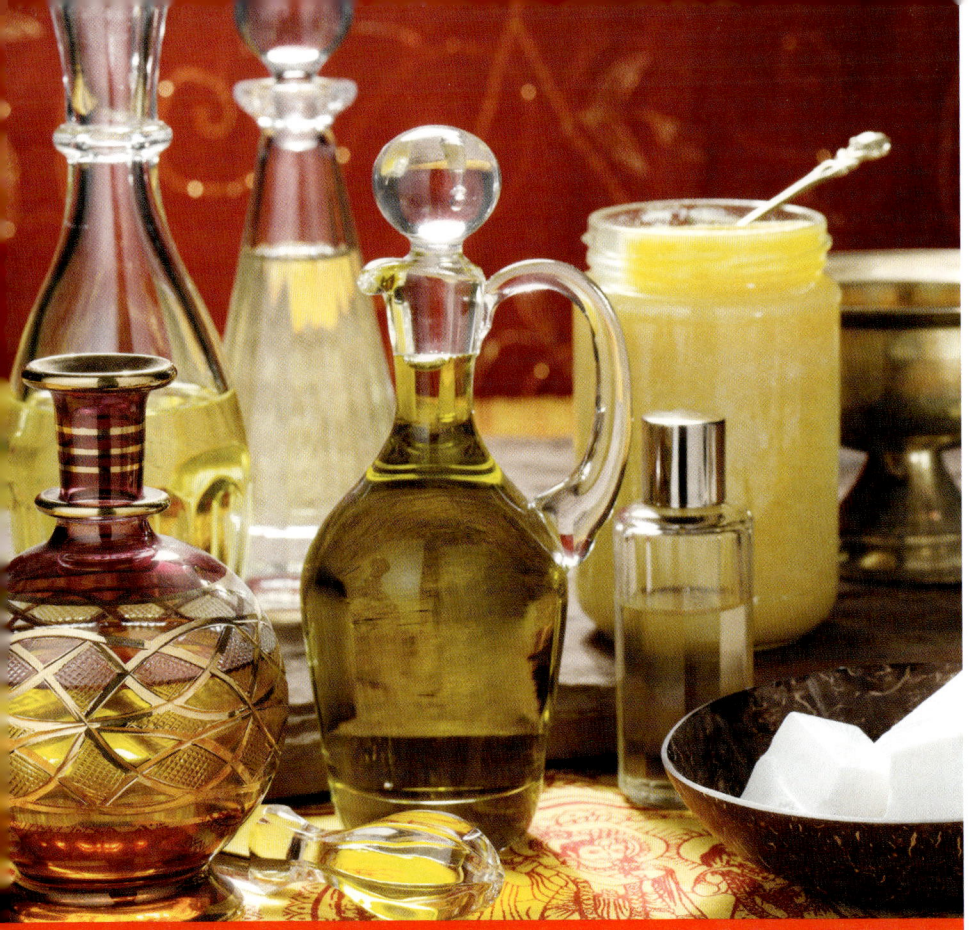

Es gibt für jeden Haut- und Konstitutionstyp das passende Öl. Eine sensible Haut kann auf anregende und erhitzende Ölmischungen äußerst empfindlich reagieren. Sonnenblumenöl, Mandelöl und Jojobaöl sind auch für eine empfindliche Haut gut verträglich.

Sesamöl

Sesamöl ist ein erhitzendes Öl und wird überwiegend für Vata- und Kapha-Konstitutionen oder deren Erhöhungen verwendet. Es wird seit alters in den ayurvedischen Behandlungen verwendet, da es eine hervorragende Trägersubstanz für Kräuter und Heilpflanzen bietet. Wenn Sesamöl als Basisöl für eine Kräuter-Öl-Abkochung (Thailam) verwendet wird, verliert es seine erhitzende Wirkung und ist dann allgemein gut verträglich.

Bei Hautreizungen, Ausschlägen oder anderen allergischen Reaktionen der Haut sollte Sesamöl erst ausprobiert werden, bevor es in großen Mengen verwendet wird. Wird es nicht vertragen, so sollte Sonnenblumenöl verwendet werden.

Mandelöl

Mandelöl ist das klassische Öl in der ayurvedischen Kosmetik und wird vor allem zur Schönheitspflege und Verjüngung eingesetzt. Das kostbare Öl hat eine kühlende, kräftigende Wirkung und nährt die sensible und reife Haut im Gesicht und am ganzen Körper.

Olivenöl

Olivenöl wurde bereits in der alten Hochkultur Indiens aus Italien eingeführt. Es gilt als äußerst wertvolles Öl, das für alle Konstitutionstypen geeignet ist. Durch seine kühlenden und nährenden Eigenschaften wird es besonders gerne als kosmetisches und verjüngendes Trägeröl verwendet.

Bei Nervenkrankheiten wirkt ein Olivenöl-Auszug von Johanniskraut (Rotöl) sehr gut.

Rizinusöl

Rizinusöl wirkt besonders auf erhöhtes Pitta und leitet dieses aus, wenn das Öl innerlich eingenommen wird. Bei Leberflecken, Schuppenflechte oder Juckreiz kann es äußerlich aufgetragen eine große

verjüngende Wirkung haben. Oder Sie fragen einen Ayurveda-Therapeuten nach dem besten Öl für Ihre persönliche Konstitution.

KLEINE AYURVEDA-ÖLKUNDE

Die ayurvedischen Ölrezepturen basieren immer auf einem oder mehreren naturreinen, fetten Ölen von bester Qualität. Sie können jedes ökologisch hergestellte, kaltgepresste Öl aus dem Naturkostladen oder Reformhaus verwenden, um daraus ein Massageöl zuzubereiten. Medizinierte Ayurveda-Öle können Sie bei speziellen Fachversänden bestellen (Bezugsadressen Seite 197).

Medizinierte Öle (Thailams) sind in der Regel Dekokte: Sie werden mit Kräutermischungen nach speziellen Rezepturen längere Zeit gekocht.

Neben den Ölen dienen auch andere Fette als wertvolle Basissubstanzen zur Einsalbung.

Hilfe sein. Das zähflüssige Öl bleibt lange auf der Haut und nährt sie deshalb besonders gut. Man schreibt ihm aphrodisierende und intelligenzsteigernde Wirkungen zu.

Kokosfett

Dieses Fett wirkt sehr kühlend und wird deshalb gerne für Kopfbehandlungen eingesetzt. Im Ayurveda wird immer darauf geachtet, dass der Kopf kühl bleibt und die Füße warm. Kokosfett wird auch in die Haare einmassiert, um die Haarwurzeln zu kräftigen und den Haarwuchs zu fördern.

Ghee

Ghee, die gereinigte Butter (Zubereitung siehe Seite 141), ist für seine wohltuende, kräftigende, reinigende, beruhigende und damit heilende Wirkung bekannt. Ghee kühlt zudem den Geist, schärft das Gedächtnis und stärkt die Abwehrkräfte. Es beruhigt die Sinnesorgane und unterstützt das harmonische Zusammenspiel des Körpers. Auch die Sehkraft wird gestärkt. So findet Ghee ein großes Anwendungsgebiet bei den inneren und äußeren Ölungen.

THAILAMS – MEDIZINIERTE KRÄUTERÖLE

Von der Qualität und Zusammensetzung der medizinierten Öle hängt es ab, welche Impulse mit einer ayurvedischen Massage in den Körper hineingegeben werden, wie heilkräftig die Behandlung also letztlich wirkt.

Die meisten medizinierten Kräuteröle werden als Thailam bezeichnet. Der Begriff Thailam leitet sich von *Tilam* ab, dem Sesam, der wegen seiner hervorragenden Eigenschaften die meistgenutzte Basis für medizinierte Öle ist. So wird der Begriff Thailam häufig synonym für medizinierte Öle verwendet, auch wenn diese auf anderen Basisölen

beruhen. In der ayurvedischen Heilkunde werden mehr als hundert Ölrezepturen weitergegeben, die sich zum Teil auf jahrhundertelang bewährte Kräuter-Öl-Mischungen berufen.

Die komplexen Rezepturen benötigen viele Stunden der sorgfältigen Zubereitung, des Köchelns und der Verfeinerung. Durch das lange Erhitzen und Rühren kann das medizinierte Öl wesentlich leichter vom menschlichen Körper aufgenommen und in den eigenen Stoffwechsel einbezogen werden. Der alchemistische Vorgang des Köchelns lässt das Öl die Eigenschaften seiner Zutaten vollständig annehmen, und es ist nun eine durchlässige Trägersubstanz für die körperliche und subtile Wirkung der Heilkräuter.

Die klassisch-indischen Thailams werden selbstverständlich mit indischen Heilpflanzen hergestellt. Massageöle für den hiesigen Gebrauch können auch sehr gut mit in Europa heimischen Heilpflanzen zubereitet werden. Eine ayurvedische Faustregel besagt, dass jene Pflanzen eine besonders große Heilkraft auf uns ausüben, die im Umkreis von zwölf Kilometern wachsen. Diese Pflanzen sollten in unserer Ernährung und in therapeutischen Anwendungen unbedingt berücksichtigt werden.

Grundrezept für ein Thailam

So komplex die einzelnen Ölrezepturen auch sind, das Grundrezept zur Herstellung von ayurvedischen Ölen mit Kräuterzusätzen ist sehr einfach:

➤ Auf 4 Tassen Wasser kommen immer 1 Tasse Öl und 1/4 Tasse Kräuter.

Bringen Sie das Wasser in einem Topf aus rostfreiem Stahl zum Kochen. Fügen Sie das Öl und die Kräuter hinzu, decken Sie den Topf ab, und lassen Sie den Wasser-Öl-Kräutersud so lange sanft köcheln, bis das ganze Wasser verkocht ist.

Sesamöl ist die Basis der Ölabkochungen (Thailams) mit heilender Kraft. Denn nur Sesamöl hat die Fähigkeit, seine Identität aufzugeben und die heilenden Eigenschaften der zugefügten Kräuter im vollen Umfang anzunehmen.

In der Regel dauert dies vier bis sechs Stunden. Lassen Sie nun das Öl etwas abkühlen, und filtrieren Sie es, indem Sie die Flüssigkeit durch ein Sieb abgießen. Sie können das Öl sofort verwenden oder in einem geschlossenen Gefäß an einem dunklen Ort lagern.

Natürlich können Sie auch eine größere Menge Öl herstellen. Multiplizieren Sie einfach die Mengenangaben mit dem gewünschten Faktor, und köcheln Sie den Kräutersud so lange, bis die Flüssigkeit auf ein Fünftel eingekocht ist.

EINFACHE ÖLABKOCHUNGEN FÜR DEN HAUSGEBRAUCH

Die folgenden Ölrezepturen stellen einfache Dosha-Ölmischungen dar, die Sie problemlos zu Hause ausprobieren können. Alle hier genannten Pflanzen sind in jeder Apotheke oder in Gewürzläden zu erhalten.

Vata-Öl

4 Tassen Wasser · 1 Tasse naturreines Sesamöl · 1/4 Tasse Kräutermischung: Süßholz, Ginseng und Ingwer zu gleichen Teilen

➤ Das Wasser zum Kochen bringen, Öl und Kräuter zusetzen, bei kleiner Flamme köcheln lassen, bis das Wasser verdampft ist und sich die Flüssigkeit auf eine Tasse reduziert hat. Das Öl abkühlen lassen und abseihen.

Pitta-Öl

4 Tassen Wasser · 1 Tasse naturreines Sonnenblumenöl (oder Ghee) · 1/4 Tasse Kräutermischung: Fenchelsamen, Ringelblume und Pfefferminze zu gleichen Teilen

➤ Das Wasser zum Kochen bringen, Öl und Kräuter zusetzen, bei kleiner Flamme köcheln lassen, bis das Wasser verdampft ist und sich die Flüssigkeit auf eine Tasse reduziert hat. Das Öl abkühlen lassen und abseihen.

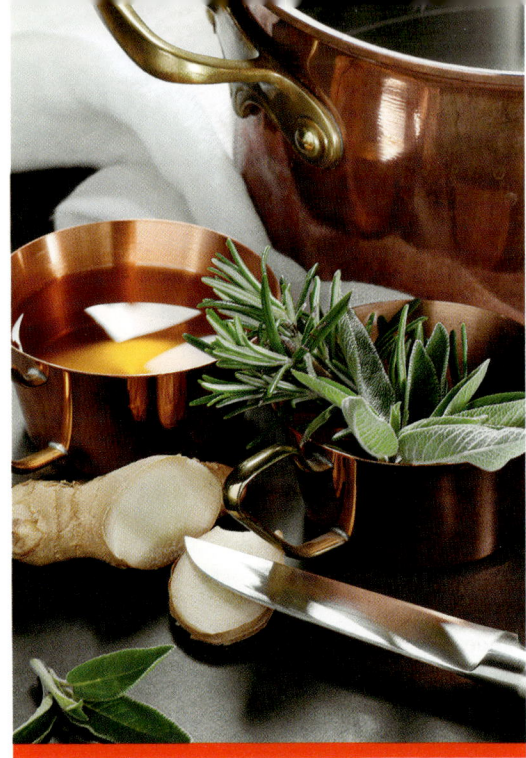

Kapha-Öl

4 Tassen Wasser · 1 Tasse naturreines Sesamöl · 1/4 Tasse Kräutermischung: Rosmarin, Ingwer und Salbei zu gleichen Teilen

➤ Das Wasser zum Kochen bringen, Öl und Kräuter zusetzen, bei kleiner Flamme köcheln lassen, bis das Wasser verdampft ist und sich die Flüssigkeit auf eine Tasse reduziert hat. Das Öl abkühlen lassen und abseihen.

AYURVEDISCHE MASSAGEÖLE MIT ÄTHERISCHEN ÖLEN

Sie können Massageöle auch einfacher herstellen, indem Sie einem reinen Basisöl ätherische Öle zusetzen. Dies wird speziell im westlichen Wellness-Ayurveda oft für den kosmetischen Bereich empfohlen. Die Zusammensetzung der Massageöle ist dadurch sehr flexibel, und sie sind schnell und unkompliziert herzustellen. Allerdings gilt die Wirkung einer medizinisch zubereiteten Ölabkochung als weitaus heilsamer und intensiver.

Verwenden Sie nur 100 % naturreine ätherische Öle bester Qualität. Auf 100 ml Basisöl geben Sie insgesamt 10 bis 20 Tropfen ätherisches Öl.

Vata-Öle mit ätherischen Wirkstoffen

Als Basisöl werden für Vata Sesam-, Jojoba-, Avocado-, Haselnuss- oder Mandelöl empfohlen.

Als ätherische Zusätze haben sich Jasmin, Rose, Sandelholz, Kardamom, Muskat, Zimt, Lavendel, Ylang-Ylang, Zypresse und Weihrauch bewährt.

Pitta-Öle mit ätherischen Wirkstoffen

Als Basis werden für Pitta Ghee, Sonnenblumen-, Kokosnuss- und Sesamöl empfohlen.

Als ätherische Zusätze haben sich Sandelholz, Rosenholz, Jasmin, Fenchel, Koriander, Lavendel, Pfefferminze, Limette, Orange, Neroli und Rose sehr bewährt.

Kapha-Öle mit ätherischen Wirkstoffen

Als Basisöl werden für Kapha Sesam-, Walnuss-, Mandel- und Maiskeimöl empfohlen.

Als ätherische Zusätze haben sich Salbei, Myrrhe, Patschuli, Zimt, Bergamotte, Geranium, Zitrone, Eukalyptus, Thymian und Neroli bewährt.

KLASSISCHE THAILAMS FÜR DIE THERAPEUTISCHE ANWENDUNG

Die traditionellen ayurvedischen Massageöle sind wirkungsvolle Therapeutika, die nur unter fachgerechter Anleitung verwendet werden sollten. Unter den mehr als hundert Rezepturen gibt es einige Klassiker, die in der hiesigen Ayurveda-Therapie gerne und häufig verwendet werden. Fragen Sie Ihren Ayurveda-Masseur, mit welchen Ölen er arbeitet. Denn viele Therapeuten scheuen die hohen Ausgaben für die wertvollen Thailams und mindern dadurch die therapeutische Wirkung der Anwendungen.

Selbstverständlich können wir die klassischen Thailams auch hervorragend als Massageöl im Rahmen unserer Morgenroutine oder Selbstmassage verwenden, wenn ein erfahrener Therapeut das richtige Öl für die persönlichen Bedürfnisse ausgesucht hat. Die kostbaren Öle riechen zwar zum Teil etwas gewöhnungsbedürftig, sind aber eine unschätzbare Hilfe bei den eigenen Maßnahmen zur Gesunderhaltung oder zur Behandlung von Beschwerden.

Sie erhalten die Thailams in Ayurveda-Shops und Fachversänden (Bezugsadressen Seite 197), wo Sie sich auch über die konstitutionsgerechte Auswahl und Anwendung der Öle beraten lassen können.

In den folgenden Beschreibungen stelle ich Ihnen einige der bekanntesten und am häufigsten verwendeten Thailams vor. Die meisten Ölhersteller und -versender führen noch viele andere Thailams und können Sie auch über deren Wirkung und Inhaltsstoffe ausführlich beraten.

Dhanwantaram Thailam

Dieses klassische Öl ist nach dem Gott der Heilkunde benannt und besitzt ein großes Wirkungsspektrum.

Seine allgemein pflegenden, verjüngenden und hautfreundlichen Eigenschaften machen es zu einem der besten Öle in der vorbeugenden Gesundheitspflege und Wellness-Therapie. Es reinigt und kräftigt die Gefäße (Nadis), harmonisiert den Energiefluss (Prana) und verbessert die gesamte Stoffwechsellage durch die ayurvedische Massage, auch bei der Selbstmassage. Besonders empfehlenswert ist es für Schwangere, Stillende, ältere sowie stark gestresste und geschwächte Menschen.

Ob ein ätherisches Öl wirklich hochwertig ist, erkennen Sie am Etikett. Darauf sollte zumindest stehen: 100 % naturreines ätherisches Öl, lateinischer Name und verwendeter Teil der Pflanze, Herkunftsland, Gewinnungsverfahren und Chargennummer, außerdem möglichst aus kontrolliert biologischem Anbau (kbA).

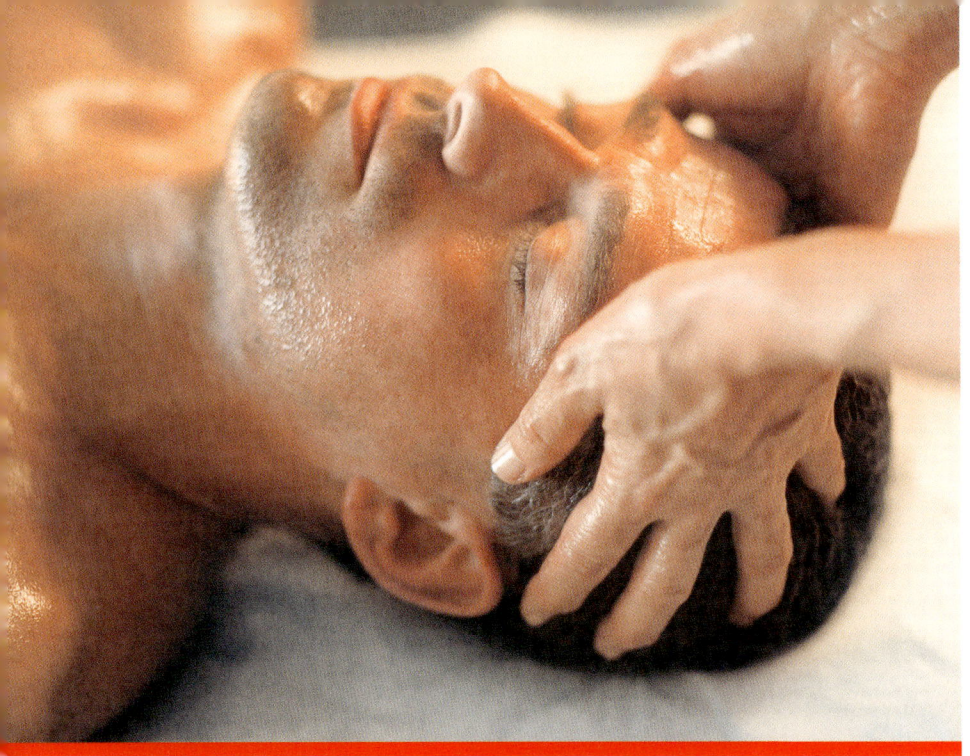

Ayurveda bezeichnet den Kopf als »Tor zum Himmel«. Eine ayurvedische Kopfmassage entspannt die Nervenenden, fördert die Konzentration und steigert die geistige Aufnahmefähigkeit.

Eladi Thailam

Eladi Enna wirkt sehr ausgleichend, schleimlösend und stimulierend. Es kann bei problematischer Haut genommen werden und wird auch sehr zur Massage von Kindern empfohlen. Im Allgemeinen verwendet man es zur sanften Reduktion von Kapha, zur Verbesserung einer trägen Stoffwechsellage und bei Kaphastörungen der Haut und des Bewegungsapparats.

Kshirabala Thailam

Dieses Öl besitzt einen sehr beruhigenden, kühlenden und regenerierenden Effekt insbesondere auf Nervensystem und Haut. So ist es besonders wertvoll für gestresste Menschen beziehungsweise für jene, die mit erhöhter Hitze zu kämpfen haben (Ungeduld, Reizbarkeit, Kopfschmerz, gerötete Augen, Schlaflosigkeit). Es ist hervorragend für die Kopfmassage und den Stirnguss geeignet, da sich im Kopf häufig die Hitze ansammelt. Es wirkt allgemein besänftigend, harmonisierend und tonisierend auf den Organismus.

Auch nach einem Sonnenbad kann dieses Öl als sehr gute, nachhaltige After-Sun-Pflege dienen. Es macht die Haut geschmeidig und beruhigt sie.

Für Menschen mit allgemein gesteigerter Hitze, ob konstitutionell oder durch die Umwelt bedingt, ist die Ganzkörpermassage mit Kshirabala eine große Erleichterung. Das Öl sollte dann nicht zusammen mit Sesamöl verwendet werden, da der kühlende Effekt sonst von dem erhitzenden des Sesamöls merklich reduziert wird. Wer den Thailam verdünnen möchte, sollte dafür Sonnenblumen- oder Olivenöl verwenden.

Maha Thailam

Maha Thailam ist eines der wichtigsten Öle für die Behandlung verschiedener Leiden des Bewegungsapparats. Die entzündungshemmenden, schmerzlindernden und intensiv die Geschmeidigkeit verbessernden Eigenschaften dieses Öls zeigen eine oft beeindruckende Wirkung bei akuten und chronischen Leiden des Bewegungsapparates wie Arthritis, Arthrose, rheumatische Erkrankungen, Versteifungen oder Sehnenentzündungen. Zumeist wird es lokal angewendet, bei rheumatischen Erkrankungen wird es aber auch als Ganzkörperöl empfohlen.

Murivenna

Die wundheilenden, die Gewebsbildung regulierenden, antiseptischen Eigenschaften machen dieses Öl für den erfahrenen Ayurveda-Arzt und -Therapeuten zu einem wunderbaren Helfer bei Verletzungen und offenen Wunden. Besonders beeindruckend ist die schnelle Wirkung des Öles bei verletzungsbedingten Schwellungen und Blutergüssen. Auch bei verschiedenen Hautirritationen mit erhöhtem Pitta hat es sich sehr bewährt. Manche Therapeuten geben noch etwas Kurkuma in das Öl, um die Wirkung zu verstärken.

RASAYANA UND VAJIKARANA – VERJÜNGUNG UND LIEBE

DIE ESSENZ DER AYURVEDISCHEN EMPFEHLUNGEN ZUR ERNEUERUNG DER KÖRPERLICHEN, GEISTIGEN UND SEELISCHEN KRÄFTE IST DIE LEHRE DES RASAYANA UND DES VAJIKARANA. DIESE SIND EIN WICHTIGER TEIL DER AYURVEDISCHEN LEBENSKUNDE (SVASTAVRITTA) UND BEINHALTEN WERTVOLLE ERNÄHRUNGSREGELN, ANWENDUNGEN UND KRÄUTERREZEPTUREN ZUR STÄRKUNG DER VITALITÄT, SINNLICHKEIT UND SEXUALITÄT.

Rasayana bedeutet übersetzt »Methode zur Verwirklichung vorzüglicher Dhatus« und wird wegen seiner Verjüngungstherapien auch als »Anti-Aging des Ayurveda« bezeichnet. Es lehrt uns einen ganzheitlichen Lebensstil, der zur körperlichen Erneuerung und zu einem langen und gesunden Leben führt. Die aufbauenden Ernährungsempfehlungen des Rasayana dienen dazu, erschöpfte Lebensenergien zu regenerieren und den Körper zu stärken.

Rasayana hat aber auch ganz viel mit Liebe zu tun. Zum einen mit der Liebe zu sich selbst – das heißt, die eigenen Bedürfnisse wichtig genug zu nehmen, um sich zu nähren und sich Gutes zu tun. Zum andern stärkt Rasayana auch die sinnliche Genussfähigkeit, die innere Schönheit und die sexuelle Kraft im Menschen.

Damit schließt sich der Kreis zum Vajikarana: Vajikarana bedeutet übersetzt so viel wie »Kraft eines Hengstes« und ist der ayurvedische Medizinzweig für eine gesunde Sexualität und Nachkommenschaft.

Eine erfüllte Sexualität und ein positiver Umgang mit der eigenen Sinnlichkeit ist aus ayurvedischer Sicht ein ganz wesentlicher Bestandteil, um den Körper jung, vital und gesund zu erhalten. Denn viele innere Spannungen, Verkrampfungen und unterdrückte Gefühle haben ihre Ursache in einem unbefriedigenden Sexualleben. Eine erfüllte Sexualität ist neben der Ernährung und dem Schlaf die dritte Lebenssäule im Ayurveda.

In der ayurvedischen Praxis werden Rasayana und Vajikarana normalerweise zusammen praktiziert. Denn alle Empfehlungen des Rasayana wirken auch stärkend und aufbauend auf die Sexualität, und alle aphrodisierenden Pflanzen, sinnlichen Ölsalbungen und sexuellen Praktiken haben auch einen verjüngenden Effekt.

RASAYANA – GEHEIMNIS DER VERJÜNGUNG

Das Geheimnis der ayurvedischen Verjüngungstherapien liegt in ihrem Reichtum an Ojas.

Wenn alle Köpergewebe auf gute und gesunde Weise aufgebaut wurden, entsteht Ojas – die feinste Lebensessenz –, die den inneren und äußeren Ausdruck von Vitalität, Gesundheit und Schönheit bewirkt. Alle essentiellen Nahrungsmittel und Verjüngungsmittel im Ayurveda, die so genannten Rasayanas, bilden Ojas und haben deshalb eine unglaublich belebende Wirkung auf den ganzen Organismus.

Sie verlangsamen den Prozess des Alterns und verhindern vorzeitige körperliche und geistige Verfallserscheinungen.

DURCH RASAYANA ERLANGT MAN LANGLEBIGKEIT, EIN HERVORRAGENDES GEDÄCHTNIS UND INTELLIGENZ, FREIHEIT VON STÖRUNGEN, JUGENDLICHKEIT UND EINE EXZELLENTE AUSSTRAHLUNG. RASAYANA BEDEUTET »DER WEG ZU HERVORRAGENDEN KÖRPERGEWEBEN«.

Caraka Samhita

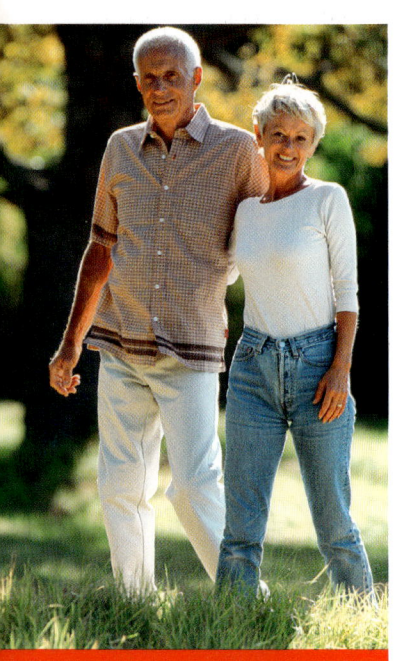

Im Alter steigt das Vata-Dosha auf natürliche Weise an. Dies führt zu einer Verstärkung von Weisheit, Intuition und Spiritualität auf der geistigen Ebene und einer erhöhten Sensibilität, Trockenheit und Schwäche auf körperlicher Ebene.

Nach ayurvedischer Auffassung ist die natürliche Lebenserwartung des Menschen auf 120 Jahre angelegt. Frühere Krankheits- und Alterungsprozesse sind nur möglich, wenn der Körper durch Störfaktoren und Überbelastung nicht mehr in der Lage ist, seine Körpergewebe vollständig aufzubauen und alle Zellen zu erneuern. Dass sich viele Menschen schon mit 60 oder 65 so alt fühlen, dass der Organismus ohne Medikamente nicht mehr funktionsfähig ist, zeigt den Gesundheitsstatus unserer Gesellschaft an. In diesem Sinne dienen die Verjüngungstherapien des Rasayana weniger der äußeren Jugendlichkeit, die das westliche Anti-Aging anstrebt. Es ist nicht unser Ziel, dass 60-jährige Frauen aussehen wie 25, sondern dass jeder Mensch seinem Alter entsprechend eine gute Gesundheit, vitale Lebenskraft und von innen heraus strahlende Schönheit erfährt.

Die klassischen Schriften sagen, dass wir ab dem 40. Lebensjahr mit Rasayana beginnen sollten. Denn nun ist aus ayurvedischer Sicht der Körper vollkommen gereift (Sampurnata) und benötigt stoffwechselanregende Substanzen und stimulierende Aufbaumittel, um die vitale Zellerneuerung aufrechtzuerhalten und sich einer jugendlichen Kraft zu erfreuen.

DAS LÄSST UNS ALTERN

Entsprechend der individuellen Konstitution und Lebensphase führen unterschiedliche Faktoren zum frühzeitigen Altern: Neben Umweltbelastungen, genetischen Faktoren und falscher Ernährung stellt vor allem übermäßiger Stress eine einseitige Belastung des Hormon- und Nervensystems dar.

Hauptfaktor Stress

In diesem Sinne wird Stress als Grundübel unserer Zeit betrachtet und ist die Ursache für mannigfaltige Krankheiten und Beschwerden. Gefährlich am Stress ist, dass wir uns darin völlig verausgaben. In der prähistorischen Zeit benötigte der Mensch seine Stresshormone noch, um für kurze Zeit immense Körperkräfte bereitzustellen, die ihn vor wilden Tieren und anderen lebensbedrohlichen Gefahren schützten. Sobald er in Gefahr war, reagierte der gesamte Organismus mit Stress, und dies ließ ihn schneller laufen und stärker kämpfen als je zuvor.

Heute erleben wir Stress auf der mentalen Ebene. Wir sind bedroht von Zeitmangel, Erwartungsdruck und Ängsten, die unseren Alltag bestimmen. Viele Menschen haben Stress im Beruf, sind in ihrer Partnerschaft oder Familie mit Problemen konfrontiert und mit sich selbst unzufrieden. So ist jeder Tag von Stress erfüllt – und dies führt zu körperlicher und mentaler Erschöpfung.

Im Stress ist unser Nervensystem auf Hochspannung, und dies lässt auf Dauer unseren gesamten Stoffwechsel und das Immunsystem zusammenbrechen. Der Körper kann keine Lebensenergie mehr aus der Nahrung gewinnen, und es entsteht ein gravierender Vitalstoffmangel. Dies wiederum führt dazu, dass die körperliche Erneuerung von Zellen und Geweben leidet. Wir leben im Stress ausschließlich von unserer Reserveenergie – und altern schneller.

VERJÜNGENDE GESUNDHEITS-EMPFEHLUNGEN

Unter Rasayana werden verschiedene Maßnahmen zusammengefasst, die uns zu einem langen Leben verhelfen, in dem wir uns einer vorzüglichen Gesundheit, starken Widerstandskraft, köperlicher und geistiger Fitness sowie einer anziehenden Persönlichkeit und sexuellen Erfüllung erfreuen.

Die Rasayana-Maßnahmen basieren auf den Regeln der ayurvedischen Lebenskunde, die bereits eingehend besprochen wurden (ab Seite 66).

Dazu gibt es spezielle Ernährungsempfehlungen, Reinigungsübungen (Panchakarma, Seite 164) und Heilkräuter, die einen intensiven Erneuerungsprozess in Körper und Geist auslösen.

Neben den energiespendenden Nahrungsmitteln und Heilkräutern spielen auch sinnliche Berührungen und Zärtlichkeit eine große Rolle im verjüngenden und aufbauenden Prozess des Rasayana. Die ayurvedischen Ölbehandlungen und Massagen (auch Selbstmassagen) stimulieren das Hormonsystem und haben die gleiche Wirkung wie das tiefe Gefühl der Verliebtheit, der Liebe und eine erfüllte Sexualität, welche als die beste Verjüngungskur betrachtet werden.

DIE RICHTIGE LEBENS-EINSTELLUNG

In einer erfolgreichen Rasayana-Behandlung haben Lebenseinstellung und Philosophie einen direkten Einfluss auf das körperliche, geistige und seelische Wohlergehen und Regenerationsvermögen. Falsche Gedanken und Handlungsweisen führen unweigerlich zu Stress und belasten das Gleichgewicht der Doshas.

Je ausgeglichener wir in unserer körperlichen und geistigen Konstitution sind, umso mehr Lebensenergie können wir freisetzen. Die ethischen Empfehlungen des Rasayana stärken das sattvische Gemüt (Seite 55), die geistige Kraft und positive Ausstrahlung des Menschen.

Praktische Empfehlungen

Für die Aktivitäten und ethischen Verhaltensweisen gibt Ayurveda folgende Empfehlungen:
➤ Die Wahrheit sprechen und ehrlich zu sich selbst und anderen sein.
➤ Schlechte Gefühle wie Ärger oder Zorn vermeiden oder – wenn sie trotz Bemühungen kommen – nicht an anderen Menschen auslassen, sondern

WICHTIGE ASPEKTE DER RASAYANA-ERNÄHRUNG

➤ *Die Nahrung soll gemäß der Konstitution zusammengestellt und zubereitet werden.*

➤ *Geben Sie dem Stoffwechsel nach dem Verzehr von Rasayanas drei Stunden Verdauungszeit ohne Nahrungseinnahme.*

➤ *Bevorzugen Sie reine, unbehandelte, »sattvische« Speisen: Frische süße Früchte, Nüsse, Reis und Weizen harmonisieren die Psyche, schenken Ruhe und innere Gelassenheit. Essen Sie regelmäßig energiespendende Rasayana-Nahrungsmittel wie Milch, Ghee, Honig, Mandeln, Cashew-Nüsse, Rosinen, Datteln, Mangos, Äpfel, Karotten.*

➤ *Trinken Sie genügend (»Aqua-Formel«: Körpergewicht x 0,03 Liter) und zur richtigen Zeit: Wasser vor dem Essen unterdrückt das Agni, Wasser nach dem Essen erregt das Kapha. Trinken Sie also zwischen den Mahlzeiten und nur eine kleine Menge zum Essen.*

➤ *Nehmen Sie das Abendessen am besten gleich nach Sonnenuntergang zu sich – auf keinen Fall später als drei Stunden nach Sonnenuntergang. Die optimale Zeit ist zwischen 18.00 und 19.00 Uhr.*

➤ *Legen Sie sich nach dem Essen auf die linke Seite, um so 10 Minuten lang zu ruhen. Und anschließend mindestens 100 Schritte tun.*

durch ausgleichende Bewegung, angenehme Aktivitäten oder Meditation innere Gelassenheit gewinnen sowie Verständnis und Toleranz aufbauen.
➤ Sich um folgende Eigenschaften bemühen: ruhig und friedvoll sein, hilfsbereit, respektvoll gegenüber Älteren, die Götter verehren.
➤ Kein Sex zusammen mit Drogen und Gewalt.
➤ Die allgemeinen Regeln bezüglich der täglichen Routinen (Svastavritta) mit Morgenroutine, Massageempfehlungen und Yoga beachten.
➤ Die Balance zwischen Schlafen und Wachsein in angemessenem Maße halten.

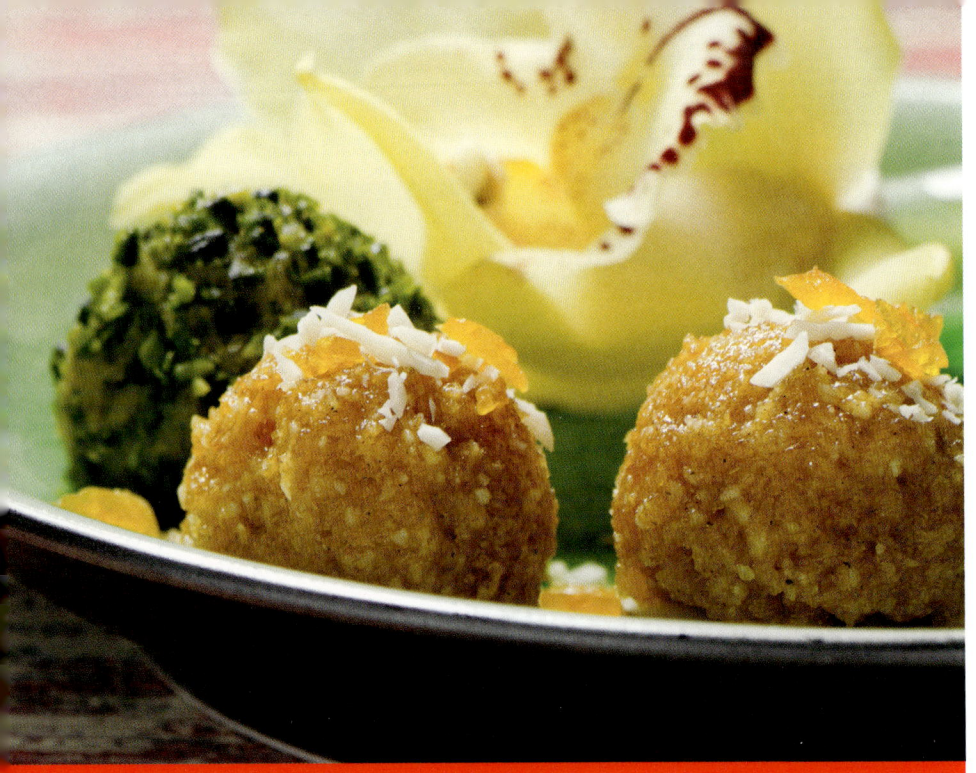

Rasayana-Energiebällchen sind der optimale Energiespender für den kleinen Hunger und Leistungsabfall zwischen den Mahlzeiten. Die kleinen Kraftpakete von der Größe einer Walnuss sind am späten Vormittag oder am frühen Nachmittag optimal zu verdauen. Luftdicht gelagert, schmecken sie bis zu zwei Wochen wie frisch gemacht.

DIE RASAYANA-ERNÄHRUNG

Die speziellen Empfehlungen der Rasayana-Ernährung bauen auf den allgemeinen Richtlinien der ayurvedischen Ernährung auf und dienen der Stoffwechselaktivierung und der Zellerneuerung (Seite 21). Ihr Ziel ist es, alle Dhatus (Körpergewebe) innerhalb von 40 Tagen immer wieder zu erneuern und dem Organismus ein Höchstmaß an Energie, Vitalität und Lebenskraft (Ojas) zuzuführen. Neben speziellen Rasayana-Nahrungsmitteln (Seite 107) und anderen besonders substanzspendenden Lebensmitteln – wie Weizen, Reis, Mungbohnen, tierisches Eiweiß (Geflügel) – gibt es einige Heilkräuter (Seite 109), die den Verjüngungsprozess kräftig ankurbeln.

Viele klassische Rasayana-Rezepturen zeichnen sich durch ihren großen Reichtum an Vitaminen, Mineralien und Spurenelementen aus und können Stoffwechselstörungen ausgleichen, die durch falsche Nahrungsmittel oder Lebensgewohnheiten hervorgerufen wurden.

Das sollten Sie meiden

Als besondere Stressfaktoren werden vor allem Alkohol, Schokolade, Kakao, Kaffee und alle säurebildenden Speisen (Seite 70) genannt. Diese überhitzen den Körper und entziehen ihm Vitamine und Mineralien. Bei emotionalem Stress und Anspannung entfaltet sich die negative Wirkung dieser energielosen Nahrungsmittel umso mehr, da es dem Stoffwechsel unmöglich ist, in einem angespannten Zustand zu verdauen und die Zellerneuerung anzukurbeln. So dienen die Rasayana-Nahrungsmittel und -Empfehlungen nicht nur dem Ausgleich von Mangelernährung und Degenerationserscheinungen, sondern harmonisieren auch die Störfaktoren im täglichen Stoffwechsel.

ENERGIEKICK ZWISCHENDURCH

Die folgenden Rezepte bestehen fast ausschließlich aus Rasayana-Zutaten und versorgen bei jedem Bissen mit aufbauender Lebenskraft. Auch wenn alles verführerisch gut schmeckt, genügt doch schon eine kleine Menge, um den Bedarf an Nähr- und Aufbaustoffen zu decken. Denn Rasayanas sind Nahrungskonzentrate: Isst man zu viel davon, kann das den Organismus schwer und träge machen. Die Rezepte reichen für 10–12 Portionen, die sich einige Tage aufbewahren lassen.

Rasayana-Energiebällchen

100 g Cashew-Nüsse · 20 g Pistazienkerne · 20 g geschälte Mandeln · 20 g getrocknete Aprikosen · 20 g Akazienhonig · 1 TL Zimt · 1 Msp. Koriander · 1 Msp. Anis · 1 Msp. Muskatnuss · 150 ml Milch · gemahlene Mandeln und Pistazien zum Ausrollen

1 Alle Zutaten mischen, mit Milch bedecken und etwa eine Stunde lang einweichen lassen.
2 Im Mixer fein pürieren. Zu kleinen Bällchen formen und in Mandeln und Pistazien ausrollen.

Aprikosen-Dessert

100 g getrocknete Aprikosen · 50 g geschälte Mandeln · 1 EL Ahornsirup · 2 EL Rosenwasser · 1 TL Kardamom · 1/4 TL Ingwerpulver · etwas Wasser · Aprikosen und Mandelsplitter zum Garnieren

1 Alle Zutaten mischen, mit Wasser bedecken und etwa eine Stunde lang einweichen lassen.
2 Anschließend im Mixer fein pürieren.
3 Mit einem Eisportionierer zu Kugeln formen, auf Dessertschälchen geben. Mit klein geschnittenen Aprikosen und Mandelsplittern dekorieren.

RASAYANA-MEDIKAMENTE UND -NAHRUNGSERGÄNZUNG

Die wichtigste und bekannteste Rasayana-Therapie ist die Einnahme von Heilkräutern und Nahrungsergänzungen. Rasayana-Medikamente werden aus pflanzlichen und mineralischen Zutaten hergestellt: zum Beispiel heiße Milch mit aufbauenden Heilkräutern wie Safran, Ashwaganda und Zimt; oder ein Mus aus Mandeln, Honig und aufbauenden Rasayana-Gewürzen (siehe Rezept).

Diese Nahrungskonzentrate sind sehr wohlschmeckend, nähren die Körpergewebe und halten alle Doshas im Gleichgewicht. Die Kräuter und Gewürze kurbeln die Stoffwechselfunktionen an und verhindern so toxische Ablagerungen und Schlacken (Ama). Dies sorgt dafür, dass die Körperkanäle (Srotas) intakt und funktionstüchtig bleiben und die Gewebe rein und frei von angesammelten Abfällen aufgebaut werden können. Dies hat auch eine sehr gute Wirkung auf die sexuelle Kraft und Gesundheit. Die meisten Rasayana-Pflanzen dienen auch als Aphrodisiaka und werden Menschen verabreicht, die aufgrund ihres Alters oder ihrer Lebensumstände unter nachlassender Libido und sexueller Aktivität leiden. Außerdem schützen die Rasayana-Rezepturen vor

Schäden durch freie Radikale. Da sie Immunmodulatoren sind, unterstützen sie das Immunsystem und verhindern so eine Schädigung durch Krankheiten. Durch ihre Anti-Stress-Wirkung beugen sie stressbedingten Beschwerden vor.

Damit die Kräuter und Nahrungsergänzungen gut wirken können, ist es oft notwendig, den Körper vorher zu reinigen und von angesammelten Schlackenstoffen zu befreien. Die intensiven Ausleitungstechniken des Panchakarma (Seite 164), eine kleine Fastenkur oder die sanften Reinigungsmethoden der Morgenroutine sind eine wertvolle Vorbereitung auf die Verjüngungstherapien.

Rasayana-Nahrungskonzentrat

200 g Mandeln · 400 g Akazienhonig · 30 g Pfeffer · 80 g Spargelwurzel (Shatavari) · 30 g getrockneter Basilikum · 80 g Anissamen · 30 g Kardamom

1 Die Mandeln einweichen, schälen und mahlen. Mit dem Honig in ein Glas geben und verschließen. Zehn Tage lang stehen lassen.
2 Dann die Gewürze in zerstoßener Form zugeben. Täglich 1–2 TL davon essen.

AUSGEWÄHLTE KRÄUTER UND GEWÜRZE

Die ayurvedische Medizin kennt über 50 aufbauende, verjüngende und aphrodisierende Rasayana-Pflanzen und -Heilkräuter. Mit der folgenden Aufzählung möchte ich nur einige der wichtigsten Kräuter nennen. Alle sind in der Apotheke oder bei einem ayurvedischen Fachversand (Bezugsadressen Seite 197) frei zu kaufen.

Amalaki/Amla

Amalaki (Emblica officinalis) gilt als bestes Mittel gegen den Alterungsprozess. Die indische Baumfrucht balanciert alle drei Doshas aus und zeigt

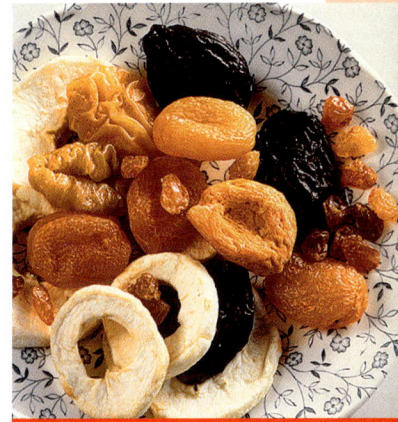

Trockenfrüchte und Nüsse gehören zu den wertvollsten Energieträgern und Aufbaustoffen der ayurvedischen Rasayana-Küche. Am besten werden sie – in etwas Wasser oder Milch eingeweicht – als süße Zwischenmahlzeit vertragen.

positive Wirkungen auf fast alle Gewebe und Organe. Sie ist eine Art Baumstachelbeere, die sehr viel Vitamin C und andere Antioxidantien enthält. Diese aktivieren den Zellstoffwechsel, schützen vor freien Radikalen und verjüngen den gesamten Körper. Amalaki soll zudem die Empfängnis unterstützen und vor Fehlgeburten schützen. Als Nahrungsergänzung werden täglich 3–5 g Früchtepulver mit Wasser eingenommen.

Ashwagandha

Die Wurzeln von Ashwaganda (Withania Somnifera) werden verwendet, um die Stärke der Körpergewebe zu erhöhen. Sie korrigieren Immunstörungen und dienen als wirkungsvolles Aphrodisiakum, denn sie verbessern die sexuelle Kraft und Ausdauer sowie die Fortpflanzungsfunktionen. Ebenso ist Ashwagandha eine klassische Anti-Stress-Pflanze, die bei körperlicher und geistiger Erschöpfung und Auszehrung eingenommen wird. Für diese Zwecke werden 2–3 g täglich mit Milch eingenommen.

Guduchi

Guduchi (Tinospora cordifolia) hält die Doshas im Gleichgewicht. Abgesehen von ihrer vielfältigen medizinischen Anwendbarkeit, eignet sie sich gut zur Stärkung des Immunsystems und zur Vorbeugung von Infektionen. Wie ihr Sanskrit-Name »Amrta« andeutet, ist sie mythologisch aus den Nektartropfen entstanden, die einst auf die Erde fielen. Täglich 3–5 g Pulver des Pflanzenstängels sind gut für Rasayana-Zwecke.

Guggulu

Das Harz der indischen Myrrhenart (Commiphora mukul) hilft, alle drei Doshas zu normalisieren, und wird sehr gerne verwendet. Abgesehen von seinem großen medizinischen Anwendungsspektrum besitzt Guggulu Rasayana-Eigenschaften, denn es hält die Srotas frei. Es reinigt die Blutgefäße und verhindert die Ablagerung von fettigen Substanzen in den Geweben. Die normale Dosierung beträgt 1 g dreimal täglich.

Pippali

Pippali (Piper longum, Langer Pfeffer) wirkt als exzellenter Immunmodulator vorbeugend und heilend bei allen Arten von Immunstörungen. Für deren Behandlung wird die Dosierung nach einem speziellen Muster empfohlen, bekannt als »vardhamana pippali«. Dabei wird Pippali in aufsteigenden Dosen verabreicht und wieder allmählich verringert, nachdem es für gewisse Zeit auf einer Maximumdosis gehalten wurde.

Shatavari

Shatavari (Asparagus racemosus, Spargel) ist eines der wichtigsten Rasayanas für Frauen, denn es zeigt eine sehr gute Wirkung auf die milchproduzierenden Drüsen und die Hormone. Shatavari begünstigt die Empfängnis und hilft, die Schwangerschaft zu erhalten und Fehlgeburten vorzubeugen. Es wird empfohlen, täglich 3–5 g des Pulvers aus den Spargelwurzeln mit einer Tasse heißer Milch einzunehmen. In jedem Fall wirkt diese Mischung allgemein verjüngend und stärkend.

Tulasi/Tulsi

Tulasi (Ocimum sanctum) ist eine indische Basilikumart und wird dort als heilige Pflanze verehrt. Diese Ehre wurde ihr vermutlich aufgrund ihrer wertvollen medizinischen und Rasayana-Wirkungen zuteil. Sie ist eine unserer besten Anti-Stress-Pflanzen, die den Körper entspannt, kräftigt und verjüngt. Optimal ist es, täglich 2–3 g des frischen Krautes einzunehmen. Als Alternative ist das rote Basilikum sehr empfehlenswert.

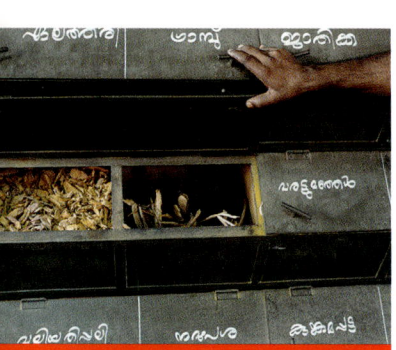

Viele Rasayana-Kräuter können Sie als Nahrungsergänzung in der Apotheke oder bei speziellen Versandadressen kaufen. Die Menge und Form der Einnahme sollte jedoch nicht willkürlich, sondern unter genauer Anleitung eines Ayurveda-Arztes erfolgen.

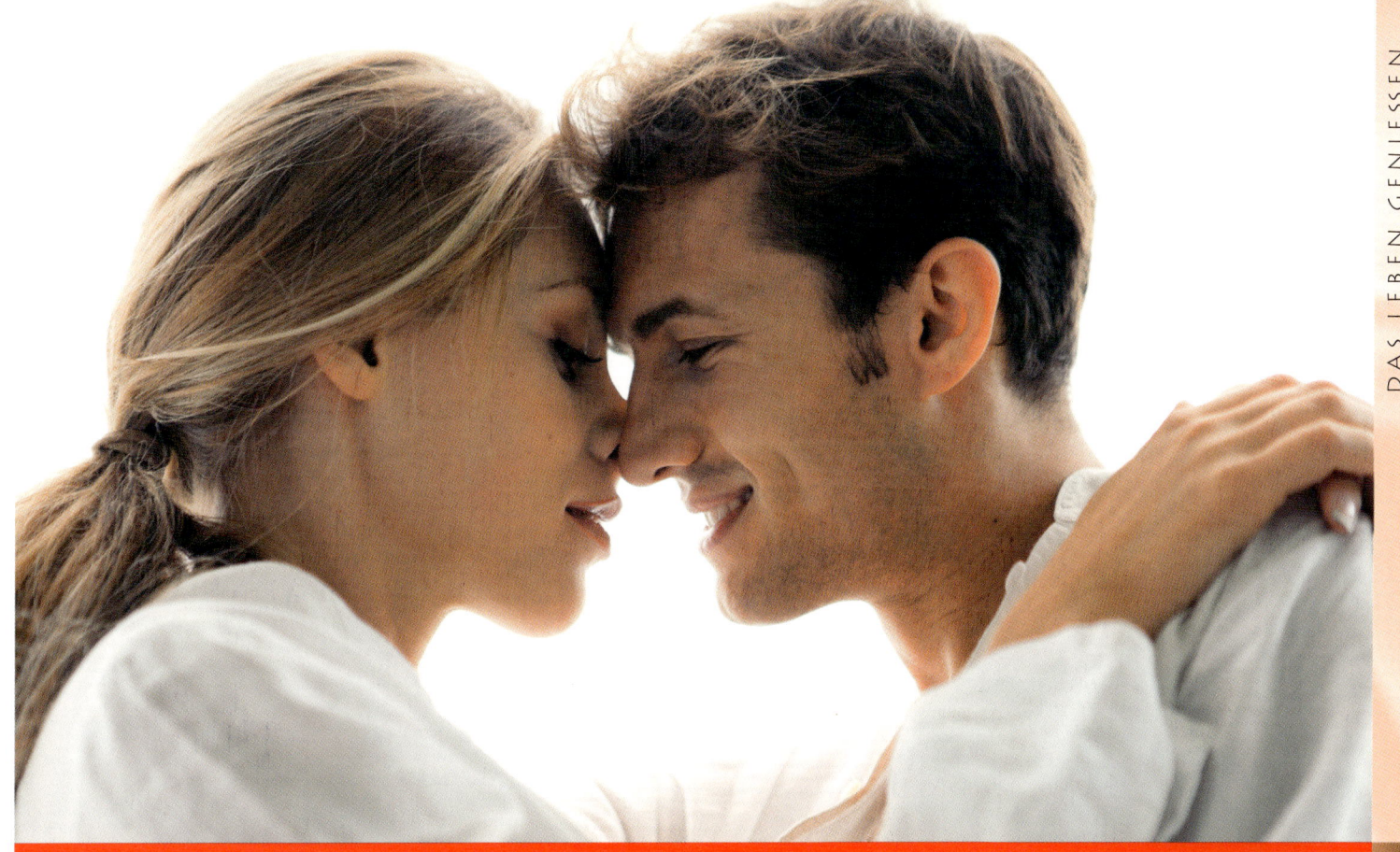

VAJIKARANA – LIEBE, SEXUALITÄT UND PARTNERSCHAFT

Die ayurvedischen Schriften betonen ausdrücklich, dass Vajikarana – die Ayurveda-Heilkunde für eine gesunde Sexualität und Nachkommenschaft – ein wichtiger Teil der gesundheitserhaltenden Maßnahmen ist. Denn unser Wohlergehen steht in unmittelbarer Verbindung mit der individuellen Sexualität.

Ein unerfüllter Geschlechtstrieb kann zu körperlichen oder geistigen Krankheiten führen. Rücksichtsloses, übermäßiges oder perverses Sexualverhalten wird ebenfalls als Ursache eines Kräfteverlustes, einer Schwächung der Abwehrkraft und von Krankheiten angesehen.

VITALITÄT DURCH SEXUALITÄT

Entsprechend der individuellen Konstitution sind sexuelle Wünsche und Gewohnheiten unterschiedlich ausgeprägt und veranlagt. Wenn wir einige der grundlegenden Vajikarana-Empfehlungen beachten, können wir durch eine gesunde Sexualität unglaubliche Lebenskraft, Vitalität und Schönheit erfahren. Bevorzugen wir sexuelle Gepflogenheiten, die für unsere Konstitution eher ungünstig sind, kann dadurch Lebenskraft abgebaut werden.

Laut Ayurveda sollte die Art und Häufigkeit der Sexualität auf das Alter, die Konstitution und die Jahreszeit abgestimmt sein. So wird zum Beispiel

Liebe und Zärtlichkeit sind nicht nur wichtig für eine glückliche Beziehung, sondern sie haben einen großen Stellenwert in der ayurvedischen Gesundheitsprävention und Verjüngungslehre.

111

im Winter uneingeschränkt Sexualverkehr empfohlen (Seite 85), während man sich im Frühjahr und Herbst auf ungefähr dreimal die Woche und im Sommer auf zwei- bis dreimal im Monat beschränken sollte.

Ein harmonisches Sexualleben schenkt dem Körper ein Höchstmaß an Ausgeglichenheit und Lebensenergie (Ojas). Und nicht umsonst wird Ojas mit »Strahlen« übersetzt: Glücklich Verliebten und sinnlich erfüllten Menschen sehen wir ihre Fülle an Ojas schon von weitem an – ihre positive Ausstrahlung, bezaubernde Anziehungskraft, stahlenden Augen, samtig weiche Haut und innere Glückseligkeit.

Das baut Lebenskraft ab

Sind wir emotional gestresst, körperlich angespannt oder unglücklich, so bewirkt Sex genau das Gegenteil. Nun fördert er das Vata-Dosha und führt speziell bei Menschen mit einem erhöhten Vata zu Kraftlosigkeit und Energieverlust.

Kapha-Typen dagegen macht Sex unter Stress weniger aus. Sie haben zwar wenig Lust und Libido, gewinnen jedoch durch regelmäßigen Verkehr Vitalität und Leichtigkeit.

Pitta-dominierte Menschen sollten aufpassen, sich nicht zu sehr in den sexuellen Leidenschaften zu verstricken, da diese ihr emotionales Gleichgewicht vollkommen aus den Fugen werfen können und ihre mentale Rajas-Konstitution (Seite 57) negativ fördern.

Neben Stress, Anspannung und Erschöpfung werden in den ayurvedischen Schriften noch weitere Bedingungen aufgeführt, die den Aufbau von Lebensenergie (Ojas) behindern. So wird Sex mit unbekannten oder wechselnden Partnern, bei Krankheit und Schwäche, in der Schwangerschaft oder Menstruationszeit der Frau und mit sehr viel älteren Partnern nicht empfohlen.

Als verjüngender und vitalisierender Ausgleich für Menschen ohne ausreichendes oder erfüllendes Sexualleben empfiehlt Ayurveda regelmäßige Ölmassagen. Die zärtlichen Snehana-Behandlungen stimulieren ebenfalls das Hormonsystem und haben eine sichtbar verjüngende und entspannende Wirkung.

Ayurvedische Aphrodisiaka

➤ Um nach dem Liebesakt neue Kraft zu tanken und die sexuelle Energie zu stärken, werden alle Rasayanas empfohlen. So sind viele ayurvedische Süßigkeiten eigentlich aphrodisierende Leckereien, die mit ihren kraftvollen Zutaten wie Milch, Honig, Ghee, Kardamom, Safran und Rosenwasser die ermüdete Sexualkraft wieder aufrichten.

➤ Ein warmes Ölbad mit ätherischen Ölen von Rose, Lavendel oder Muskatellersalbei ist ebenfalls ein hervorragendes Therapeutikum, um das durch den Liebesakt sensible Vata zu harmonisieren und Kapha auf erotische Weise zu stärken.

LEBENSENERGIE GEWINNEN MIT ALLEN SINNEN

Wenn Sie eine erfüllte Sexualität pflegen möchten, in der Sie Lebensenergie (Ojas) gewinnen statt verlieren, so beginnen Sie mit der Reinigung und Verfeinerung Ihrer sinnlichen Wahrnehmung. Denn eine gesunde Sexualität basiert auf dem sinnlichen Erleben der Welt. Die Pflege und Entspannung der Sinnesorgane und die damit verbundenen Eindrücke sind in der ausgleichenden Gesundheitspflege eine wichtige Maßnahme, um Ojas auf natürliche Weise aufzubauen.

Über unsere Sinnesorgane öffnen wir uns für alle äußeren Eindrücke des Lebens und verschmelzen in der intimen Vereinigung. Doch oft sind die Sinnesorgane durch die Alltagsbelastungen abgestumpft, die Augen von der Computerarbeit müde, die Nase von Staub verstopft, die Ohren von Straßenlärm abgestumpft. Eine schöne und bereichernde Sexualität beginnt im Ayurveda mit der Sensibilisierung der Sinnesorgane.

Fühlen

Der erste Sinn, das Fühlen, steht in enger Verbindung mit dem Vata-Dosha, da es dem Luftelement entspricht. Sanfte Ölungen und liebevolle Massagen beleben die Tausende von Tastsensoren in der Haut, öffnen den Geist und schenken innere Ruhe und Zufriedenheit.

➤ Eine entspannende Ölmassage oder ein sinnliches Ölbad am Abend helfen, den Körper wieder in sein inneres Gleichgewicht zurückzuführen und von allen Belastungen des Tages zu befreien (Anleitungen ab Seite 81).

Hören

Das Hören wird dem Ätherelement zugeordnet, somit zählen die Ohren zu den subtilsten Sinnesorganen unseres Körpers, denen ebenfalls genügend Aufmerksamkeit und Sorgfalt gewidmet werden sollte. Verkehrslärm, lautes Geschrei, unangenehme und aggressive Worte belasten tagtäglich die Ohren und das Gemüt.

➤ Um die Ohren zu reinigen und die Feinheiten des Lebens wieder zu hören, werden die Ohren massiert und mit etwas Öl von innen betupft.

Sehen

Über die Augen erfährt das Pitta seine Stimulation und seinen Ausgleich. Leider ist die heutige Welt von visuellen Reizen überflutet, und übermäßige Computerarbeit, zu viel Fernsehen und konzentriertes Autofahren reizen das Pitta und überlasten die Augen.

➤ Zum Ausgleich tränken Sie zwei Wattepads mit Rosenwasser und legen sie etwa fünf Minuten lang auf die geschlossenen Augenlider.

Schmecken

Das Schmecken wird dem Wasserelement zugeordnet und ist wichtig zur Pflege von Kapha. Tatsächlich liegt für viele Kapha-Menschen das Glück im guten Geschmack auf der Zunge. Der Genuss von einseitig gewürzten Speisen, Geschmacksver-

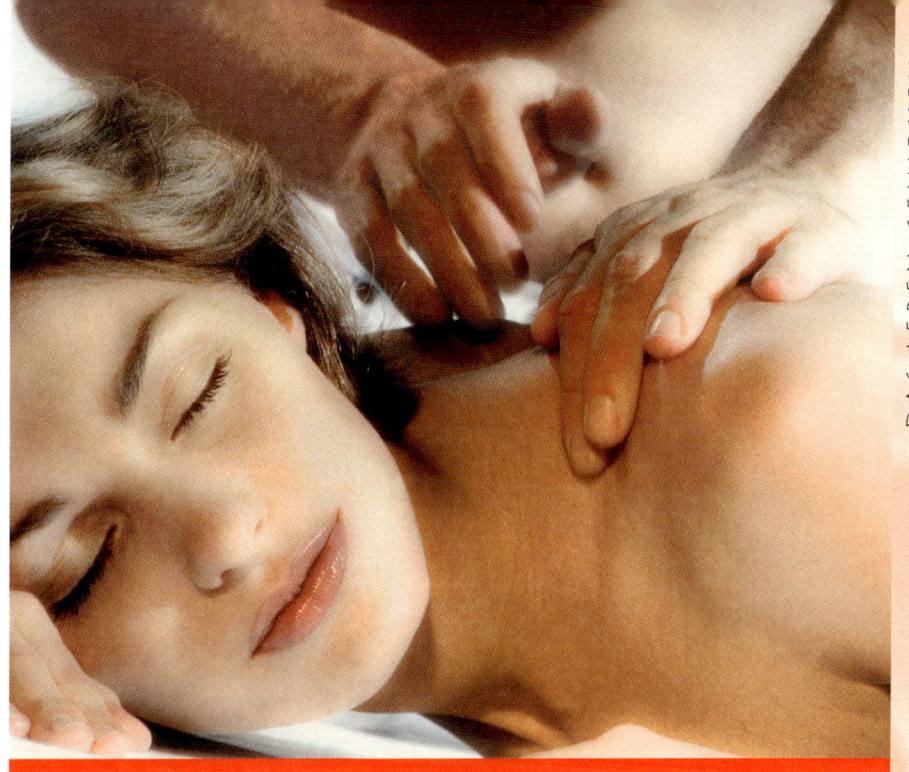

stärkern, Nikotin und künstlichen Aromen belastet die Wahrnehmungsfähigkeit des Geschmacks.

➤ Die tägliche Morgenroutine und die ausgewogenen Geschmacksrichtungen der Ayurveda-Küche sind die beste Therapie zur Harmonisierung des Schmeckens. Ebenso wirken alle aphrodisierenden Speisen über den Geschmack auf den Körper und eröffnen eine lustvolle Welt der sinnlichen Ekstase und zärtlichen Leidenschaft.

Riechen

Die Nase ist eines der feinsten Sinnesorgane des Körpers und schenkt durch ihre Verbindung zum Erdelement und dem damit verbundenen Kapha innere Stabilität und Wohlbefinden.

➤ Im Ayurveda wird die Nase täglich von Staub und Schleim befreit: Dazu den kleinen Finger mit etwas Sesamöl oder Ghee benetzen und die Naseninnenwände damit sanft ausstreichen. Wird diese Behandlung regelmäßig am Morgen und am Abend praktiziert, so kann sie auch Heuschnupfen und Kopfschmerzen lindern.

DIE SINNESORGANE BESTEHEN AUS KOMBINATIONEN DER UMWANDLUNG DER FÜNF ELEMENTE. AUSGEGLICHENER GEBRAUCH DER SINNE GEWÄHRLEISTET NORMALE WAHRNEHMUNG UND HARMONISCHE ELEMENTE. EXZESSIVE ODER NEGATIVE SINNESFINDRÜCKE RUFEN KRANKHEITEN HERVOR.

Caraka Samhita 8,31

113

PARTNERSCHAFT IM LICHTE DER DOSHAS

Um eine Partnerschaft glücklich zu gestalten, benötigen wir das Wissen um geschlechtsspezifische Verhaltensweisen und ein Verständnis für die individuelle Natur des Menschen.

Die ayurvedischen Vajikarana-Empfehlungen berücksichtigen vor allem die körperlichen Aspekte einer gesunden und erfüllten Sexualität. In der Praxis angewendet, sind sie jedoch eng verbunden mit der ganzheitlichen Betrachtungsweise der Ayurveda-Psychologie.

Männliche und weibliche Muster – entsprechend der Dosha-Ausprägung

Oft erscheint es als besonders schwierig, mit dem anderen Geschlecht umzugehen – denn Männer reagieren, denken und fühlen in vielen Lebenssituationen völlig anders als Frauen. So fühlt sich jeder leicht missverstanden, allein gelassen oder ungerecht behandelt.

Aus ayurvedischer Sicht unterscheiden sich Männer und Frauen grundsätzlich durch die Gewichtung ihrer Dosha-Ausprägung. So, wie die Frau einen naturbedingt größeren Kapha-Anteil in ihrer Körperstruktur und psychischen Reaktionsweise hat, so ist der Mann grundsätzlich eher von Pitta geprägt. Dies zeigt sich im muskulärteren Körperbau, in seiner Haar- und Hormonstruktur sowie in vielen typisch männlichen Verhaltensformen. Ein Mann wird seine Pitta-Anteile auch immer etwas stärker zum Ausdruck bringen als eine Frau mit ähnlicher Konstitution. Dies ist unter anderem darauf zurückzuführen, dass Männer in der prähistorischen Zeit die Aufgabe des Jägers und Kriegers innehatten und viel kämpferisches und siegesstolzes Persönlichkeitspotential zum Überleben benötigten. Der Wunsch nach Anerkennung, Bewunderung und Erfolg gehört zu den männlichen Grundstrukturen, die dem Pitta-Anteil entspringen. Die männliche Natur sucht immer praktische Lösungen und den effizienten Einsatz aller vorhandenen Kräfte.

Dies unterscheidet sich grundsätzlich von den weiblichen Kapha-Strukturen, die viel mehr Wert auf seelische Harmonie, spirituelle Weiterentwicklung und materielle Sicherheit legen. Dadurch ergänzen sich aus vedischer Sicht Mann und Frau auf optimale Weise und schenken sich gegenseitig eine neue Welt mit sich ergänzenden Aspekten der kosmischen Energien.

Natürlich sind die Ausprägungen der weiblichen und männlichen Dosha-Strukturen in jedem Menschen unterschiedlich stark. So gibt es sehr maskuline Männer mit sichtlichem Pitta-Überschuss und eher feminine Männer, die einen hohen Kapha-Anteil zeigen. Man sagt im Ayurveda, dass die männliche Natur normalerweise mindestens ein Drittel Pitta-Anteile auf der körperlichen oder psychischen Ebene in sich trägt. Diese können sich auf vielfältigste Weise manifestieren und prägen die äußere Erscheinung, das charakteristische Persönlichkeitsprofil und die beruflichen Ambitionen.

Kommunikation, Partnerschaft und Sexualität gemäß dem Konstitutionstyp

Wie jeder weiß, der in einer engen Partnerschaft lebt, gibt es kein intensiveres Persönlichkeitstraining als eine offene, ehrliche und kommunikationsfähige Beziehung. Unser Partner zeigt uns alle unsere Tabus, Ärgernisse und Unbewusstheiten – auch diejenigen, von denen wir vorher noch gar nichts wussten.

Entsprechend unserer persönlichen Konstitution und den damit verbundenen Charaktereigenschaften und Verhaltensstrukturen leben, lieben und verhalten wir uns alle unterschiedlich. Mit

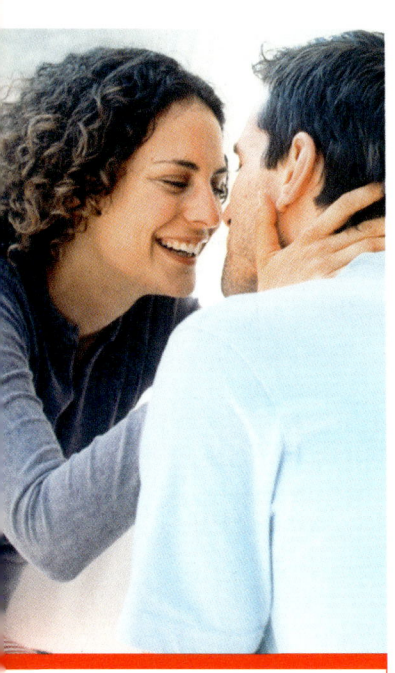

Sinnliche Erotik und sexuelle Erfüllung haben eine lange Tradition in der indischen Kultur. So basieren alle ayurvedischen Kosmetik- und Schönheitsbehandlungen (Saundarya) auf dem Kamasutra, dem ältesten Lehrbuch für sexuelle Leidenschaft und Verführungskunst (Buchtipp Seite 197).

dem Wissen um die Vorzüge und Reaktionsmuster der Konstitutionstypen in Bezug auf Liebe, Sexualität und Partnerschaft können wir uns besser verstehen und liebevoller behandeln. Wir gewinnen Gelassenheit, Weitsicht und Diplomatie in der Kommunikation und Partnerschaft und stellen keine unrealistischen Anforderungen, die letztlich nur mit einer Enttäuschung enden können.

Die nun folgenden Beschreibungen der Vata-, Pitta- und Kapha-Eigenschaften sind natürlich nur grobe Schematisierungen, die als richtungsweisend zu verstehen sind und noch viel Spielraum für alle Konstitutionstypen und Ausdrucksformen lassen. Wissen wir jedoch ein wenig mehr um die Stärken und Schwächen der Konstitutionstypen, so kann uns dies in der Auswahl unserer Partner (Kollegen, Mitbewohner) helfen. Wir wissen, was zu uns passt, was wir suchen und wo wir es am besten finden.

DER VATA-TYP UND DIE LIEBE

Die Vata-Persönlichkeit ist ein sehr kreativer, unternehmungslustiger und interessanter Partner. Sie hat ständig neue Ideen, ist sehr feinfühlig und legt viel Wert auf innere Harmonie und eine liebevolle Beziehung. Seelische Tiefe und ein großes Interesse für Philosophie, Religionen, Kunst und Musik machen sie zu einem inspirierenden Gesprächspartner. Die persönliche Weiterentwicklung, Bildung und spirituellen Lebenswünsche können voll zum Ausdruck gebracht werden.

Leider ist die Vata-Persönlichkeit im praktischen Leben oft etwas unbeholfen, unstetig im Gemüt, verbummelt Verabredungen und kommt häufig zu spät. Dies führt leicht zu Unstimmigkeiten im privaten oder geschäftlichen Bereich. Durch großzügige Geschenke, spontane Überraschungen und unterhaltsame Kommunikation gleicht sie das dann wieder aus.

Die Vata-Persönlichkeit braucht persönliche Freiheit und leidet unter zu viel Verantwortung und Druck. So stellt sie in regelmäßigen Abständen ihre gesamten Beziehungen in Frage. Geschäfts- und Ehepartner fühlen sich oft von dieser großen Sinnkrise überrumpelt, da es keinen erkennbaren äußeren Anlass gibt. Doch wer den Vata-Typ länger kennt, weiß um diese regelmäßig wiederkehrenden Phasen der Kritik und Zweifel und nutzt sie zum Überprüfen und Klären der gemeinsamen Beziehung auf allen Ebenen. Heftige Auseinandersetzungen, Instabilitäten und emotionale Enttäuschungen setzen der Vata-Persönlichkeit jedoch sehr zu – sie hat Angst davor und versucht mit allen Mitteln, dem zu entgehen.

Auch beruflicher Stress und Erfolgsdruck belasten die Beziehung mit einer Vata-Persönlichkeit stark. Ihre luftige Konstitution wird eingeengt, sie fühlt sich unglücklich und unterdrückt. Geld, Macht und Einfluss bieten weit weniger Anreiz als Aufgaben, die persönliche Freiheit, visionäre Schaffenskraft und interessante und abwechslungsreiche Aufgabenfelder mit sich bringen.

Mit einem Vata-Partner an der Seite kann man immer wieder Überraschungen erleben, und das Leben bringt viele unerwartete Erfahrungen mit sich. Alltagsroutine und langweilige Gewohnheiten werden keinen Platz im normalen Lebensablauf finden. Um die materielle Sicherheit und das Tagesgeschäft wird sich der Partner jedoch selbst kümmern müssen, falls ihm dessen reibungslose Abwicklung wichtig ist. Was nicht heißt, dass die Vata-Persönlichkeit nicht erfolgreich oder fürsorglich sein kann, sondern nur, dass ihre Prioritäten auf einer anderen Ebene liegen.

Auf der sexuellen Ebene fühlen sich Vata-Menschen leicht unbefriedigt. Da sie eine überaus große Phantasie haben, lassen sie sich leicht stimulieren und verlieren sich in sexuellen Träumen.

In der Ayurveda-Psychologie gilt der gleiche Grundsatz wie in der Therapie: Gleiches stärkt Gleiches, Gegensätze gleichen einander aus. Übertragen auf Liebe und Partnerschaft bedeutet dies, dass die optimale Beziehung zwischen zwei Menschen eine Ergänzung aller Doshas darstellt und wir möglichst einen Partner wählen sollten, in dessen Konstitution diejenigen Aspekte stärker vertreten sind, die uns fehlen.

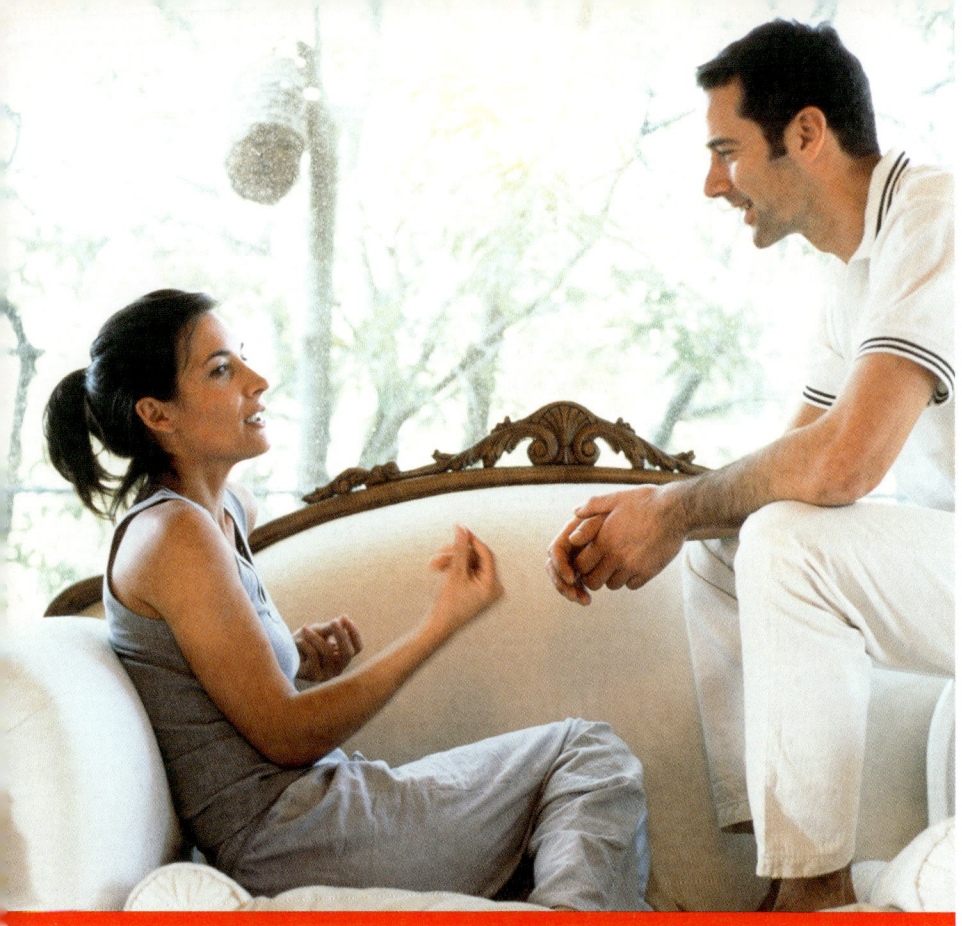

Jeder kommuniziert anders! Entsprechend der Dosha-Ausprägung sind die verbalen Bedürfnisse unterschiedlich geprägt. Vata spricht schnell und viel, um sich zu entspannen. Pitta liebt intellektuelle Auseinandersetzungen und Analysen. Kapha bevorzugt gefühlsbetonte Gespräche und kann gut schweigen.

Innere Unzufriedenheit und Langeweile suchen Befriedigung in der sexuellen Vereinigung, sexuelle Tagträume gewinnen einen weiten Raum, der das Tagesgeschehen begleiten kann. So besitzen Vata-Menschen zwar ein starkes Verlangen, doch aufgrund ihrer eher begrenzten Ausdauer ist ihr sexueller Ausdruck oft weniger befriedigend.

Vata-Männer suchen sich oft sehr liebevolle und mütterliche Frauen. Sie wünschen sich einen Hafen, in den sie immer wieder einlaufen, Ruhe und Sicherheit finden, sich verwöhnen lassen können. Da der Vata-Mann eine sensible Gesundheit hat und normalerweise unter den üblichen Stress-Symptomen wie Nervosität, innere Unruhe, Schlafstörungen oder Störungen des vegetativen Nervensystems leidet, wünscht er sich von seiner Partnerin eine liebevolle Betreuung und Versorgung. Er braucht ein entspanntes Zuhause, gutes

Essen und eine positive Zuhörerin, die sich in seine Sorgen und Ängste hineinversetzen kann und ihm Mut, Kraft und Sicherheit gibt. Fühlt der Vata-Mann sich wohl, so ist er voller neuer Ideen und Unternehmungslust. Er wünscht sich eine flexible und reiselustige Partnerin, die sich offen und neugierig auf Unbekanntes einlässt. Er ist ein großer Ästhet und wird seine Frau mit schönen Kleidern, Düften und Schmuck beschenken, die er an ihr genießen möchte. Dabei geht er sehr einfühlsam auf die Persönlichkeit und Vorzüge seiner Frau ein und stärkt auf liebevollste Weise ihr Selbstwertgefühl.

Vata-Frauen sind sehr zartgliedrige, elfenhafte Geschöpfe, die einen großen Beschützerinstinkt bei Männern wachrufen. Ihre schlanke Gestalt, ihre künstlerischen Neigungen und ihre feine sinnliche Wahrnehmungsfähigkeit laden dazu ein, sie zu verwöhnen, zu halten und zu fördern. So fühlen sich Vata-Frauen meist sehr zu den kraftvollen, erfolgreichen und großzügigen Pitta- und Kapha-Männern hingezogen. Hier bekommen sie die Ruhe, Stabilität und Sicherheit, die ihnen allein im Leben fehlt, und können sich in der männlichen Kraft entspannen und aufbauen.

DER PITTA-TYP UND DIE LIEBE

Für Pitta-Menschen sind die menschlichen Beziehungen ein undurchdringliches Mysterium. Gefühle lassen sich nicht durch Statistiken, rationale Vorgänge oder leistungsorientierte Strategien bestimmen, und das verunsichert die Pitta-geprägten Persönlichkeiten zutiefst.

Durch ihren scharfen Verstand, ihre brillante Intelligenz, ihr persönliches Durchsetzungsvermögen und die hohe Arbeitsbereitschaft stehen sie oft an der Spitze des Erfolges. Als Manager/-in, Geschäftsfrau oder -mann, Sportler/-in, Politiker/-in oder geniale/r Lebenskünstler/-in schaut die Welt auf sie und vermittelt ihnen das Gefühl der Anerkennung und Wichtigkeit. Dabei wird oft eine starke Egozentrik ausgelöst, so dass die Pitta-geprägte Persönlichkeit sich ins Zentrum ihrer Aufmerksamkeit stellt und wenig Rücksicht auf die Bedürfnisse und Gefühle anderer Menschen nimmt. Ihr starkes Feuer ist nicht nur die Quelle von einer einzigartigen, charismatischen Anziehungskraft und strahlenden Persönlichkeit, sondern kann auch dazu beitragen, andere Menschen zu verbrennen oder in den Schatten zu stellen.

Wer mit einem Pitta-Menschen sein Leben, sein Geschäft oder sein Bett teilt, dem sind Erfolg, Wohlstand und Abenteuer garantiert, das Gefühl von Sicherheit und Führung. Der Preis dafür kann jedoch hoch sein, da man sich als Partner in seinem persönlichen Freiraum oft unterdrückt, eingeschränkt und kontrolliert fühlt. Hier braucht es viele Gespräche, gegenseitige Achtung und Stärke, um einen guten gemeinsamen Konsens zu finden.

Selbst eine Pitta-Persönlichkeit benötigt mal Entspannung und sehnt sich in der Tiefe ihrer Seele nach Liebe, Frieden und Verwöhntwerden. Obwohl Pitta-Menschen sehr leidenschaftlich sind, schrecken zu starke Gefühle sie ab – und sie finden nur schwer Zugang zu ihrer eigenen Emotionswelt. So kann der gewandte Rhetoriker oft seinen innersten Sehnsüchten keinen rechten Ausdruck verleihen, er weicht echten Gesprächen bei Beziehungskonflikten aus und versucht mit großen Sprüchen, spendablen Geschenken, gefühlskalten oder betont angriffslustigen Reaktionen, von seiner Hilflosigkeit und Angst abzulenken.

Auf der sexuellen Ebene sind Pitta-Menschen sehr leidenschaftlich und erotisierend. Sie lieben die sexuelle Intensität und experimentieren auch gerne mit exzessiven und außergewöhnlichen sexuellen Praktiken. Die Gefahr, sich im Feuer der Leidenschaften zu verlieren und von der Macht der Sexualität beherrschen zu lassen, ist jedoch hoch. Deshalb sollte immer auf eine feste Liebesbeziehung und spirituelle Dimension in der Sexualität geachtet werden. Aus ayurvedischer Sicht verfügt Pitta über eine durchschnittliche sexuelle Stärke und Ausdauer, ist jedoch sehr leidenschaftlich, eifersüchtig, dominant und fordernd.

In der Beziehung mit einer Pitta-Persönlichkeit benötigt der Partner innere Reife, Weitsicht und Toleranz. *Pitta-Männer* erwarten von ihrer Partnerin bedingungslose Liebe und Loyalität, sie wollen auch zu Hause der Chef sein. Akzeptiert die Frau diesen Anspruch des Pitta-Mannes, so hat sie alle persönlichen Freiheiten und Vorteile, die sie sich nur wünschen kann. Kämpft sie jedoch gegen ihren Mann und will sie ihm beweisen, dass sie im Recht ist und noch mehr Stärke und Durchsetzungsvermögen besitzt als er, so kommt es zu einem gnadenlosen Machtkampf, bei dem der Mann bereit ist, alles zu opfern, um zu siegen.

Seine Lust am aktiven Leben dominiert das berufliche und private Leben. So liebt ein Pitta-Mann ein ausgefülltes Leben mit einem zeitintensiven und verantwortungsvollen Job, prestigefördernden Hobbys, sportlichen Aktivitäten und einem interessanten, öffentlichen Leben, in dem er sich mit wichtigen und einflussreichen Menschen umgibt. Eine attraktive und betont weibliche Partnerin, mit der er repräsentieren und glänzen kann, gehört in dieses perfekte Erscheinungsbild einer einflussreichen Persönlichkeit. Hinzu kommt seine starke sexuelle Kraft und Lust an einer erotischen Beziehung.

So sollte die Frau eines Pitta-Mannes der ruhige und ausgleichende Pol in der Beziehung sein und wissen, wie sie auf die Bedürfnisse ihres Mannes eingehen kann. Bei emotionalen Ausbrüchen sollte sie erst einmal schweigen, bis sich das in Rage gebrachte Pitta-Gemüt beruhigt. Anschlie-

Zwischen dem 30. und 40. Lebensjahr ist das Pitta besonders stark ausgeprägt, und die körperlichen und psychischen Pitta-Anteile einer Konstitution treten nun besonders deutlich hervor. Dies führt häufig zu großen Lebensveränderungen und -krisen, in denen sich die betreffende Person völlig neuen Lebensweisen öffnet. Mit der starken Pitta-Kraft gelingt es ihr, den Wunsch nach einem neuen Beruf, Partner oder Lebensumfeld erfolgreich umzusetzen.

ßend kann sie das Problem rational analysieren und gemeinsam mit dem Partner praktische Lösungen suchen. Sehr gut sind sportliche Aktivitäten und körperliche Bewegung, um die angestauten Gefühle im Pitta-Mann zu befreien. Er sollte sich angewöhnen, regelmäßig direkt nach der Arbeit Sport zu treiben. Dies schenkt ihm viel Energie auf körperlicher und geistiger Ebene.

Pitta-Frauen sind sehr aktiv, unabhängig und freiheitsliebend. Sie sind nicht bereit, mit der typischen Frauenrolle Vorlieb zu nehmen, sondern lernen bereits in frühen Jahren, stärker zu kämpfen, disziplinierter zu arbeiten und zäher zu verhandeln als ein Mann. Oft bevorzugt die Pitta-Frau maskuline Berufsbilder und liebt auch eine strenge und puristische Mode. All dies führt dazu, dass sie nicht immer Glück mit ihren Partnerschaften hat. Viele Männer erschrecken vor dieser starken, lauten und einnehmenden Frau. Statt einer romantischen Liebesbeziehung bevorzugen sie mit ihr eine kumpelhafte Freundschaft oder erfolgreiche Geschäftsbeziehung.

So gerät die Power-Frau leicht an ihre Grenzen, wenn es um die typisch weiblichen Probleme geht. Sie fühlt sich völlig hilflos und reagiert oft aggressiv und streitlustig, wenn sie mit ihrer femininen Seite konfrontiert wird und an ihre eigenen Grenzen stößt. Hier benötigt sie einen verständnisvollen und hilfsbereiten Partner, der sie als wertvollen Menschen behandelt, in ihren Projekten unterstützt und viel Verständnis dafür aufbringt, dass sie lieber arbeiten geht und Karriere macht, als für ihn das Hausmütterchen zu spielen.

DER KAPHA-TYP UND DIE LIEBE

Die Kapha-betonte Persönlichkeit ist ein liebevoller, fürsorglicher und treuer Partner. Sie ist ausgeglichen, geduldig und liebt ein beschauliches Privatleben. Ihre Beziehungen sind vor allem von ihrer mütterlich-nährenden beziehungsweise väterlich-beschützenden Energie bestimmt. Kapha-Menschen sind hervorragende Hobbyköche, praktisch veranlagte Heimwerker und passionierte Gärtner. Sie fühlen sich grundsätzlich ausgeglichen und zufrieden und finden Freude und Erfüllung in den alltäglichen Dingen des Lebens.

So lässt es sich mit einem Kapha-Menschen wirklich sehr gemütlich leben, er ist beliebt, pflegt einen großen Freundeskreis und unterstützt die Menschen in seiner Umgebung partnerschaftlich auf ihrem persönlichen Lebensweg. Sinnliche Genüsse wie gutes Essen, bequeme Möbel und ein wohlgefüllter Weinkeller machen die Kapha-betonte Persönlichkeit glücklich und sind ein großer Teil ihrer Freizeitbeschäftigung. Sie braucht keine Abenteuer und ungewissen Sensationen, sondern liebt das Bekannte und Altbewährte.

Da die Kapha-betonte Persönlichkeit nicht gerade eitel ist, vernachlässigt sie leicht ihr Äußeres und achtet auch nicht auf das Äußere des Partners. Egal ob dick oder dünn, groß oder klein: Wichtig sind die inneren Werte! Für neue Kleider und wertvollen Schmuck hat sie überhaupt keinen Sinn, vielmehr liebt sie Sonderangebote und Praktisches zum Anziehen. Sie ist sparsam bis geizig, genießt auch die kleinen (und billigen) Dinge im Leben und hat keinerlei Motivation, mit anderen zu konkurrieren.

So unkompliziert das Kapha-Verhalten auf den ersten Blick auch erscheinen mag, wer mit solch einem Menschen viel Zeit verbringt, kennt seine Phasen der Trägheit, Sturheit und Einsiedelei. So ist es für einen Kapha-Typ schier unerträglich, ständig in Kommunikation und Austausch zu stehen. Er will seine Ruhe haben und zieht sich gerne von allen unangenehmen Herausforderungen oder Anstrengungen zurück. Dies kann für einen kommunikativen und aktiven Partner manchmal

Von Natur aus ist Pitta ein eher männlich dominiertes Dosha, das starke Rajas-Anteile in sich trägt. Pitta betont die maskulinen Persönlichkeitsanteile und offenbart sich in großem Ehrgeiz, Kämpfergeist und dynamischer Kraft.

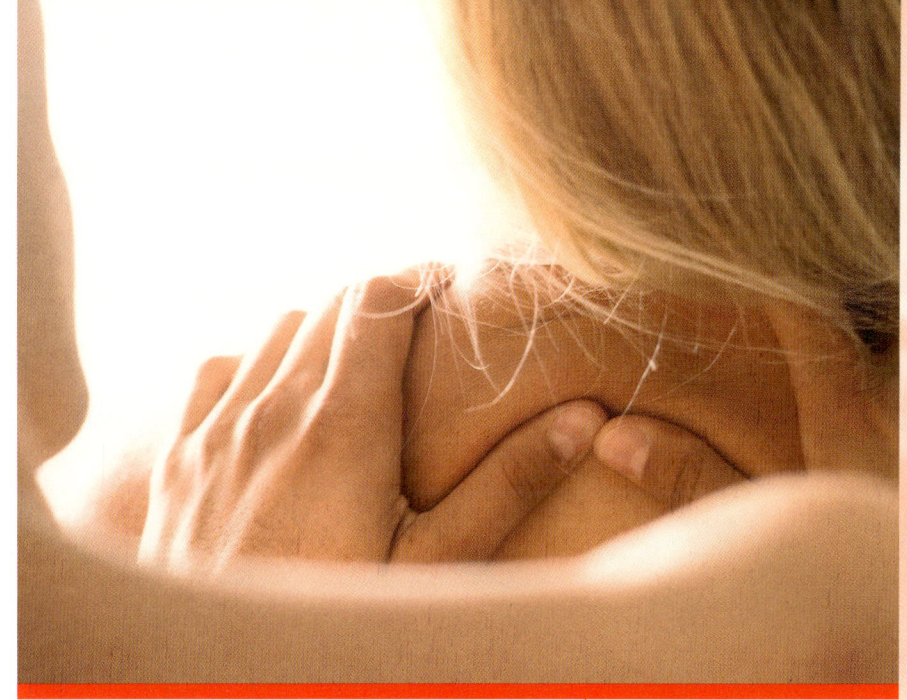

eine große Herausforderung darstellen und zu heftigen Auseinandersetzungen führen.

Auf der sexuellen Ebene erfreuen sich Kapha-Menschen eines guten Sexuallebens mit harmonischer und zärtlicher Ausprägung. Sie sind nicht so leicht zu stimulieren, erfahren und geben jedoch eine tiefe Liebe und seelische Erfüllung in der sexuellen Vereinigung. Ihre sexuelle Kraft ist stark und ausdauernd, und sie sind normalerweise bis ins hohe Alter sehr potent.

Kapha-Männer sind sehr stattliche, zärtliche und gemütvolle Persönlichkeiten. Ihre kräftige Gestalt, die sanften Augen und ihre freundliche Ausstrahlung schenken Vertrauen, Geborgenheit und heitere Gelassenheit. So ist ein Kapha-Mann ein sehr zärtlicher und zuvorkommender Lebensbegleiter, der seine Frau und Familie über alles liebt. Kapha-Männer können sehr gut mit starken und erfolgreichen Frauen zusammenleben, da sie keinen Neid kennen und voller Toleranz jedem seinen Platz lassen. Sie sind bereit, einen großen Teil der Hausarbeit und Kindererziehung zu übernehmen, damit ihre Frau auch jenseits davon Erfüllung finden kann.

Sehr empfindlich sind sie jedoch bei ständigen Veränderungswünschen, wenn die Partnerin dauernd an ihnen herumnörgelt oder sie erziehen will (sich das Rauchen abzugewöhnen, weniger zu essen, mehr Sport zu treiben). Dies treibt sie in den Widerstand und führt entweder zu emotionaler Entfremdung oder zu einer betont chauvinistischen Reaktion.

Kapha-Frauen sind sehr selbständig und praktisch veranlagt. Sie organisieren ihr eigenes Leben und das ihrer Familienmitglieder, Geschäftspartner und Ehemänner auf angenehmste und komfortable Weise. Allerdings benötigen sie auch Zeit für sich selbst und wehren sich gegen jede Art von Einmischung und Bevormundung. So brauchen sie einen Partner, der ihnen viel Freiheit und Entfaltungsmöglichkeiten einräumen kann und ihre weibliche Fülle mit allen Sinnen genießen und teilen möchte. Auch eine liebevoll angebrachte Motivation zur gemeinsamen Bewegung, zum Laufen, Radfahren und Schwimmen lernt die Kapha-Frau bald zu schätzen. Auf Druck und Stress reagiert sie mit einer defensiven Haltung, indem sie offene Auseinandersetzungen und Streitereien um jeden Preis vermeidet und sich in depressive und melancholische Stimmungen vergräbt. Nun verliert sie die Lust an jeder Form von Nähe, und emotionale, körperliche oder sexuelle Berührung ist ihr äußerst unangenehm.

Die größte Erfüllung für eine Kapha-Frau ist es, ihre mütterlichen und fürsorglichen Charaktereigenschaften zum Ausdruck zu bringen. Sie kann hervorragend mit ihren eigenen oder auch mit fremden Kindern umgehen und ist eine sehr herzliche und hilfsbereite Gastgeberin. Immer ist etwas Leckeres zu essen im Haus, und für die Sorgen und Wünsche von Freunden, Nachbarn und Familienmitgliedern hat sie immer ein offenes Ohr und Herz.

Die ayurvedischen Ölmassagen für Verjüngung und Schönheit fördern die positiven Kapha-Eigenschaften von Ruhe, Zufriedenheit und gesundheitlicher Stabilität. Als Partnermassage entführen sie uns aus der Hektik des Alltags in die zärtliche Nähe der liebevollen Zweisamkeit.

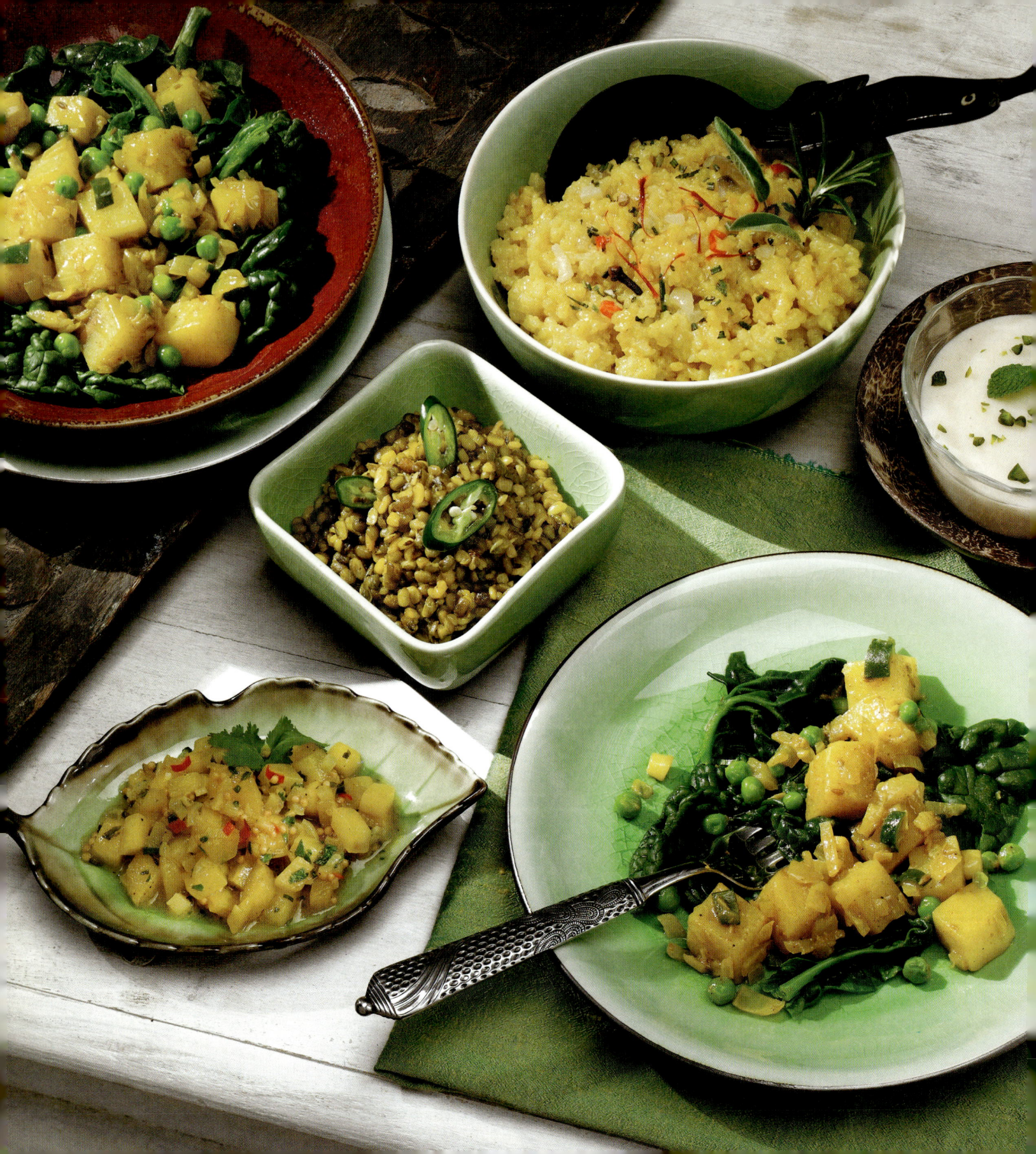

ERNÄHRUNG FÜR KÖRPER, GEIST UND SEELE

ALLEIN DURCH NAHRUNG
GEDEIHT DER MENSCH,
SCHLECHTE SPEISEN HINGEGEN
RUFEN KRANKHEITEN HERVOR.

*Caraka Samhita
1,25*

AHARA – DIE AYURVEDISCHE ERNÄHRUNG

WAS WIR ESSEN, HAT EINEN ELEMENTAREN EINFLUSS AUF UNSERE KÖRPERLICHE GESUNDHEIT, INNERE SCHÖNHEIT UND SEELISCHE ZUFRIEDENHEIT. DIE AYURVEDISCHE ERNÄHRUNG IST EIN GANZHEITLICHES SYSTEM, IN DEM KÖRPER, GEIST UND SEELE GEMÄSS DEN INDIVIDUELLEN BEDÜRFNISSEN MIT ALLEN NÄHR- UND VITALSTOFFEN VERSORGT WERDEN.

Eine gesunde Ernährung ist das Fundament für die persönliche Entwicklung, eine erfolgreiche Therapie und ein langes Leben. In der ayurvedischen Küche werden wohlschmeckende Speisen individuell auf den Stoffwechsel, die Konstitution und die Bedürfnisse des Einzelnen abgestimmt und schenken so Lebensfreude, Vitalität und Gesundheit mit jeder Mahlzeit.

Richtig zubereitete Mahlzeiten geben dem Körper alles, was er braucht. Gesunde Nahrung nährt die Körpergewebe und liefert wichtiges Baumaterial für deren Instandsetzung und Regeneration. Eine auf ayurvedischen Prinzipien basierende Ernährung verhindert zudem die Ansammlung von Abfallprodukten in den Geweben, die für das Altern verantwortlich sind.

Entsprechend unserer persönlichen Konstitution und Lebensweise neigen wir zu bestimmten Beschwerden und haben spezielle Eigenschaften und Vorlieben, welche sich in unserem Lebensstil und in unseren Ernährungsgewohnheiten widerspiegeln. Diese richtig zu interpretieren und liebevoll in Harmonie zu bringen, ist die Kunst der ganzheitlichen Ernährungslehre.

GESUND ESSEN: EIN FEST FÜR LEIB UND SEELE

Fast jeder Mensch in unserer Gesellschaft hat eine Idee von gesunder Ernährung. Viel Salat und Gemüse essen, ausreichend Flüssigkeit trinken und Kaffee, Alkohol und Fleisch reduzieren … Dass die praktische Umsetzung dieser Ideen oft scheitert, hängt mit der Überlastung des Terminkalenders und mit persönlicher Disziplin zusammen.

Wenn der Ayurveda von gesunder Nahrung spricht, sind die Kriterien dafür nicht Inhaltsstoffe wie Kohlenhydrate, Proteine, Fette, Vitamine und Mineralien. Die Ernährungsempfehlungen des Ayurveda orientieren sich an der individuellen Wirkung der Nahrung auf den Einzelnen, an dessen natürlicher Wahrnehmung, und sie sollen den Lebensgenuss und die Gesundheit auf ganzheitliche Weise fördern.

Gesundes Essen ist hier keine ärztlich verordnete Pflicht oder freudlose Körnerkauerei, sondern ein Fest für Leib und Seele. Die wohlschmeckenden und leicht zuzubereitenden Speisen werden optimal auf die persönlichen Bedürfnisse und die individuelle Konstitution abgestimmt und schenken dem Körper alle Aufbaustoffe, die er für seinen täglichen Regenerationsprozess braucht.

NAHRUNG FÜR DIE PSYCHE

Das emotionale Gleichgewicht hat großen Einfluss auf unsere tägliche Ernährung: Heißhungeranfälle, Fastfood und Süßigkeitenorgien haben ihre Ursache oft in mentalem Stress oder unbewältigten Problemen, die zuerst bearbeitet werden müssen, bevor eine ganzheitliche Ernährungsumstellung erfolgen kann. Die ganzheitliche Ernährungsweise des Ayurveda nährt die Psyche und schenkt emotionale Stärke und Harmonie. Jedes Essen ist nun ein Stück Lebenslust, und mit jeder Mahlzeit können Freude, Entspannung und Selbstzufriedenheit aufgenommen werden.

NAHRUNG ALS THERAPIE

Im Krankheitsfalle wirken die täglichen Speisen ausgleichend, heilend und stärkend. Sie helfen dem Körper, sich zu reinigen, indem sie einerseits keine weiteren Schlacken oder Giftstoffe zuführen und andererseits die Ausscheidung derselben fördern, weil sie den Stoffwechsel aktivieren.

Die richtige Nahrung dient deshalb als Grundlage für jede therapeutische Maßnahme. Denn ein bekömmliches und wohltuendes Essen wird schnell in die Körpergewebe (Dhatus) umgesetzt und stört die Doshas nicht. Alle Pflanzen und Nahrungsmittel, welche die Doshas stören oder von ihrem Platz vertreiben, werden als unbekömmlich angesehen und sollten – zumindest für eine gewisse Zeit – gemieden werden, da sonst die Gewebe geschwächt werden und sich toxische Substanzen ansammeln können.

INDIVIDUELL ABGESTIMMT

Das Besondere an der ayurvedischen Ernährungslehre ist, dass alle Nahrungsmittel unter Berücksichtigung der individuellen Konstitution und des Stoffwechsels ausgewählt und zusammengestellt werden. Zudem wird die Art und Zubereitung der Speisen auf die Essgewohnheiten des Kulturkreises, auf Klima und Jahreszeiten abgestimmt. Das heißt, dass es nicht »die typische Ayurveda-Ernährung« gibt, sondern dass sich jeder Mensch seine optimale Ernährungsform mit Hilfe der ayurvedischen Prinzipien zusammenstellen kann.

Die ayurvedische Ernährung ist weder eine indisch-vegetarische Kost, noch eine exotische Diät: Es sind alle Nahrungsmittel und Kochstile erlaubt, sofern sie die persönlichen Verträglichkeiten berücksichtigen. Entscheidend für eine angemessene Ernährungsweise sind die Doshas und das Agni sowie die Herkunft, Lebenstradition und der Lebensstil des Einzelnen.

DIE GRUNDREGELN DER ERNÄHRUNG

Seit über 15 Jahren arbeite ich nun intensiv mit der ayurvedischen Ernährung und Lebenskunde. Doch wenn meine Patienten und Ausbildungsteilnehmer mich fragen: »Was ist denn nun eigentlich die Ayurveda-Ernährung?«, dann finde ich es äußerst schwer, das umfassende System in zwei oder drei Sätzen zusammenzufassen.

Die ayurvedische Ernährung ist so vielseitig und differenziert, dass es einer umfassenden Erläuterung bedarf, um alle Aspekte zumindest ansatzweise zu beleuchten.

Zum einen orientieren sich die ayurvedischen Ernährungsregeln an den Funktionen des Stoffwechsels und der Verdauungsorgane. Unser Verdauungsfeuer (Agni) arbeitet nach einem übergeordneten Prinzip, ist aber individuell unterschiedlich ausgeprägt.

Zum anderen werden die täglichen Speisen auf die individuelle Konstitution (Prakriti) und deren Störungen (Vikriti) abgestimmt, was in den konstitutionsgerechten Ernährungsregeln des Ayurveda ausführlich erläutert wird (ab Seite 134).

DIE LEICHTE VERDAULICHKEIT VON SPEISEN

Ein wichtiges Kriterium der ayurvedischen Ernährung ist die leichte Verdaulichkeit der Speisen, denn immer dann, wenn die Speisen zu schwer sind, können sie nicht vollständig verdaut werden, und es entstehen Stoffwechselschlacken und toxische Substanzen (Ama).

Kennt man die Wirkung der einzelnen Lebensmittel auf die Doshas und auf die persönliche Konstitution, so weiß man, welche Lebensmittel in diesem Fall gut verdaulich sind und welche den Organismus stören können.

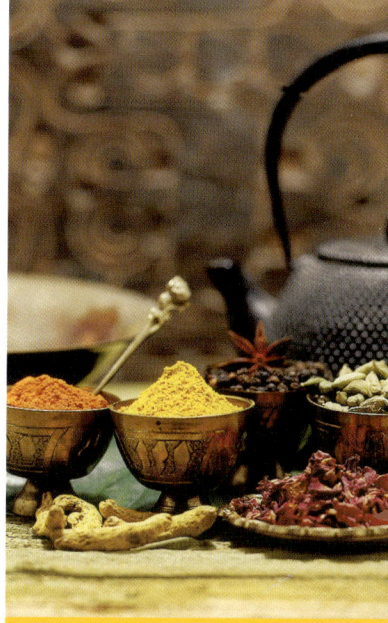

Die ayurvedische Küche liebt stoffwechselanregende Gewürze und Kräuter. Ingwer, Kreuzkümmel und Koriander verleihen den Speisen einen aromatischen Geschmack und verbessern die Verdauung.

➤ Um die Speisen möglichst gut zu verdauen, empfiehlt Ayurveda, *vernünftige Mengen* zu essen, und schlägt vor, für eine ideale Verdauung nur zwei Drittel des Magens zu füllen. Außerdem sollten wir immer erst dann etwas essen, wenn das Vorherige bereits verdaut wurde, und die dafür notwendige *Verdauungszeit* von etwa fünf Stunden nach einer Hauptmahlzeit einhalten.

➤ Im Ayurveda wird alles saftig und mit genügend *Flüssigkeit* zubereitet, denn das macht das Einspeicheln und die Resorption im oberen Verdauungstrakt sehr viel leichter. Sehr trockene oder schwere Nahrungsmittel (wie Fleisch oder Hülsenfrüchte) müssen also mit reichlich Flüssigkeit gekocht werden, um gut verdaut zu werden. Während des Essens große Flüssigkeitsmengen zu trinken, ist dagegen nicht empfehlenswert, da alle – vor allem kalten – Getränke unser Agni löschen und die Verdauungssäfte schwächen. Kleine Mengen warmen Wassers oder Tees während der Mahlzeit sind jedoch erlaubt.

➤ Kalte Nahrung wie *Salat und Rohkost* ist in der ayurvedischen Ernährung zwar ein wertvoller Lieferant an vitaler Lebensenergie (Prana), benötigt aber sehr viel mehr Verdauungshitze als bereits gekochte Speisen. Für ein schwaches Verdauungsfeuer ist es deshalb weniger empfehlenswert, zu viel kalte Speisen einzunehmen, und so werden diese im Krankheitsfalle minimiert.

➤ Die *Auswahl* der Nahrungsmittel ist grundsätzlich freigestellt, je nach persönlicher Konstitution wird jedoch manches besser vertragen als anderes. Um die Speisen leichter verdaulich zu machen und um den Stoffwechsel zu stärken, achtet Ayurveda vor allem auf die *richtige Kombination* von Nahrungsmitteln und auf die Zubereitung mit verdauungsfördernden *Gewürzen.* Diese beiden Aspekte stellen die Grundregeln der ayurvedischen Ernährung dar.

DIE RICHTIGE AUSWAHL DER NAHRUNGSMITTEL

Prinzipiell sind im Ayurveda alle Nahrungsmittel mehr oder weniger erlaubt. Man muss nur wissen, für welche Konstitution, welchen Stoffwechsel und zu welcher Zeit am Tag oder im Jahr sie am bekömmlichsten sind. Trotz allem gibt es einige Nahrungsmittel, die zwar zum heutigen Lebensstil wie selbstverständlich dazugehören, gemäß der ayurvedischen Literatur jedoch der Gesundheit eher abträglich sind. Daher sollte ihr Verzehr minimiert werden, und ernsthaft kranke Menschen sollten ganz darauf verzichten.

➤ So werden zum Beispiel *Tomaten* in der mediterranen Küche heiß geliebt, doch Ayurveda rät vom übermäßigen Genuss der Tomate ab. Denn leider hat sie Eigenschaften, die alle drei Doshas aus dem Gleichgewicht bringen, die Srotas blockieren und viele Krankheitsprozesse (zum Beispiel Rheuma, Arthrose, Hautkrankheiten) verschlimmern können.

➤ Auch *Pilze* sind ein weniger empfehlenswertes Gemüse, da sie alle drei Doshas erhöhen und Stoffwechselschlacken (Ama) erzeugen.

➤ Als besonders schwer verdaulich gelten auch *Schafskäse und Schafsjoghurt.* Aufgrund ihres hohen Fettgehalts und der damit verbundenen Eigenschaft von Schwere benötigen sie ein außergewöhnlich starkes Agni, um ohne toxische Rückstände verdaut zu werden. Und dies gilt nicht nur für Produkte aus Schafsmilch, auch Käse, Joghurt und andere *Milchprodukte aus Kuhmilch* sind schwer verdaulich und wirken extrem Srota-blockierend. Aus diesem Grunde werden sie immer zusammen mit speziellen Gewürzen (Kreuzkümmel, Chili, Ingwer) zubereitet und auf keinen Fall am Abend gegessen.

➤ Die ayurvedische Ernährung ist nicht automatisch vegetarisch, jedoch gilt es als nicht empfeh-

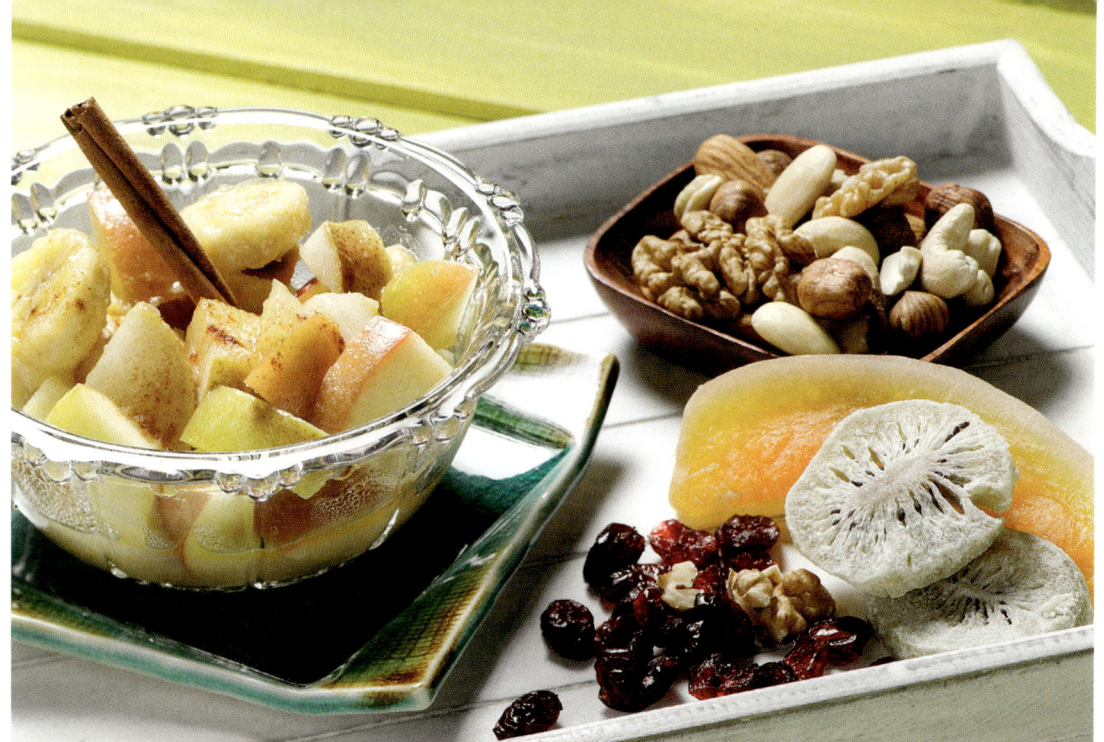

Frische Früchte werden im Ayurveda grundsätzlich allein (als Zwischenmahlzeit) gegessen. Optimal können sie zwischen 10.00 und 15.00 Uhr verdaut werden. Gedünstete Früchte dürfen auch in den frühen Morgenstunden und gemeinsam mit anderen Speisen genossen werden. Trockenfrüchte sind vormittags ideal als Pausen-Snack. Nachmittags sollte man sie nur eingeweicht essen, da sonst Vata erhöht wird.

lenswert, übermäßig viel *Fleisch* zu essen. In der traditionellen Ayurveda-Ernährung, wie sie heute zum großen Teil in Indien praktiziert wird, sollen tierische Eiweiße möglichst gemieden werden, da sie sich negativ auf die geistig-spirituelle Entwicklung des Menschen auswirken und das sattvische Gleichgewicht (Seite 55) stören können. Andererseits schreiben die klassischen Schriften dem mäßigen Genuss von Fleisch und Eiern viele aufbauende Heilwirkungen zu.

Meiner Erfahrung nach ist es für Menschen, die hart arbeiten und einen starken Energieumsatz haben, nicht empfehlenswert, auf tierisches Eiweiß ganz zu verzichten. Sollten Sie dies aus ethischen Gründen trotzdem tun, so ist es ungeheuer wichtig, täglich Hülsenfrüchte, Nüsse und hochwertige Fette zu essen, da Obst, Gemüse und Salat allein keine ausreichende Nahrungsgrundlage sind. Wer tierische Eiweiße maßvoll in seinen Speiseplan einbauen möchte, sollte maximal 1- bis 2-mal pro Woche etwas Geflügel, Fisch oder Ei in der richtigen Kombination und mit verdauungsstärkenden Gewürzen genießen.

DIE RICHTIGE KOMBINATION

Die richtige Zusammenstellung der Nahrungsmittel ist ein wertvoller Beitrag zur Gesundheit und unterstützt das Verdauungssystem darin, die Nahrung vollständig aufzuschlüsseln. Denn nicht alles kann gleich gut miteinander verwertet werden.

Bei der Einteilung der Nahrungsmittel orientiert sich Ayurveda nicht an der biochemischen Zusammensetzung der Speisen, sondern legt die Priorität auf die Verwertung der Nahrung. Die alten Schriften betonen ausdrücklich, die größte Gefahr einer gesundheitsschädlichen Ernährung liege in der falschen Kombination von Nahrungsmitteln. So dürfen beispielsweise tierische Eiweiße wie Fleisch, Fisch, Eier oder Milch keinesfalls miteinander kombiniert werden, sonst entstehen unweigerlich toxische Stoffwechselschlacken (Ama), die den Organismus stark belasten.

Essen Sie frische Früchte nur allein

➤ Obst ist ein sehr schnell verdauliches Nahrungsmittel, das aber – falsch zubereitet – zu starken

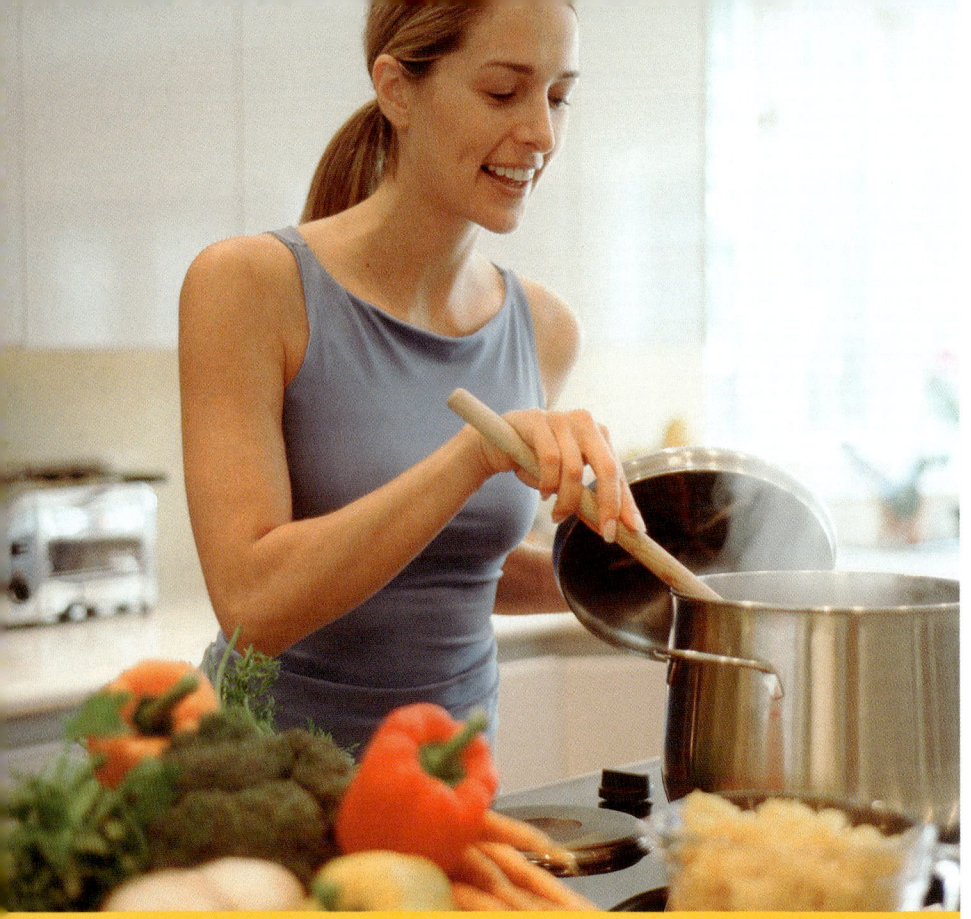

Durch das Kochen offenbart sich die Seele der Nahrung. Laut Ayurveda sind gekochte oder kurz erhitzte Nahrungsmittel grundsätzlich leichter verdaulich als rohe Nahrungsmittel.

Gärungs- und Fäulnisprozessen im Verdauungstrakt führen kann. Deshalb sollten *rohe Früchte* nur allein gegessen und nicht mit Milch, Getreide oder anderen festen Nahrungsmitteln kombiniert werden. Die *Melone* nimmt durch ihren hohen Wassergehalt sogar unter den Früchten eine Sonderstellung ein und sollte grundsätzlich nur mit anderen Melonen kombiniert werden.

➤ Gedünstete Früchte und Trockenobst haben eine andere Wirkung als rohes Obst und dürfen zusammen mit Getreide, Gemüse und Nüssen gegessen werden.

➤ Obst hat eine kurze Verdauungszeit von etwa einer Stunde. Damit eignet es sich hervorragend als Zwischenmahlzeit am Vormittag oder frühen Nachmittag. Ab 16.00 Uhr sollten jedoch keine rohen Früchte (und kein rohes Gemüse) mehr verzehrt werden.

Kombinieren Sie Milch nicht mit anderen Nahrungsmitteln

Milch ist eines der wertvollsten, aber am schwersten verdaulichen Nahrungsmittel. Im Ayurveda wird sie als wirkungsvolles Therapeutikum zur körperlichen und geistigen Stärkung eingesetzt.

➤ Um die Milch vollständig verdauen zu können, ist es notwendig, auf eine gute *Qualität* zu achten: Empfehlenswert ist unbehandelte Vorzugsmilch oder nicht-homogenisierte Biomilch (finden Sie in Naturkostläden und Reformhäusern).

➤ Vermeiden Sie alle falschen *Kombinationen.* Besonders schädlich: Milch mit sauren Speisen wie Zitrusfrüchten und Beeren sowie mit tierischen Eiweißen wie Fisch, Fleisch oder Eiern.

Bei der aufbauenden Rasayana-Ernährung darf Milch ausnahmsweise mit basischen und süßen Nahrungsmitteln wie Reis, Grieß oder Trockenfrüchten gegessen werden, um Auszehrung, Untergewicht und Energieverlust auszugleichen.

➤ Am besten verdaulich ist eine warme Milch als Frühstück mit verdauungsanregenden Gewürzen (wie Ingwer, Kurkuma und Kardamom) oder vor dem Schlafengehen mit beruhigenden Gewürzen (wie Muskat, Safran, Kardamom; Rezept Seite 80). Geschäumte Milch ist leichter verträglich.

➤ Um Kapha nicht übermäßig zu erhöhen, sollten Sie höchstens 250 ml Milch pro Tag trinken, am besten mit Ingwer gewürzt. Milch in Kaffee oder Schwarztee wird leichter, darf aber auch so nicht mit tierischem Eiweiß kombiniert werden.

➤ *Milchprodukte* sind von der Qualität her sauer (nicht süß wie Milch), zählen zur Eiweiß-Gruppe und werden dementsprechend kombiniert.

Trennen Sie Eiweiß und Kohlenhydrate

Wir entscheiden uns in der ayurvedischen Ernährung immer, ob wir eine eiweißhaltige oder kohlenhydrat-dominierte Mahlzeit essen wollen.

➤ Wenn wir uns für Eiweiß in Form von *Fleisch, Fisch, Eiern oder Milchprodukten* entscheiden, so werden diese ausschließlich mit Gemüse, Salat, Reis und etwas Fett kombiniert.

➤ Alle süßen und stärkenden Nahrungsmittel wie *Getreide, Teigwaren, Kartoffeln, Süßigkeiten, Milch und Öle* sollten nicht gemeinsam mit Eiweißreichem verzehrt werden, können aber hervorragend mit Hülsenfrüchten, Gemüse und Salat verdaut werden.

➤ Die Eiweiße werden auch untereinander nicht gemischt, das heißt wir essen Fisch *oder* Fleisch *oder* Eier *oder* Milchprodukte.

➤ *Reis* kann wegen seiner besonders leichten Verdaulichkeit zu allen Speisen gegessen werden.

In diesem Sinne sind typische Gerichte wie gebratener Fisch mit Kartoffeln, Spaghetti Bolognese oder Käsebrot mit Apfel nicht empfehlenswert. Stattdessen würden wir aus ayurvedischer Sicht Fisch mit Reis und Gemüse, Spaghetti mit Pesto und ein Brot mit vegetarischem Aufstrich und Rohkost empfehlen.

➤ Die Kombinationen der vegetarischen Ayurveda-Küche sind überaus vielseitig. Wenn wir Fleisch, Fisch und Eier weglassen und vor allem *Hülsenfrüchte* als Eiweißquelle nutzen, sind alle Kombinationsmöglichkeiten erlaubt. Wir können nun große Ayurveda-Menüs mit allen Arten von Gemüse, Getreide, Hülsenfrüchten, Fetten, Nüssen, Trockenfrüchten, Salaten und Süßspeisen zusammenstellen.

Meiden Sie besonders unverträgliche Nahrungsmittelkombinationen

Es gibt im Ayurveda einige Ausnahmefälle und spezielle Nahrungsmittelkombinationen, die als besonders schädlich angesehen werden. Sie sind eine starke Belastung für das Verdauungsfeuer (Agni) und erzeugen Ama.

➤ Eier mit Milch, Joghurt, Melone, Käse, Früchten und Kartoffeln.

➤ Milch mit Fisch, sauren Früchten, Rettich oder Wassermelone.

➤ Honig und Ghee zu gleichen Teilen.

➤ Kalte Getränke mit fettigem Essen.

➤ Kalte Speisen mit sehr heißen Speisen (zum Beispiel Eis mit heißen Beerenfrüchten).

KOCHEN MIT VERDAUUNGSFÖRDERNDEN GEWÜRZEN

Die ayurvedische Küche ist bekannt für ihre leckeren Zubereitungen mit aromatischen Gewürzen und Kräutern.

➤ Mit Hilfe von verdauungsfördernden Gewürzen wie Ingwer, Kreuzkümmel, Koriander, Chili und Senfsamen (Seite 142) wird das Verdauungssystem angeregt.

➤ Ebenso kennt die ayurvedische Ernährungslehre spezielle Gewürze zum Ausgleich der Doshas, die einen wichtigen Schwerpunkt in der konstitutionsgerechten Ayurveda-Ernährung bilden (ab Seite 134).

IN RUHE UND INNERER ACHTSAMKEIT ESSEN

Für eine gute Verdauung ist es äußerst wichtig, dass die Nahrung in innerer Ruhe und Entspannung eingenommen wird. Denn die Voraussetzung für aktive Verdauungsorgane ist ein entspanntes Nervensystem. Befinden wir uns während des Essens in Stress und Zeitdruck, so bleiben die Nahrungssubstanzen unweigerlich in unverdautem Zustand liegen und bilden Stoffwechselschlacken (Ama).

➤ Ein kleines Gebet vor dem Essen und das Ruhen nach dem Essen (ohne zu schlafen) machen die positive Lebensenergie der Nahrung für Körper, Geist und Psyche zugänglich.

Im Ayurveda werden Kuchen und Desserts ohne Eier zubereitet, da sich Eier und Mehl nicht gut vertragen. Als Ei-Ersatz kann sehr gut gekochter Leinsamenschleim (1 EL Leinsamen mit 6 EL Wasser kurz aufkochen) oder mehr Ghee verwendet werden.

PRAKTISCHE ERNÄHRUNGSEMPFEHLUNGEN

➤ Versuchen Sie, in einem regelmäßigen Rhythmus zu essen, am besten drei Mahlzeiten am Tag, immer zur gleichen Zeit. Das gleicht Vata in Ihrem Körper aus. Mittags sollte die Hauptmahlzeit stattfinden.

➤ Essen Sie erst wieder etwas, wenn die vorhergehende Mahlzeit vollständig verdaut ist.

➤ Bereiten Sie Ihre Speisen mit Liebe und Sorgfalt zu! Das verstärkt die energiespendende Wirkung der Nahrung und harmonisiert Vata.

➤ Essen Sie vielseitig und abwechslungsreich, um Ihrem Körper alles zuzuführen, was er benötigt, um sich immer wieder zu erneuern. Auch alle sechs Geschmacksrichtungen sollten ausgewogen vertreten sein (Seite 129).

➤ Bevorzugen Sie immer frisches Obst und Gemüse, denn sie enthalten die meisten Vitamine und Mineralstoffe. Wenn Ihnen frisches Obst und Gemüse mal nicht zur Verfügung steht, weichen Sie auf getrocknete Lebensmittel aus. Reis und Weizen hingegen sollten vor dem Verzehr mindestens ein Jahr lang gelagert werden.

➤ Essen Sie mindestens zwei Drittel Ihrer Nahrung im gekochten Zustand, um Ihr Agni zu stärken.

➤ Achten Sie darauf, jeden Bissen gründlich zu kauen und einzuspeicheln. Das ist Voraussetzung für die vollständige Verwertung der Nahrung und für eine problemlose Verdauung.

➤ Essen Sie langsam und in Ruhe. Das stärkt die Verdauungs- und Resorptionskraft. Eine kleine Ruhepause nach dem Essen ist besonders gut für Vata.

➤ Essen Sie die Lebensmittel in der richtigen Kombination. Der Körper kann immer nur bestimmte Lebensmittel zusammen verdauen und verwerten (Seite 125).

➤ Vermeiden Sie es, sehr süße und saure Speisen zusammen zu essen.

➤ Überladen Sie Ihren Magen nicht. Ist der Magen über zwei Drittel gefüllt, werden Pitta und Agni geschwächt, und die Verdauung wird schwer und träge. Auch von bestimmten Lebensmitteln wie allen tierischen Eiweißen, Sahne, Nüssen und Fetten sollte man nicht zu viel auf einmal essen.

➤ Ergänzen Sie Ihre Speisen mit verdauungsfördernden Gewürzen (Seite 142). Trinken Sie vor der Hauptmahlzeit einen Agni-Trunk als Aperitif (Seite 133).

➤ Trinken Sie nicht oder nur wenig während der Mahlzeiten, um die Verdauungssäfte nicht zu verdünnen.

➤ Trinken Sie genügend stilles Quellwasser regelmäßig über den Tag verteilt, und achten Sie darauf, dass es nicht zu kalt ist. Abgekochtes Wasser wirkt besonders ausleitend und sollte bevorzugt getrunken werden. Die optimale Trinkmenge wird im Ayurveda mit folgender »Aqua-Formel« errechnet: Körpergewicht x 0,03 Liter.

RASA – DIE SECHS GESCHMACKSRICHTUNGEN

DIE BISHER BESPROCHENEN ERNÄHRUNGS-EMPFEHLUNGEN BILDEN EINE ALLGEMEINE GRUNDLAGE DER GESUNDEN UND VITAL-STOFFSPENDENDEN AYURVEDISCHEN ERNÄH-RUNG. MIT RASA – DEM GESCHMACK – BEGINNT NUN DIE INDIVIDUELLE ERNÄH-RUNGSTHERAPIE.

Mit dem Einsatz der richtigen Geschmacksrichtung (Rasa) kann jede Mahlzeit individuell auf die Konstitution und die persönlichen Bedürfnisse abgestimmt werden. In der typgerechten Ayurveda-Küche werden Gewürze, Gemüse und Früchte nach ihrem spezifischen Geschmack ausgewählt und individuell zubereitet. Auf diese Weise nutzen wir die tägliche Ernährung als Heilmittel und Ausgleichstherapie für die körperliche und geistige Gesundheit.

DIREKTE WIRKUNG AUF DOSHAS UND AGNI

In der ayurvedischen Ernährungstherapie sprechen wir von sechs Geschmacksrichtungen (Rasas), in die alle Nahrungsmittel, Kräuter und Gewürze eingeteilt werden. Jeder Geschmack verfügt über spezielle Qualitäten und Heilwirkungen, deren Eigenschaften direkt auf die Doshas und das Verdauungssystem einwirken.

Die einzelnen Geschmacksrichtungen heißen süß, sauer, salzig, scharf, bitter und zusammenziehend/herb und können jeweils die Doshas erhöhen oder senken sowie das Agni anregen oder schwächen. Somit ist der bewusste Einsatz der ver-

schiedenen Geschmacksrichtungen eine der wichtigsten Maßnahmen der konstitutionsgerechten Ernährung und Pflanzentherapie (Seite 134/182).

DIE EMOTIONALE WIRKUNG

Die Geschmacksrichtungen haben nicht nur einen großen Einfluss auf die Bekömmlichkeit und Verstoffwechselung der Nahrung, sondern steuern auch unmittelbar unsere Stimmungslage und Gefühlswelt. Sprichwörter wie »sauer macht lustig« oder »sich das Leben versüßen« geben eine Ahnung davon, wie die Geschmacksrichtungen auf der emotionalen Ebene wirken können.

In der Ernährungstherapie werden die Geschmacksrichtungen sehr differenziert auf die physische und psychische Konstitution und deren Störungen abgestimmt. Dies kann in der Praxis bedeuten, dass zum Beispiel eine Person aufgrund ihrer körperlichen Kapha-Eigenschaften viele bittere Gemüse, gedünstete Blattsalate und herbe Kräuter zu sich nehmen sollte. Wenn nun aber zusätzlich noch ein mentaler Vata-Überschuss vorliegt, der sich in innerer Unruhe, Ängsten und einem labilen Nervensystem zeigt, so müssen die bitteren und zusammenziehenden Nahrungsmittel unbedingt mit dem süßen Geschmack ausgeglichen werden. Der bittere und herbe Geschmack würde auf der psychischen Ebene die Ängste und die emotionale Labilität verstärken. Es sollten nun alle Salate, Blattgemüse und bitteren Substanzen mit etwas Honig und süßlichen Gewürzen wie Kardamom, Zimt, Muskat abgeschmeckt werden.

WENN DIE SECHS GESCHMÄCKER (RASA) IN RICHTIGER QUALITÄT GEBRAUCHT WERDEN, SIND SIE WOHLTUEND FÜR DIE LEBEWESEN, ANDERNFALLS SIND SIE SCHÄDLICH. DESHALB SOLLTE EIN BESONNENER MENSCH SIE IN DER RICHTIGEN QUALITÄT GEBRAUCHEN.

Caraka Samhita

DIE SECHS GESCHMACKSRICHTUNGEN

Geschmack (Rasa)	Element (Mahabutha)	Eigenschaft (Guna)	Wirkung auf die Doshas + erhöhend − vermindernd	Nahrungsmittel-gruppe	Besonders ausgeprägte Nahrungsmittel	Ausnahmen
süß	Erde, Wasser	schwer, feucht, kalt	V−, P−, K+	Alle Grundnahrungs-mittel wie Getreide, Nüsse, Fette und Hülsenfrüchte. Ebenso süße Früchte, Trockenfrüchte, Wurzelgemüse und Süßmittel	Weizen, Milch, Mandeln, Mango, Datteln, Karotte, Kartoffel, Zucker	Honig schmeckt süß und wird scharf verdaut. Damit ist er das beste Süß-mittel für Kapha
sauer	Feuer, Erde	heiß, feucht, leicht	V−, P+, K+	Zitrusfrüchte, Milchprodukte, Essig, Alkohol, Kaffee	Joghurt, Käse, Essig, Tomaten, Ananas, Rhabarber	Granatäpfel schmecken sauer, werden aber süß verdaut
salzig	Feuer, Wasser	schwer, heiß, ölig	V−, P+, K+	Meersalz, Steinsalz	Meersalz, Steinsalz	Steinsalz hat einen scharfen Geschmack nach der Verdauung, macht daher leicht und bindet kein Wasser im Gewebe
scharf	Feuer, Luft	leicht, heiß, trocken	V+, P+, K−	scharfe Gewürze, Radieschen, Rettich, Meerrettich	Chili, Pfeffer	Ingwer und Knob-lauch schmecken scharf, wirken jedoch beruhigend
bitter	Äther, Luft	leicht, kalt, trocken	V+, P−, K−	Blattgemüse, Küchen-und Heil-kräuter, Gewürze	Spinat, Chicorée, Endivien, Bockshornklee, Kurkuma	frischer Koriander schmeckt bitter, wirkt aber süß und erwärmend
herb/ zusammen-ziehend	Äther, Erde	schwer, kalt, trocken	V+, P−, K−	Heilkräuter und Gewürze	Hing, Aloe vera, Rhabarber	unreife Früchte schmecken oft un-angenehm herb

ESSEN ALS EMOTIONALER AUSGLEICH

Wenn wir von Mangelerscheinungen oder Sehnsüchten geplagt werden, wünschen wir uns oft bestimmte Geschmacks- und Energieträger, um das innere Gleichgewicht wiederherzustellen. Solange sich unsere Konstitution grundsätzlich in einem gesunden und ausgeglichenen Zustand befindet, können wir uns tatsächlich auf diese Weise in innere Harmonie versetzen. Sind wir zum Beispiel hektisch und nervös, so bevorzugen wir süße Speisen, die uns entspannen und erden; bei Müdigkeit und Antriebslosigkeit wiederum werden scharfe und saure Substanzen bevorzugt, denn diese schenken uns nun Energie, Tatkraft und Leichtigkeit.

Die einseitige Affinität zu bestimmten Geschmacksrichtungen kann allerdings auch das Zeichen von psychischen Störungen und unbewältigten Problemen sein. So unterdrücken unglückliche, frustrierte und einsame Menschen ihren Schmerz gerne durch den übermäßigen Konsum von Süßigkeiten. Innerlich schwache, zweifelnde und energielose Persönlichkeiten versuchen, sich Mut und Stärke durch scharfe und saure Substanzen (zum Beispiel Alkohol) anzueignen.

HILFE BEI HEISSHUNGER

Heißhungerattacken oder Essstörungen hängen oft mit emotionalen Störungen und den damit verbundenen Geschmacksvorlieben zusammen.

Vielen meiner essgestörten Patientinnen ist es gelungen, mit Hilfe der ausgewogenen Mischung des Geschmacks zu einer normalen und gesunden Ernährungsform zurückzufinden und exzesshafte Ess- und Verhaltensstörungen bereits im Vorfeld einzudämmen. Sind alle sechs Geschmacksrichtungen in unserer Nahrung im ausgeglichenen Maße vorhanden, so wirken die Speisen automatisch besänftigend und harmonisierend auf das geistige und emotionale Gleichgewicht.

Um die psychische Wirkung der Geschmacksrichtungen zu nutzen, ist es wichtig, die richtige Menge entsprechend der Konstitution und dem Stoffwechsel zu dosieren. Essen wir zu viel von einem Geschmack, so schlagen sehr schnell seine negativen Wirkungen durch, nehmen wir hingegen zu wenig, kann sich die Wirkung zum Teil nicht entfalten.

Einige ayurvedische Gewürze wirken direkt auf das Hormonsystem und den Gefühlshaushalt ein, und dies können wir uns in der Ernährungstherapie zunutze machen. So regt zum Beispiel Chili die Produktion der gleichen Glückshormone an wie Schokolade (Seite 142). Wer also seinen Liebeskummer und seine Einsamkeit immer mit Schokolade überfuttert, sollte täglich 1/4 TL Chili in die Speisen geben. Es wirkt sofort!

Sollten Sie eine starke Ablehnung gegen einen bestimmten Geschmack verspüren, so ist dies häufig ein natürliches Signal des Körpers, dass er durch diesen speziellen Geschmack in ein Dosha-Ungleichgewicht geraten würde. Vertrauen Sie auf Ihren Appetit als besten Indikator für Ihre Gesundheit!

EMOTIONALE WIRKUNG DES GESCHMACKS

Geschmack (Rasa)	Positive Gefühle	Negative Gefühle
süß	Liebe, Freude, Zufriedenheit, Zärtlichkeit	Schwere, Anhaftung, Gier, Trägheit, Antriebslosigkeit
sauer	anregend, aktivierend, schenkt Leichtigkeit und Kreativität	Reizbarkeit, Nervosität, Panik
salzig	entspannend, schenkt Sicherheit, Stabilität und Stärke, nervenberuhigend	Trägheit, Gefühllosigkeit, Anhaftigkeit und Schwere
scharf	Tatendrang, Leistungsstärke, Willenskraft und Euphorie	Aggressionen, Hass, Zerstörungswut
bitter	Leichtigkeit, Freiheit, Kreativität, Spontanität	Ängste, Furcht, Unsicherheit, Labilität
herb/ zusammen- ziehend	spirituelle Öffnung, Feinfühligkeit, geistige Kraft	kann Psychosen, Neurosen und andere geistige Krankheiten verstärken

ERNÄHRUNG, DIE DEN STOFF-WECHSEL (AGNI) AUSGLEICHT

DER GRUNDSATZ DER AYURVEDISCHEN ER-NÄHRUNGSLEHRE LAUTET: DU BIST DAS, WAS DU VERDAUST. SO ENTSCHEIDEN DIE VERSCHIEDENEN FUNKTIONSWEISEN DES VERDAUUNGSFEUERS ÜBER DIE VERTRÄG-LICHKEIT UND VERWERTUNG DER SPEISEN.

SO GLEICHEN SIE AGNI AUS

➤ *Essen Sie vorwiegend gekochte Nahrung, und verzichten Sie auf kalte und trockene Nahrungsmittel.*

➤ *Verwenden Sie Agni-anregende Gewürze wie Ingwer, Kreuzkümmel, Pfeffer, Chili, Hing, Senfsamen, Bockshornkleesamen und Galgant.*

➤ *Überlasten Sie den Magen nicht. Optimal ist es, wenn Sie ihn bei einer Mahlzeit zu drei Viertel füllen und ein Viertel frei bleibt für eine aktive Verdauung.*

➤ *Nehmen Sie sich die Zeit, alles gründlich zu kauen und einzuspeicheln.*

➤ *Trinken Sie während des Essens keine kalten Getränke.*

➤ *Kurzzeitiges Fasten (zum Beispiel eine Mahlzeit ausfallen lassen oder ein Fastentag) stärkt Agni.*

➤ *Trinken Sie morgens 1 bis 2 Tassen Ingwerwasser (Rezept Seite 145).*

➤ *Essen Sie im regelmäßigen Rhythmus, beachten Sie die Verdauungszeit.*

➤ *Das vermehrte Schlucken von Speichel vor dem Essen verstärkt die Bil-dung von Verdauungsenzymen.*

➤ *Machen Sie Atemübungen oder ein anregendes Bewegungsprogramm vor dem Essen zur Gewohnheit.*

➤ *Gönnen Sie sich öfter mal einen Saunagang oder eine Schwitzkur.*

Je nachdem, ob ein Mensch über ein starkes, schwaches oder schwankendes Agni verfügt, wird seine optimale Ernährungsweise zusammenge-stellt. Die Beschaffenheit des Agni hängt von der Dominanz der Doshas in uns ab und wird mit einer konstitutionsbezogenen Ernährung automa-tisch ausgeglichen. So haben Menschen mit einem hohen Vata-Anteil meist ein schwankendes und labiles Agni, Kapha-Menschen ein stabiles, aber kleines Agni und Pitta-Typen ein recht starkes und oft überhitztes Verdauungsfeuer.

Generell wird Agni im Körper von Pitta erzeugt und hilft uns, die in der Nahrung enthaltene Le-bensenergie freizusetzen und dem Organismus verfügbar zu machen.

DAS FEUER SCHÜREN

Der Stoffwechsel (Agni) stellt den Körpergeweben alle Nährstoffe zur Verfügung, Toxine werden aus-geschieden, der Geist wird klar und diszipliniert. Ein ausgeglichenes Verdauungsfeuer verleiht dem gesamten Körper eine frische, vitale und schöne Ausstrahlung.

Damit Agni im richtigen Maße entstehen kann, ist wiederum ein Gleichgewicht zwischen den Doshas erforderlich. Ist dieses Gleichgewicht nicht vorhanden, wird entweder zu wenig Agni erzeugt, so dass selbst die edelsten Speisen den Verdau-ungstrakt nahezu ungenutzt passieren; oder es entsteht zu viel Agni, was ständigen Hunger und Unausgeglichenheit zur Folge hat.

Befinden sich die Doshas für längere Zeit in Disharmonie, so resultiert daraus immer eine

Schwäche von Agni. Die Verdauungseffizienz ist stark vermindert, die Aufnahme von Nahrung und die Energiegewinnung sind eingeschränkt, und toxische Ablagerungen werden in die Körpergewebe eingelagert.

Wird nun der Stoffwechsel durch anregende und heiße Substanzen wie Chili, Ingwer oder Pfeffer verstärkt, findet eine intensive Entschlackung des Verdauungstrakts und der Körpergewebe statt, toxische Substanzen (Ama) werden abgebaut. Genauso wirkungsvoll sind Schwitzkuren und kurzzeitiges Fasten.

Um Agni grundlegend zu stärken, helfen vor allem enzymreiche Nahrungsmittel wie bittere Blattgemüse, Salate und scharfe Gewürze. Auch die harmonische Zusammenstellung der Speisen und das Einhalten der nötigen Verdauungszeiten sind für ein schwaches Agni wesentliche Voraussetzungen, um die Nahrung ausreichend zu verwerten. Sehr wirkungsvoll ist folgender »Aperitif«:

Agni-Trunk – der Verdauungsaperitif

In der ayurvedischen Küche wird gerne als Auftakt einer Mahlzeit ein verdauungsfördernder Agni-Trunk gereicht.

Dazu benötigt man pro Person:

50 ml Wasser · 1 große Scheibe frischen Ingwer · 5 Pfefferkörner · 1/4 TL Kreuzkümmelsamen · 1 Msp. Steinsalz · 1/4 TL Vollrohrzucker

➤ Alles zusammen aufkochen und etwa 5 Minuten lang köcheln lassen. Dann etwas abkühlen lassen und in kleinen Schlucken lauwarm trinken.

Agni-anregende Atemübungen

Wenn wir den ganzen Tag einer sitzenden Tätigkeit nachgegangen sind, ist unser Agni stark geschwächt und häufig nicht in der Lage, ein großes und/oder schweres Essen zu verdauen. Sehr hilf-

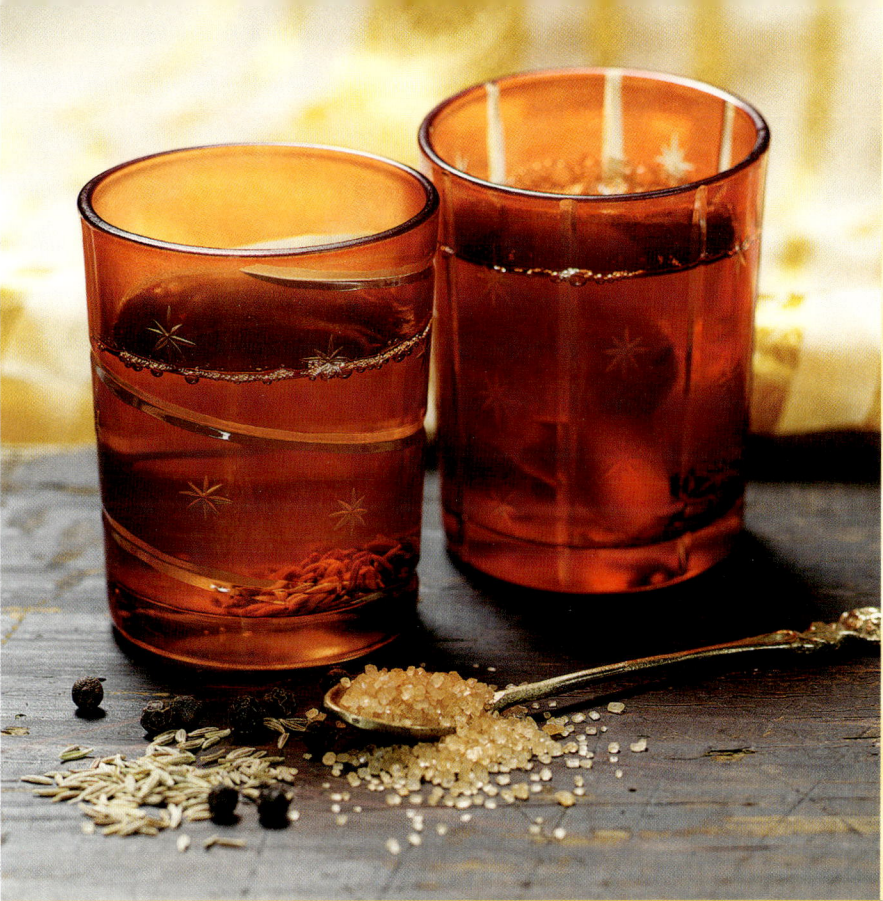

reich ist es, sich vor den Hauptmahlzeiten ein bisschen Luft und Bewegung zu verschaffen.

➤ Oft genügt schon ein kleiner Spaziergang im Freien, oder es helfen einige tiefe Atemzüge, während Sie kräftig mit den Armen kreisen und die Schultern lockern.

Eine sehr schöne und intensive Übung, um Agni anzuregen, ist die »Lokomotive«:

➤ Stellen Sie sich aufrecht hin, atmen Sie tief und schnell ein und aus. Ballen Sie die Hände zu Fäusten, und ziehen Sie die Fäuste im Rhythmus des Atems zur Brust. Gleichzeitig schwingen Sie die Fersen abwechselnd zum Gesäß, so dass Sie auf der Stelle laufen, rhythmisch und schnaufend wie eine Lokomotive.

2 bis 3 Minuten dieser dynamischen Übungen genügen, um Sie so richtig in Fahrt zu bringen und Ihr inneres (Verdauungs-)Feuer anzuwerfen.

Appetitlosigkeit, Müdigkeit, Völlegefühl und Blähungen sind typisch für ein zu schwaches Agni. Hier hilft der Agni-Trunk als feuriger Stoffwechselanreger. Sodbrennen, Heißhunger und Durchfall hingegen lassen auf ein überaktives Verdauungsfeuer schließen. Zur Beruhigung empfiehlt Ayurveda einen lauwarmen Kardamom-Fenchel-Tee mit etwas Kandiszucker vor dem Essen.

TYPGERECHT ESSEN

DIE ERNÄHRUNG WIRD IM AYURVEDA AUF DIE KÖRPERLICHE UND PSYCHISCHE KONSTITUTIONSAUSPRÄGUNG SOWIE AUF DIE INDIVIDUELLE STOFFWECHSELFUNKTION ABGESTIMMT. DIE PERSÖNLICHE LEBENSWEISE UND BELASTUNGSSITUATIONEN IM ALLTAG SPIELEN EBENFALLS EINE GROSSE ROLLE, WENN DIE OPTIMALE ERNÄHRUNGSWEISE ZUSAMMENGESTELLT WIRD.

Eine typgerechte Ernährung bedeutet nicht, dass jeder Mensch vollkommen unterschiedlich essen muss und eine Hausfrau für jedes Familienmitglied ein anderes Menü kocht. Vielmehr sind es kleine Veränderungen, die das Essen für das individuelle Dosha-Gefüge zuträglicher machen. Diese typgerechten Ernährungsempfehlungen werden sowohl für die einzelnen Konstitutionstypen als auch für die Jahres- und Tageszeiten angewendet.

Ayurveda sagt: »Der Appetit ist der beste Indikator für die Gesundheit.« Die für die eigene Konstitution optimale Ernährung erkennt man daran, dass die Speisen als besonders wohltuend in Duft, Geschmack und Aussehen empfunden werden und man sich direkt nach dem Essen angenehm genährt und gut aufgebaut fühlt.

DIE DOSHAS BESTIMMEN UNSER ESSVERHALTEN

Eine ausgewogene Konstitution mit einer harmonischen Verteilung von Vata, Pitta und Kapha benötigt keine spezielle Diät oder strenge Ernährungsregeln. Im Gegenteil: Eine vielseitige, ausgewogene und wohlschmeckende Ernährung stärkt und erfreut den Körper, die Psyche und alle Sinne.

Befindet sich unsere Dosha-Konstitution jedoch im Ungleichgewicht und leiden wir unter körperlichen oder psychischen Störungen, so ist der Geschmack kein zuverlässiger Ratgeber. Wenn eine der Grundenergien aus dem Lot geraten ist, kann dies ungesunden Heißhunger und Gelüste zur Folge haben. Das erhöhte Dosha dominiert nun nicht nur das persönliche Energiegleichgewicht, sondern regiert auch unser Essverhalten

und verstärkt damit die jeweilige Störung auf empfindliche Weise. Erst nachdem eine typgerechte Ernährung die natürlichen Instinkte wiederbelebt hat, ist es möglich, sich auf Appetit und Vorlieben wieder zu verlassen.

➤ So können sich Menschen mit einem erhöhten *Vata-Dosha* vornehmlich zu Rohkosternährung und strenger vegetarischer Kost mit stark reinigendem Charakter hingezogen fühlen. Doch dies kann die Vata-Störung noch erhöhen. Warme Suppen und saftig zubereitete Gemüsegerichte, wie sie zum Beispiel im Winter bevorzugt werden, wären hier eine sehr viel bessere Ausgleichskost.

➤ Menschen mit einem erhöhten *Pitta-Dosha* bevorzugen scharfes Essen, pflegen regelmäßigen Alkohol- und Kaffeegenuss. Dabei wirkt dies erhitzend und regt die Säurebildung im Stoffwechsel an. Dies erhöht dann das Pitta noch mehr, was starkes Schwitzen, Hautrötungen und Entzündungsprozesse zur Folge haben kann. Sehr viel empfehlenswerter wären frische Salate, grüne Gemüse und kühle Getränke, wie sie zum Beispiel im Sommer üblich sind.

➤ Bei einer Störung des *Kapha-Doshas* fühlen wir uns stark zu Käse, Milchprodukten und Süßigkeiten hingezogen. Dass dies Gewichtszunahme, Verschleimung und Trägheit zur Folge haben kann, stört Kapha-Typen in diesem Moment nur wenig. Essen sie jedoch eine Zeit lang gut gewürzte Speisen mit scharfen und anregenden Kräutern, so stellen sie fest, dass ihnen diese Speisen nicht nur hervorragend schmecken, sondern auch eine völlig neue Lebensqualität verleihen.

Um mit einer Ernährungsumstellung anzufangen, sind nur ein wenig Disziplin und Wissen um die eigene Konstitution erforderlich.

ÜBERMASS AUSGLEICHEN

Das grundlegende Prinzip der konstitutionsgerechten Ayurveda-Ernährung beruht auf dem Ausgleich der übermäßigen Eigenschaften.

Jedes Dosha manifestiert sich im Organismus durch typische Eigenschaften wie leicht, schwer, kalt, warm, trocken, feucht. Die tägliche Ernährung soll hier ausgleichen und dem Körper zuführen, was er für die natürliche Harmonie benötigt.

STARKE DOSHAS SCHWÄCHEN, SCHWACHE DOSHAS STÄRKEN

Das Gleichgewicht der Doshas wird hergestellt, indem die weniger ausgeprägten Doshas gestärkt und die dominanten gemindert werden.

Wenn wir hingegen Nahrungsmittel zu uns nehmen, die unsere stark ausgeprägten Doshas noch weiter erhöhen, so wird dies eine Störung und Krankheit dieser Doshas herbeiführen.

Vikriti-Diät

Bei der konstitutionsbestimmten Ernährungseinteilung ist es unerheblich, ob ein Dosha von Natur aus ständig erhöht ist oder nur kurzzeitig durch eine Störung aus dem Gleichgewicht geraten ist. Die spezielle Dosha-ausgleichende Kost sollte so lange praktiziert werden, bis die entsprechenden Symptome verschwunden sind.

In diesem Sinne können die konstitutionsbezogenen Empfehlungen auch als Diät eingesetzt werden: Sind Sie zum Beispiel ein Vata-Kapha-Typ und haben gerade eine Pitta-Störung (Vikriti), so praktizieren Sie die Pitta-ausgleichende Ernährung so lange, bis die Beschwerden abgeklungen sind. Dann kehren Sie wieder zu Ihrer konstitutionsbezogenen Kost zurück. Weitere Hinweise zum Ausgleich von Dosha-Störungen finden Sie im nächsten Kapitel ab Seite 182.

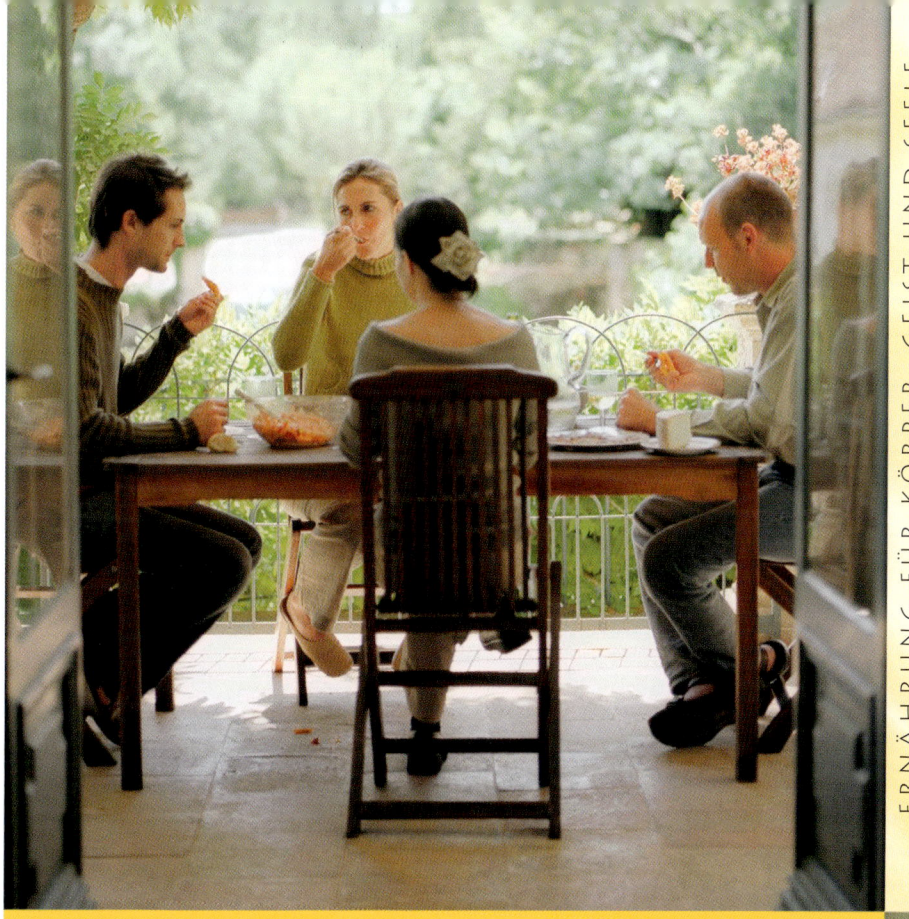

INDIVIDUELLE TIPPS FÜR JEDE KONSTITUTION

RICHTIGE ERNÄHRUNG FÜR DIE VATA-KONSTITUTION

Menschen mit einer dominanten Vata-Konstitution sind echte Feinschmecker. Sie verfügen über einen ausgesprochen feinen Gaumen und können die Qualität der Speisen sehr gut wahrnehmen. Diese Gabe ermöglicht es der Vata-Konstitution, energiereiche und bekömmliche Speisen intuitiv auszuwählen und damit den Körper zu stärken und den Geist zu befriedigen.

Ein ausgeprägtes Vata macht sich oft durch einen unregelmäßigen Appetit, Blähungen, Verstopfung und eine tiefgreifende Abneigung gegen Routine in den Ernährungs- und Lebensgewohnheiten bemerkbar.

Bei einem gemeinsamen Ayurveda-Essen kann jeder Konstitutionstyp das gleiche Mahl typgerecht genießen: Vata beginnt mit den warmen Speisen und meidet den bitteren Salat. Pitta beginnt mit dem süßen Dessert und bevorzugt Wurzel- und Blattgemüse sowie eine große Portion Rohkost. Kapha würzt etwas schärfer nach, isst den Salat zum Schluss und meidet den Nachtisch.

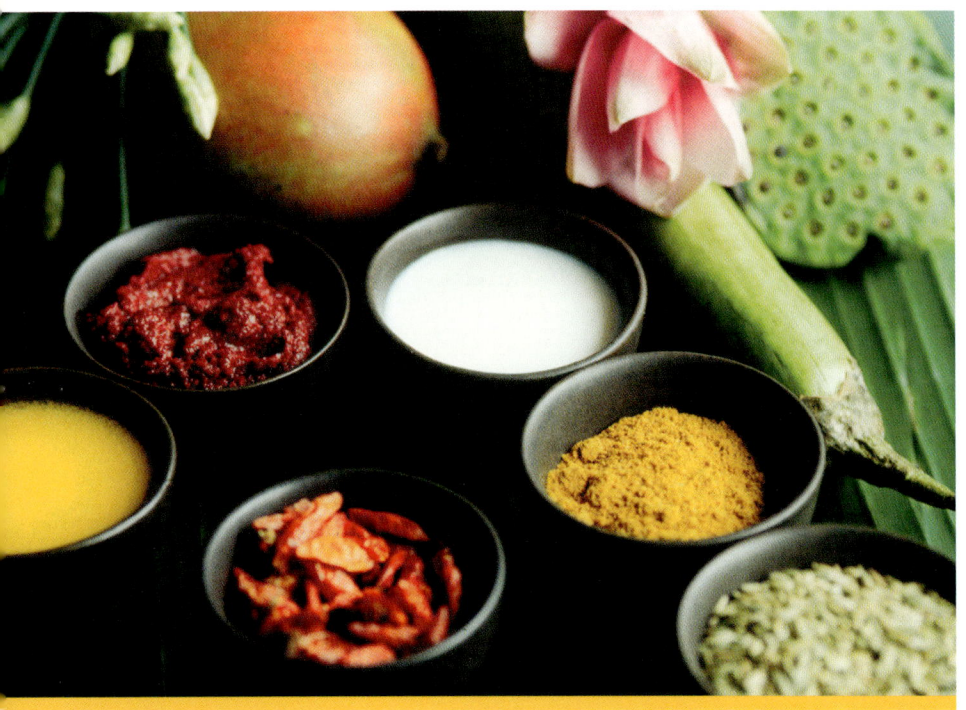

Ein ayurvedisches Menü sollte immer alle sechs Geschmacksrichtungen enthalten. Ebenso bietet es eine ausgewogene Vielfalt an Farben, Konsistenz und Zubereitungsformen.

➤ Die wichtigsten Eigenschaften einer Vata-ausgleichenden Ernährung lassen sich mit den Begriffen warm, befeuchtend, nährend, beruhigend, befriedigend und erdend beschreiben. Warme Speisen, Eintopfgerichte und einfache, mild gewürzte Mahlzeiten wirken besonders wohltuend.

Da das persönliche Wohlbefinden einer Vata-dominierten Persönlichkeit sehr stark vom Zustand des Nervensystems bestimmt wird, ist eine ruhige und bewusste Atmosphäre während der Mahlzeiten die Grundvoraussetzung für aktive Verdauungssäfte. Eine angenehme Hintergrundmusik und entspannende Gesellschaft beim Essen können sehr unterstützend wirken. Ebenso kann eine kleine Mittagsruhe oder entspannende Verdauungspause nach der Hauptmahlzeit einen raschen Energieabfall und Stoffwechselstörungen verhindern.

Je höher das Vata ist, umso schwächer wird Agni, das Verdauungsfeuer. Alle frisch zubereiteten Speisen sind reich an Lebensenergie (Prana) und wirken besonders stimulierend auf den Vata-betonten Stoffwechsel. Alle schwer verdaulichen Nahrungsmittel wie Hülsenfrüchte, Kohl, Pilze, Paprika, rohe Zwiebeln sollten den Speisen nur sparsam zugefügt werden, da sonst der sensible Organismus überfordert und überreizt wird. Auch chemische Nahrungsmittelzusätze, Geschmacksverstärker und Emulgatoren stören Vata stark, und es ist besser, sie grundsätzlich zu meiden.

Stattdessen sind warme und salzige Brühen, eingeweichte Trockenfrüchte, Nüsse, Samen und erwärmende Gewürze wie Anis, Fenchel, Zimt oder Ingwer (Seite 144) besonders aufbauend und harmonisierend. Bei Bedarf können auch süße Früchte, beruhigende Kräuter- und Gewürztees mit Honig und/oder Milch sowie eine warme Milch mit Honig zwischen den Mahlzeiten eingenommen werden, um dem labilen Vata-Stoffwechsel neue Energie zuzuführen.

RICHTIGE ERNÄHRUNG FÜR DIE PITTA-KONSTITUTION

Ist in einer Konstitution das Pitta ausgeprägt, so arbeitet das Verdauungsfeuer von Natur aus stark und stabil, und die betreffende Person besitzt viel Energie, Lebenskraft und eine robuste Gesundheit. So vertragen Pitta-Menschen nahezu alle Speisen auf vorzügliche Weise, und das einzige Ernährungsproblem, das sie kennen, ist ständiger Hunger und schlechte Laune, wenn das Essen nicht schnell genug verfügbar ist.

Ein erhöhtes Pitta führt kurzzeitig zu einem zu starken Verdauungsfeuer, aber langfristig werden die Verdauungssäfte ebenso geschwächt wie bei allen anderen Dosha-Störungen. Bei anhaltend erhöhtem Pitta verlässt die Hitze ihren angestammten Platz im Verdauungstrakt und wandert nach außen in die Haut. Zusätzlich »löscht« der Wasseranteil des Pittas das Feuer (Agni). Durch zu starkes Pitta produziert der Magen zu viel Säure, die Nahrung wird nun nicht mehr gut aufgeschlüsselt, und es können Beschwerden im Magen-Darm-Trakt, Sodbrennen und Kopfschmerzen auftreten.

➤ Im Sommer, zur Mittagszeit, bei großer Hitzeeinwirkung und bei emotionaler Anspannung durch Überlastung, zu große Verantwortung oder Ähnliches reagiert der Organismus besonders sensibel auf Pitta-erhöhende Faktoren. Kalte, bittere und süße Nahrungsmittel bieten nun den idealen Ausgleich und schenken ruhevolle Kraft und Gelassenheit. Werden außerdem die scharfen und sauren Speisen vermieden, wird sich die positive Wirkung unmittelbar im Hautbild und dem allgemeinen Wohlbefinden zeigen.

Besonders gut sind alle grünen Gemüse, Blattsalate und bittern Kräuter. Sie reduzieren Pitta, kühlen den Körper, stärken aber Agni. Damit stellen sie die optimale Therapie gegen alle Pitta-Verdauungsstörungen und -Hautbeschwerden dar. Ghee, das ayurvedische Butterfett, ist ebenfalls ein wertvolles Therapeutikum, das die Speisen nicht nur sehr schmackhaft macht, sondern auch das Pitta reduziert.

Alle sauren Früchte und Gemüse, sehr salzige Speisen wie Käse oder Fertigprodukte und Essig, Alkohol, Kaffee und Fleisch sollten vermieden werden. Stattdessen sind Wurzelgemüse wie Kartoffeln, Karotten und Sellerie, viel Blattgemüse wie Spinat oder Mangold und Rohkost zu bevorzugen.

RICHTIGE ERNÄHRUNG FÜR DIE KAPHA-KONSTITUTION

Kapha-Menschen verfügen über ein enormes Harmoniebedürfnis und streben nach Ruhe, Zufriedenheit und einem friedlichen Miteinander. Leider kompensieren sie innere Unruhe, Stress oder Überlastung mit zu viel Essen, so dass der Nahrungsüberschuss ihr Kapha-Dosha leicht aus dem Gleichgewicht geraten lässt.

Ist das Kapha im Dosha-Gefüge vorherrschend, sind der Stoffwechsel und die Verdauung eher träge und das Agni schwach. Die Nahrung wird nur langsam verdaut, und der Organismus wird müde, schwer und antriebslos.

➤ Zum Ausgleich von Kapha empfiehlt Ayurveda eine leichte und anregende Kost, die den ganzen Organismus wieder in Schwung bringt. Alle Nahrungsmittel mit einer scharfen, leichten, trockenen, bitteren und heißen Komponente (Seite 130) sind jetzt besonders gut geeignet und schenken neue Energie und Lebenskraft.

Die Mahlzeiten sollten appetitanregend mit viel Gemüse, aromatischen Gewürzen und herben Kräutern (Seite 144) zubereitet und unter Berücksichtigung der leicht verdaulichen Kombinationen zusammengestellt werden.

Alle Milchprodukte und tierischen Eiweiße wie Fleisch, Eier oder Käse belasten das Verdauungssystem stark und führen unweigerlich zur Verschleimung und Gewichtszunahme. Deshalb sollten bei einem großen Kapha-Übermaß eiweißreiche Speisen am besten ganz gemieden oder ohne Kohlenhydrate und Fette gegessen werden.

RICHTIGE ERNÄHRUNG FÜR DIE VATA-PITTA-KONSTITUTION

Die Ernährung eines Vata-Pitta-Typs ist sehr abhängig von seiner Umgebung und seinem Lebensstil. Je nachdem, welcher Dosha-Anteil überwiegt, sollte dieser mit einer ausgleichenden Ernährungsform wieder besänftigt werden.

➤ Am besten werden alle süßen und vitalstoffreichen Speisen vertragen, denn diese sind für Vata und Pitta gleichermaßen gut. Süße Früchte wie Trauben, Bananen, Äpfel und Mango, süße Ge-

Die ayurvedische Ernährung muss keine indische Ernährung sein. Im Gegenteil: Lebensmittel aus der eigenen Region sind für den Organismus besonders verträglich. Und die ayurvedischen Schriften beschreiben eine Vielzahl von Nahrungsmitteln und Gewürzen, die nach der indischen Tradition nicht gegessen werden, in unserem Kulturkreis aber auf dem täglichen Speiseplan stehen.

müse wie Karotten, Kürbis und Kartoffeln, Nüsse, Getreide, Milch und Sahne nähren und befriedigen Körper und Geist.

Die sauren und scharfen Speisen und Gewürze werden in der Regel weniger gut vertragen und sollten vom Speiseplan weitgehend gestrichen werden. So ist zum Beispiel eine scharfe Tomatensuppe mit Chili und Meerrettich kein geeignetes Abendessen für einen Vata-Pitta-Typen. Stattdessen sollte lieber eine schöne Kürbissuppe mit Ingwer und Koriander gewählt werden.

Entscheidend bei der Auswahl der Speisen ist immer die Menge und die Kombination. So ist zum Beispiel ein bisschen Joghurt sehr gut für Vata, da er den Körper befeuchtet, aber in zu großer Menge blockiert er die Körperkanäle (Srotas) und wirkt sauer, was dann Pitta stören kann.

Die wichtigsten Eigenschaften (Seite 130) für eine Vata-Pitta-ausgleichende Ernährung sind süß, nährend, stabilisierend und energiespendend. Wärmende, befeuchtende und leicht pikante Speisen sind immer dann gut, wenn der Vata-Anteil zu hoch wird. Leicht kühlende, bittere und rohe Speisen können immer dann gut verwertet werden, wenn die Pitta-Kraft den Stoffwechsel dominiert.

RICHTIGE ERNÄHRUNG FÜR DIE VATA-KAPHA-KONSTITUTION

➤ Ziel einer harmonisierenden Ernährungs- und Lebensweise ist hier, den Mangel an Feuer-Element auszugleichen. Denn Vata und Kapha sind gleichermaßen kalt und benötigen anregende Wärme durch gekochte Speisen und scharfe Gewürze. Ingwer, Pfeffer und Muskat gehören genauso auf den täglichen Speiseplan wie frisch zubereitete Gemüsegerichte und Eintöpfe.

Der Stoffwechsel (Agni) ist nicht besonders belastungsfähig, und ein ungesunder Lebenswandel sowie die Gewohnheit, zu viel, zu spät und zu

schwer zu essen, führen unweigerlich zu Verdauungsstörungen und Energiemangel.

Für Menschen mit einer Vata-Kapha-Konstitution ist Essen weitaus mehr als die Einnahme von Nahrung. Es stellt ein energetisches Bindeglied zum eigenen Körper und eine Brücke zur Kommunikation mit anderen dar. Leider äußert sich diese Freude am Essen auch in Form von Übergewicht. Viele Vata-Kapha-Typen, deren Kapha sich vor allem auf körperlicher Ebene manifestiert, leiden unter zu viel Gewicht und versuchen, die mentale Vata-Erhöhung durch eine Extra-Portion der Lieblingsspeise auszugleichen. Doch solange sich der Geist in Überaktivität befindet, ist es recht schwierig, das Gewicht zu reduzieren, da nun der Stoffwechsel mehr auf Beruhigung und Stabilität geeicht ist. Hier hilft am besten eine stoffwechselanregende Ernährung mit vielen Gewürzen, Kräutern und leichten Gemüsen. Chili, Basilikum, Ingwer, Senfsamen, Hing und Kreuzkümmel sind besonders empfehlenswert. Ebenso sinnvoll ist die Integration eines sanften Bewegungsprogramms wie Yoga oder Taiji, um den Geist aktiv zu entspannen und den Körper mit Leichtigkeit und Dynamik zu unterstützen.

RICHTIGE ERNÄHRUNG FÜR DIE PITTA-KAPHA-KONSTITUTION

Die Verdauung und der Stoffwechsel von Pitta-Kapha-Menschen sind so unkompliziert, dass sie sich erst dann über ihre Ernährung Gedanken machen, wenn irgendetwas aus dem Lot geraten ist. Und dies hängt meistens mit einer Magenproblematik zusammen, die nach einigen Jahren Raubbau mit den körpereigenen Reserven auftreten kann. Magendrücken, Magenbrennen, Übersäuerung oder Mykosen (Pilzerkrankungen) treten nun auf und fordern diese unverwüstliche Konstitution auf, den Lebensstil nicht nur nach den ehr-

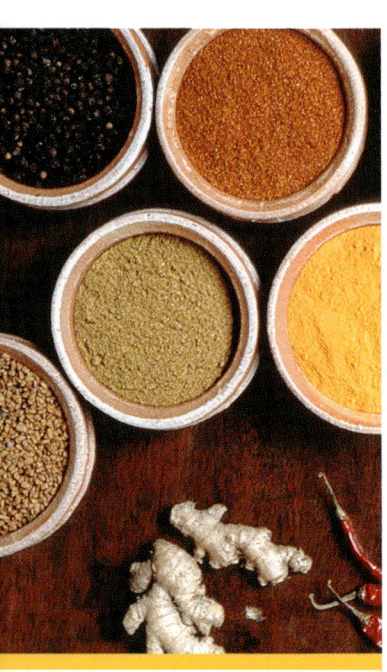

Gewürze sind die Juwelen der ayurvedischen Kochkunst. Für jede Konstitution werden spezielle Gewürzmischungen (Churnas) verwendet.

TYPGERECHTE ERNÄHRUNGSEMPFEHLUNGEN FÜR JEDE KONSTITUTION

Konstitution	Empfehlenswerte Ernährung	Zu vermeidende Ernährungsfaktoren	Spezielle Tipps
Vata	nährende, warme und gekochte Speisen bevorzugen	zu viel Rohkost, bittere Gemüse und trockene Nahrungsmittel meiden	Milch und Gewürze wie Ingwer, Nelke, Zimt und Safran täglich genießen
Pitta	Wurzel- und Blattgemüse, Salat und Rohkost bevorzugen	Zitrusfrüchte, Tomaten, Milchprodukte, Fleisch und Alkohol meiden	mittags die Hauptmahlzeit essen und Gewürze wie Kurkuma, Koriander und Kardamom bevorzugen
Kapha	scharf gewürzte, leichte und gekochte Nahrung bevorzugen	fettiges, frittiertes, süßes und salziges Essen meiden	Chili, Gerste und Mungbohnen wirken besonders Kapha- (und Fett-) reduzierend; kein Frühstück essen
Vata-Pitta	alle süßen Gemüse, Getreide, Nüsse und Öle bevorzugen	saure und scharfe Speisen und Gewürze meiden	ohne Stress essen und täglich süße Früchte als Zwischenmahlzeit
Vata-Kapha	warme, gekochte und leicht verdauliche Speisen bevorzugen	zu viel Salat, Rohkost und Zitrusfrüchte meiden	nicht zu viel essen und ein leichtes, warmes Abendessen einnehmen
Pitta-Kapha	grüne Gemüse, Salate und Blattgemüse bevorzugen	nur wenig Salz essen und Milchprodukte meiden	nie am späten Abend essen, Gewürze wie Kurkuma, Methi und alle frischen Kräuter bevorzugen
Vata-Pitta-Kapha	vielseitig essen und die Mahlzeiten tageszeitengerecht zubereiten	einseitige Ernährungsformen meiden	täglich ein Chutney und die sechs Geschmacksrichtungen einnehmen

DER WEISE LEGT GRÖSSTEN WERT AUF DIE GESUNDHEITSFÖRDERLICHE WIRKUNG SEINER NAHRUNG. WEDER AUS ANHAFTUNG NOCH AUS TORHEIT ODER UNWISSENHEIT SOLLTE NAHRUNG GEBRAUCHT WERDEN. VIELMEHR WIRD SIE NACH GRÜNDLICHER UNTERSUCHUNG AUSGEWÄHLT. DENN DER KÖRPER IST EIN PRODUKT DIESER NAHRUNG.

Caraka Samhita

geizigen Zielen zu gestalten, sondern auch mit den körperlichen Bedürfnissen abzustimmen.

➤ Hervorragend werden alle bitteren Gemüse und frischen Kräuter vertragen. Der bittere Geschmack von Chicorée, Radicchio, Artischocke, Spinat und Löwenzahn nimmt die Säure und Hitze von Pitta und die Schwere von Kapha und wirkt auf beide Doshas wohltuend. So sollten täglich mindestens ein grünes Gemüse und ein großer Salat auf dem Speiseplan stehen. Weniger gut hingegen sind alle sehr salzigen Speisen, da diese zu Wasseransammlungen und Reizungen führen können. Ansonsten benötigt der Pitta-Kapha-Typ keine Schonkost. Nahezu alle Nahrungsmittel können gut verdaut werden, mit Ausnahme von sehr sauren oder schleimenden Milchprodukten. Auch Alkohol, Kaffee oder schwarzer Tee in Maßen werden in der Regel gut vertragen.

RICHTIGE ERNÄHRUNG FÜR DEN VATA-PITTA-KAPHA-TYP

Die so genannte Tridosha-Konstitution setzt sich nahezu aus den gleichen Anteilen aller Elemente zusammen und ermöglicht ein natürliches Gleichgewicht aller körperlichen und geistigen Kräfte.

➤ Dementsprechend einfach ist es auch, sich gesund und konstitutionsgerecht zu ernähren. Solange extreme Lebensgewohnheiten oder Ernährungsfehler vermieden werden, ist im Grunde alles erlaubt. Sobald jedoch durch äußere Störfaktoren oder einseitige Lebensweise ein Dosha unnatürlich erhöht wird, gerät die sonst so ausgewogene Tridosha-Konstitution aus dem Gleichgewicht und muss nun durch eine kurzzeitige Diät mit den klassischen Ernährungsempfehlungen zum Dosha-Ausgleich wieder zur ursprünglichen Verteilung zurückfinden.

Der Schwerpunkt der Tridosha-Ernährung liegt auf Vielseitigkeit. Mit jeder Mahlzeit sollten alle drei Doshas genährt und möglichst alle Geschmacksrichtungen geboten werden. Entsprechend dem Biorhythmus des Verdauungsfeuers (Agni) dient das Frühstück als leichteste Mahlzeit zur Unterstützung der Kapha-Ausleitung, das Mittagessen wird dem starken Feuer angepasst, und das Abendessen gleicht Vata und Kapha aus. Um alle Sinne gleichermaßen zu befriedigen, sollte ein Chutney die Mahlzeit abrunden (Seite 147). Das Verhältnis von Rohkost und Gekochtem liegt optimalerweise bei einem Drittel rohen und zwei Dritteln frisch gekochten Speisen.

In alten Ayurveda-Geschichten werden Köche gerne als »Alchemisten der Lebensenergie« bezeichnet, denn ihrer Gabe und Kochkunst oblag es, Nahrung in energiespendenden Nektar zu verwandeln. Diese Ehre wurde oft nur hoch angesehenen Priestern zuteil.

KÖSTLICHES AUS DER AYURVEDA-KÜCHE

DIE AYURVEDISCHE KÜCHE MACHT DAS TÄGLICHE KOCHEN ZU EINEM FREUDVOLLEN UND SINNLICHEN ASPEKT IM EIGENEN LEBEN. WENN SIE EINE ENERGIESPENDENDE AYURVEDA-MAHLZEIT ZUBEREITEN, KÖNNEN SIE IHRE GANZE KREATIVITÄT, INSPIRATION UND FREUDE AM GENUSSVOLLEN LEBEN HINEINGEBEN.

Wie ein Künstler ein Bild malt und zuvor mit Naturbeobachtungen und einer Skizze vorbereitet, so wendet der ayurvedische Koch sein Wissen über die richtige Ernährung und seine praktische Erfahrung im Umgang mit gesunden Lebensmitteln an, um ein ganzheitliches Ayurveda-Menü zu kreieren. Die präzise und sinnliche Vorstellung des Essens in Farbe, Konsistenz, Geschmack und Zusammenstellung gibt den Speisen Energie und macht das Kochen zur Kunst.

KÖSTLICHE VIELFALT

Viele Menschen verbinden mit der ayurvedischen Küche direkt die indische Küche. Und tatsächlich werden in der ayurvedischen Kochkunst exotische Gewürze wie Ingwer, Kreuzkümmel, Kurkuma und Kardamom verwendet. Die Geschmacksvielfalt und die aromatischen Gewürze geben jedem Essen eine delikate Note und regen den Stoffwechsel zur besseren Verwertung der Speisen an. Doch dies ist nicht unbedingt gleichzusetzen mit der traditionellen indischen Küche. Beim täglichen Kochen für Familien und Menschen ohne spezielle Beschwerden werden in einem Menü alle Geschmacksrichtungen, Eigenschaften und Nährstoffe in ausgewogener und auf die Jahres- und Tageszeit angepasster Weise integriert. Die Menüzusammenstellung berücksichtigt die universellen Prinzipien des Ayurveda, kann aber in Geschmack und Aussehen durch die indische, mediterrane oder regionale Küche geprägt sein. Ein vollständiges Ayurveda-Menü besteht fast immer aus verschiedenen Speisen wie Getreide, Gemüse, Hülsenfrüchten, Chutney, Salat und Dessert.

Man beginnt die Vorbereitungsarbeiten wie Waschen, Schneiden und Hacken immer in aller Ruhe, um sich dabei zu entspannen und innerlich auf das Kochen einzuschwingen.

Normalerweise wird im Ayurveda nicht nach Rezept gekocht, sondern aus dem Gefühl heraus. Der Koch oder die Köchin bringen sich mit ihrer ganzen Persönlichkeit in die Zubereitung der Speisen ein. Die folgenden Rezeptvorschläge sollen lediglich als Anregung und Inspiration dienen.

FODNI – DER GEWÜRZSUD

Die kunstvolle Zubereitung des Gewürzsudes schenkt den Speisen die eigentliche Seele:
➤ Etwas Ghee oder Sesamöl wird in einem Topf erhitzt, ausgewählte Gewürze werden darin angeröstet und anschließend das Gemüse, Getreide oder Ähnliches hinzugefügt.

ZUBEREITUNG VON GHEE

Typisch für die ayurvedische Küche ist die Verwendung von reinem Butterfett (Ghee). Es dient als Koch- und Bratfett, in ihm werden alle Gewürze zu einem Gewürzsud angebraten. Ghee ist ein besonders leicht verdauliches und reines Fett,

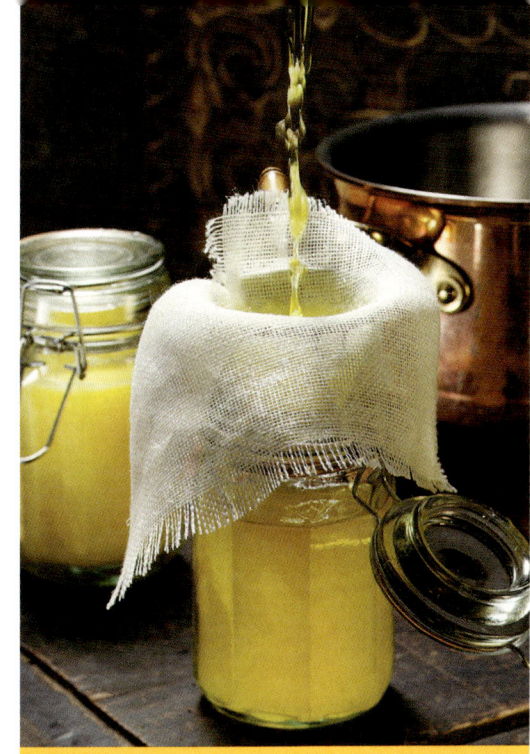

Nach dem Kochen wird das Ghee in Gläser abfiltriert.

da es durch seine Zubereitungsform keine Eiweißanteile enthält, die beim Erhitzen härten könnten.

Ebenso ist es frei von allen chemischen Zusätzen, Konservierungsstoffen und Störfaktoren. Es ist ein wichtiges Grundnahrungsmittel für die tägliche Ayurveda-Küche und wird auch als Heilmittel in der Ayurveda-Therapie eingesetzt.

Je höher die Butterqualität, desto hochwertiger kann das Ghee werden. Ob man Süß- oder Sauerrahmbutter verwendet, ist unerheblich und ändert nur geringfügig die notwendige Kochzeit.

Ghee

500 g Süßrahmbutter (ungesalzen) · Topf mit dickem Boden · Mulltuch (Stoffwindel) · Metallsieb · 500-ml-Glas oder -Edelstahldose

1 Die Butter auf kleiner Hitze im Topf schmelzen und sanft köcheln lassen. Wenn notwendig, ab und zu umrühren, damit die Butter nicht anbrennt, sondern gold-klar bleibt.

Ghee , die geklärte Butter der Ayurveda-Küche, ist sowohl ein Grundnahrungsmittel als auch ein Heilmittel. Es wird zum Anbraten, Frittieren und Massieren verwendet. Angereichert mit vitalisierenden Kräutern und Gewürzen, ist es ein wertvolles Verjüngungsmittel und Aphrodisiakum.

2 Nach etwa 45 Minuten hat sich der weiße Schaum an der Oberfläche zu einer goldbraunen Kruste verhärtet. Nun das Mulltuch befeuchten und in das Sieb legen. Das flüssige Butterfett durch das Sieb in das Glas abseihen.

3 Das Mulltuch sollte sofort nach dem Gebrauch mit Geschirrspülmittel ausgewaschen werden.

➤ Das Ghee kann einige Wochen oder Monate lang aufbewahrt werden. Es sollte lichtgeschützt bei Zimmertemperatur und nicht im Kühlschrank stehen, denn dort würde es hart und zudem leicht schimmeln.

DIE WICHTIGSTEN GEWÜRZE DER AYURVEDA-KÜCHE

Ebenso wichtig wie Ghee sind die ayurvedischen Gewürze. Sie regen den Stoffwechsel an und machen die Speisen leichter verdaulich.
➤ Die Gewürze sollten immer möglichst frisch und von guter Qualität sein.
➤ Bewahren Sie die wertvollen Samen und Pulver in geschlossenen, getönten Gläsern auf, damit ihre intensive Wirkungsweise nicht verloren geht.

Die ayurvedische Küche kennt mehr als 65 Gewürze und Küchenkräuter, die in der täglichen Ernährung und in spezieller Heilkost verwendet werden. Doch für den »normalen Hausgebrauch« ist es völlig ausreichend, die folgenden Gewürze in den Speiseplan mit einzubauen.

Ajwain

Das milde und aromatische Gewürz ist in unseren Breiten nahezu unbekannt. Ajwain (Ajowan, Indischer Kümmel) hilft bei Verdauungsbeschwerden aller Art, bei Gastritis und Appetitlosigkeit. Es wird vor allem zur Vata-Reduktion und gegen Blähungen eingesetzt. Als Zusatz in Inhalationen lindern die Samen Asthma und Husten (Seite 188).

Asafötida/Hing

Asafötida (Asant, Teufelsdreck) ist eines der wenigen Gewürze, die adstringierend (zusammenziehend, entzündungshemmend) wirken. Es sollte – auch wegen seiner Schärfe – nur in sehr kleinen Mengen verwendet werden. Es ist sehr verdauungsfördernd, stärkt Agni und hilft bei Übelkeit, Brechreiz und Blähungen. Deshalb werden alle schwer verdaulichen Nahrungsmittel wie Hülsenfrüchte, Kohl, Paprika oder Pilze damit zubereitet.

Stärkt die gesunde Darmflora, kräftigt Agni, beruhigt Vata, reduziert Kapha und ist gut gegen Würmer: 1/4 Messerspitze Hing in ein Glas Wasser geben, das 10 Minuten lang abgekocht wurde, und 2- bis 3-mal täglich in kleinen Schlucken trinken.

Bockshornklee/Methi

Bockshornkleesamen wirken belebend auf den Stoffwechsel, die Verdauung und das gesamte Kapha-System. Sie lindern Kapha-Beschwerden, entschleimen und stärken die Nerven. Methi wird als Verjüngungsmittel verwendet und ist ein gutes Tonikum bei Schwächezuständen, in der Rekonvaleszenz und nach der Schwangerschaft.

Chili

Chili hat brennende Schärfe und ist das intensivste Gewürz, um Agni anzuregen. Es wirkt vitalisierend, aphrodisierend und löst die Produktion von Glückshormonen aus. Auf einen langsamen Kapha-Stoffwechsel wirkt Chili sehr anregend, Pitta-Typen dagegen sollten auf Chili verzichten.

Ingwer

Ingwer ist eines der wichtigsten Gewürze in der ayurvedischen Küche. Er verringert Vata und Kapha, regt Agni an, wirkt entblähend, appetitanregend, entkrampfend, tut der Stimme gut und hilft bei Asthma und Arthritis. Frischer Ingwer hat

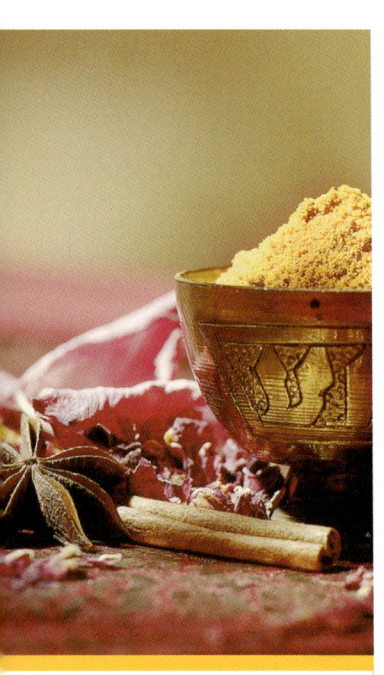

Seit über 3000 Jahren werden die asiatischen Gewürze nach Europa eingeführt. Der Reichtum aus dem Handel mit Ingwer, Pfeffer, Safran und Zimt veränderte die ganze Welt.

einen süßlichen Geschmack, stärkt die Leberfunktionen und öffnet die Srotas. Getrockneter Ingwer ist schärfer und kann Pitta erhöhen.

Kardamom

Kardamom nimmt mit seiner kühlenden Wirkung und seinem scharfen, bitteren und süßen Geschmack (Seite 173) eine Sonderstellung in der Ayurveda-Küche ein. Er reduziert Pitta, stärkt Agni und wirkt hervorragend gegen Übelkeit, Brechreiz und Müdigkeit.

Koriander

Koriander ist sehr wohltuend für das Verdauungs- und Enzymsystem, regt den Appetit an, lindert Blähungen und stärkt Nerven und Augen. Er wirkt entzündungshemmend im Verdauungssystem und in den Harnwegen. Besonders ausgleichend, beruhigend und kühlend ist er für Pitta-Typen. Eine Paste aus Koriandersamen und Wasser ist gut bei Hautentzündungen und Pickeln (Seite 192). Die frischen Korianderblätter schmecken zwar leicht bitter, wirken aber süß und beruhigend.

Kreuzkümmel/Cumin

Kreuzkümmel regt die Verdauung an und reguliert die Darmflora. Er hat leichte, heiße, trockene, scharf zusammenziehende Eigenschaften, einen scharfen, bitteren Geschmack und wirkt appetitanregend, entblähend und harntreibend. Hilfreich ist er auch bei Hämorrhoiden und Erkrankungen des Harntrakts.

Kurkuma/Haldi

Durch seine bitteren und zusammenziehenden Eigenschaften bringt Kurkuma (Gelbwurz) den Stoffwechsel ins Gleichgewicht. Er ist sehr blutreinigend und antiseptisch, hilft bei Allergien, Hautproblemen und Hämorrhoiden. Seine Inhalts-

stoffe regen den Gallenfluss an, fördern die Leberfunktion, wirken entzündungshemmend und Agni-anregend. Kurkuma gehört zu den wichtigsten Heilmitteln. Es lindert Entzündungen aller Art und wird selbst bei schweren Erkrankungen wie Diabetes oder Krebs erfolgreich eingesetzt.

Als Hilfe gegen Darmpilze 1 TL Kurkuma in 150 ml warmem Wasser auflösen und 2- bis 3-mal täglich schluckweise trinken.

Muskat

Muskat ist eines der besten pflanzlichen Heilmittel zur Beruhigung von Nerven und Geist. Durch seine heißen Eigenschaften, einen bitteren, scharfen und zusammenziehenden Geschmack wirkt er aphrodisierend, stimulierend und gut bei Diarrhö.

Für ruhigen, tiefen Schlaf: 1/4 Messerspitze Muskatnusspulver in Milch abends einnehmen.

Nelken

Nelken mindern Kapha und Vata und werden aufgrund ihrer blutreinigenden, schmerzlindernden, verdauungsfördernden Wirkung sehr geschätzt. Sie wirken zudem appetitanregend, lindern den Durst und sind hilfreich bei Erbrechen, Schluckauf, Asthma, Kopfschmerzen und Zahnschmerzen.

Safran

Safran ist ein wertvolles Aufbaumittel in der ayurvedischen Verjüngungstherapie (Rasayana) und nährt alle Doshas und Dhatus (Körpergewebe). Er wirkt sehr aufbauend, stimulierend und schmerzstillend und hilft gegen depressive Verstimmung.

Zimt

Zimt schmeckt süß, wirkt aber heiß und anregend. Er verringert Kapha und Vata, wirkt antiseptisch, entkrampfend, auswurffördernd und stimuliert das Herz.

Zu den bekanntesten Gewürzmischungen gehören Curry und Garam Masala. Sie enthalten mehr als zehn verschiedene Gewürze. Jede indische Hausfrau stellt ihre eigenen Currys und Masalas her, indem sie die Gewürze in Ghee anbrät, trocknen lässt und anschließend fein mörsert. Die scharfen Curry-Mischungen fügt man zu Beginn des Kochens hinzu, das aromatische Garam Masala den fertig gekochten Speisen.

DIE WIRKUNG AYURVEDISCHER KRÄUTER & GEWÜRZE

Gewürz	Geschmack (Rasa)	Eigenschaft (Guna)	Spezielle Heilwirkung (Prabhava)
Ajwain (Ajowan)	scharf, bitter	leicht, heiß, ölig	appetitanregend, verdauungsfördernd, entblähend, entkrampfend
Asafötida (Hing)	scharf	heiß, austrocknend	entkrampfend, menstruationsfördernd, macht Speisen leicht verdaulich, verringert Vata und Kapha
Basilikum	scharf	kühlend, austrocknend	verbessert den Stoffwechsel, blutreinigend, herztonisch
Bockshornklee (Methi)	scharf, süß	erhitzend, leicht	vermindert Verschleimung, verbessert die Periode und Muttermilch
Chili	scharf	heiß, austrocknend, brennend	regt den Stoffwechsel an, aphrodisiert, verstärkt Serotoninbildung (Glückshormone), verbrennt Fettgewebe
Dill	scharf, bitter, süß	leicht, heiß, ölig	verdauungsfördernd, entblähend, krampflösend, harntreibend
Fenchel	süß, bitter	kalt, leicht	fiebersenkend, gut bei Wurmbefall, Bauchschmerzen, Schwellungen, Husten
Galgant	scharf	leicht, trocken, erhitzend	aufbauend, aphrodisierend, fördert die Heilung
Ingwer	scharf, süß	erhitzend	regt den Stoffwechsel an, verringert Vata und Kapha, gut bei Rheuma, Herzkrankheiten, Blähungen, Verstopfung, Hämorrhoiden
Kardamom	süß, scharf, bitter	kühl	leicht verdaulich, stoppt Brechreiz, Übelkeit und Blähungen
Koriander	bitter, süß	kalt	entbläht, appetitanregend, harntreibend, entzündungshemmend, gut für die Augen und Haut
Kreuzkümmel (Cumin)	scharf, bitter	leicht, heiß, trocken	appetitanregend, stoffwechselstärkend, entblähend, harntreibend
Kurkuma (Gelbwurz)	bitter, zusammenziehend/herb	heiß, trocken	antiseptisch, entzündungshemmend, blutreinigend
Minze	süß, zusammenziehend/herb	schwer	appetitanregend, stoppt Brechreiz, gut bei Husten, Bauchschmerzen, Würmern
Muskat	bitter, scharf, zusammenziehend/herb	heiß	aphrodisierend, beseitigt Mundgeruch und übel riechenden Stuhl, hilft bei Wurmbefall, Husten, Erbrechen
Nelke	bitter, scharf	kühl, leicht	appetitanregend, verdauungsfördernd, gut bei Erbrechen, Schluckauf, Asthma, Kopfschmerzen, Husten
Safran	süß, bitter	schwer, ölig	nährend, stärkend, aphrodisierend, gut für alle Doshas
Schwarzer Pfeffer	scharf	heiß, trocken	appetitanregend, schleimlösend, gut bei Atemnot, Bauchschmerzen
Senfsamen	scharf	heiß, trocken	verbessert die Durchblutung, gut bei Hauterkrankungen
Zimt	süß, scharf	heiß, leicht	antiseptisch, entkrampfend, auswurffördernd, stimuliert das Herz

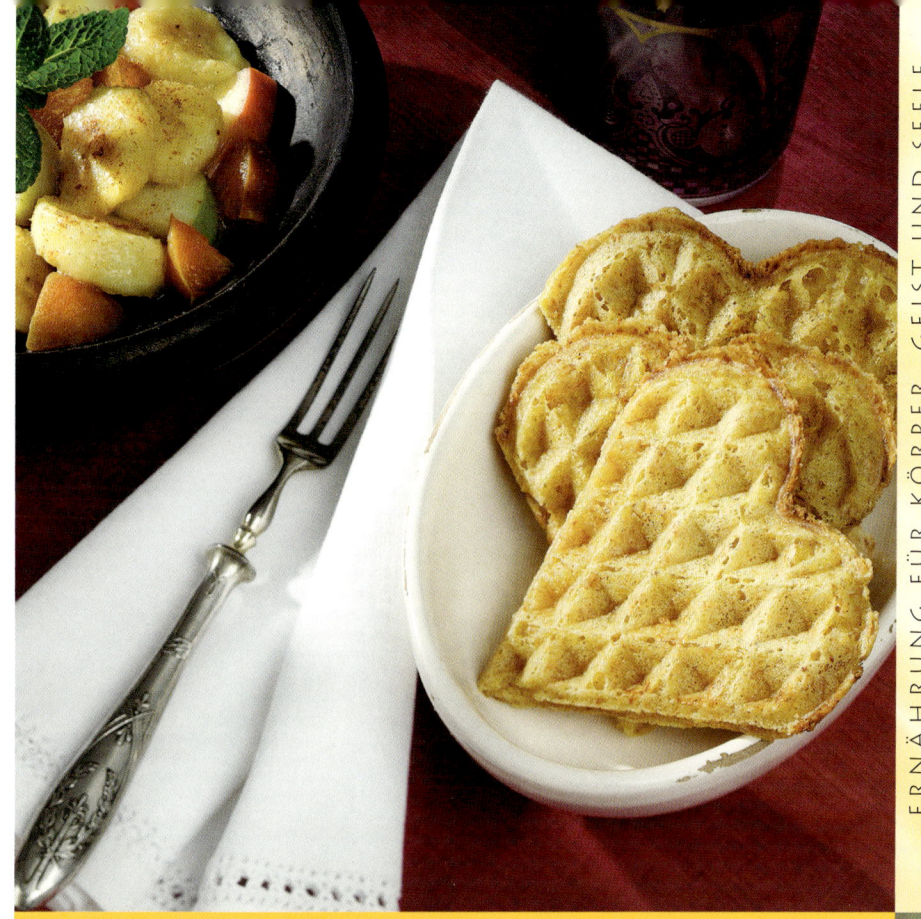

AYURVEDA-REZEPTE FÜR DEN GANZEN TAG

DAS FRÜHSTÜCK

Das Frühstück ist im Ayurveda eine sehr kleine, warme und leichte Mahlzeit. Sie dient der Anregung des Stoffwechsels und schenkt uns frische Lebensenergie für den ganzen Tag.

➤ Statt Brötchen mit Wurst und Käse oder Müsli mit Joghurt essen wir im Ayurveda morgens einen warmen Getreidebrei, etwas gedünstete Früchte und einen Reiscracker mit Ghee und Honig oder Haferwaffeln.

➤ Obligatorisch ist die Tasse heißes Wasser oder Ingwerwasser, mit der wir jedes Frühstück beginnen, um das Agni so richtig in Schwung zu bringen. Gerade Ingwerwasser wird als eines der wertvollsten Therapeutika zur Anregung des Stoffwechsels und zum Abbau von Ama angesehen.

Die folgenden Rezepte sollen Ihnen einige Anregungen geben, wie Sie Ihren Tag auf leichte und dynamische Weise beginnen können.

Ingwerwasser

2 Scheiben frischer Ingwer · ¹/₂ – ³/₄ Liter Wasser

1 Das Wasser mit dem Ingwer in einem Topf 10 Minuten lang köcheln lassen.
2 Anschließend in eine Thermoskanne füllen und über den Vormittag verteilt trinken.

Getreidebrei

Pro Person: 1 Tasse feine Getreideflocken (Hafer, Reis, Dinkel oder Gerste) · 2 ¹/₂ Tassen Wasser · 1 Msp. Salz

1 Die Getreideflocken mit dem kalten Wasser in einem Topf ansetzen, zum Kochen bringen und

3 bis 5 Minuten unter Rühren köcheln lassen. Salzen und je nach Geschmack mit Ahornsirup, Melasse oder Vollrohrzucker abschmecken.

Gedünstete Früchte

Pro Person: 1 TL Ghee · 2 Äpfel, Birnen oder Bananen – je nach Geschmack · 1 Msp. Zimt

1 Das Obst schälen (wer starke Verdauungssäfte hat, kann die Schale dranlassen) und in Stücke schneiden.
2 In Ghee andünsten, etwas Wasser und Zimt zugeben und 3 bis 5 Minuten köcheln lassen.

Gedünstetes Obst ist ein sehr bekömmliches Frühstück. Der sanfte Garprozess neutralisiert die Säure und die Kälte in den Früchten und macht sie für alle Doshas sehr verträglich.

Frische Waffeln (Rezept siehe Seite 146) und gedünstetes Obst – einfach köstlich zum Frühstück! Sie sind, wie alle weiteren Rezepte, für jeden Konstitutionstyp geeignet, leicht verdaulich, unterstützen die täglichen Ausscheidungen und regen das morgendliche Kapha-Agni an. Wer jedoch am Morgen keinen Appetit hat, sollte erst am späten Vormittag mit dem Essen beginnen.

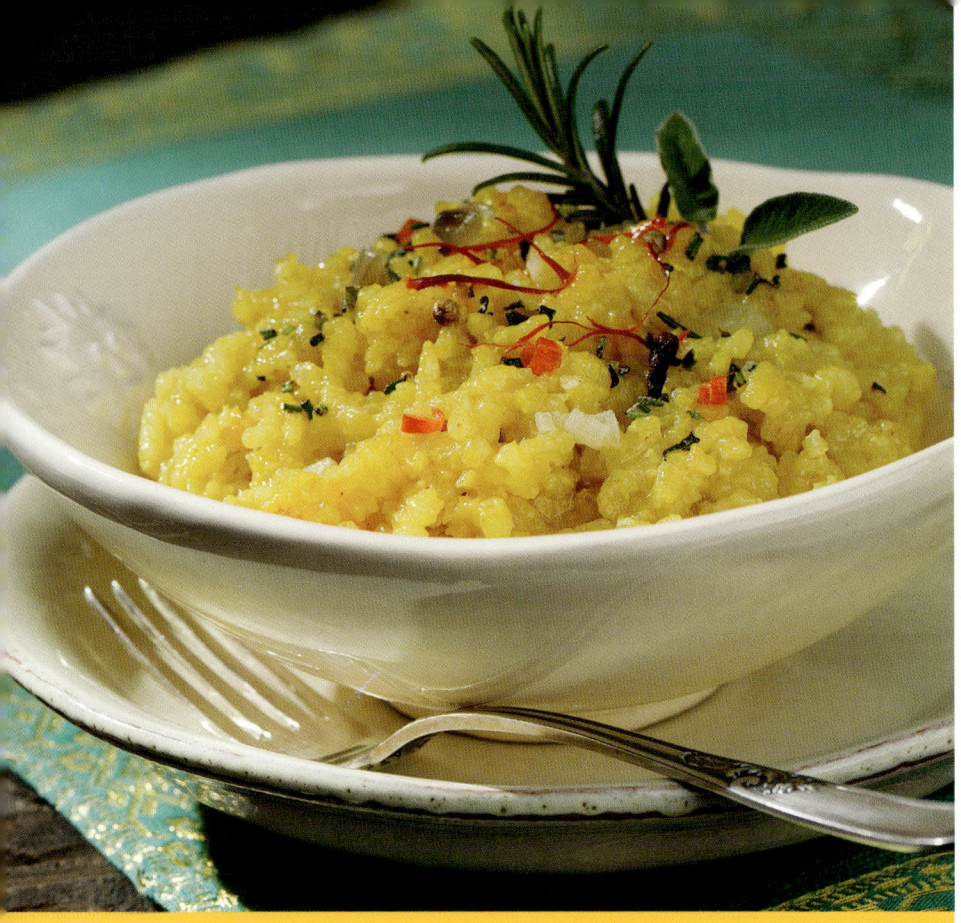

Das Mittagessen ist im Ayurveda die wichtigste Mahlzeit des Tages, denn nun sind die Verdauungssäfte sehr belastungsfähig und selbst schwere Speisen können gut verstoffwechselt werden.

Ein vollständiges, klassisch ayurvedisches Mittagsmenü enthält alle sechs Geschmacksrichtungen und eine Auswahl an Speisen, die sich in ihren Eigenschaften harmonisch ergänzen:

➤ Reis

➤ Gemüse

➤ ein scharfes Chutney, das alle Geschmacksrichtungen enthält

➤ Salat und Rohkost (ca. 1/3 Anteil)

➤ Hülsenfrüchte oder Milchprodukte oder tierisches Eiweiß

➤ einen kleinen süßen Nachtisch

Die folgenden Rezepte sind ein Beispiel für solch ein ayurvedisches Menü. Ich habe bewusst einige »typisch indische« Rezepte ausgewählt und einige mit westlichem Geschmackscharakter.

Jedes Rezept ist für 4 Personen berechnet.

Safran-Risotto

2 Tassen Risotto-Reis · 1 EL Ghee · 1 rote Chilischote · 1 dicke Scheibe frischer Ingwer · 1/2 TL Safranfäden · 3 Nelken · 1 TL Koriandersamen · 1 TL Kurkuma · 2 TL gekörnte Gemüsebrühe · 1/2 TL Salz · Pfeffer · 6 Tassen Wasser · 1 EL Frischkäse · frischer Rosmarin und/oder Salbei

1 Den Reis waschen, bis das Wasser klar ist. Chili und Ingwer in feine Streifen schneiden. Safranfäden in etwas Wasser einweichen.

2 Das Ghee in einem Topf erhitzen. Nelken, Koriandersamen, Chili und Ingwer zufügen und leicht anbräunen.

3 Den Reis untermischen und unter ständigem Rühren glasig werden lassen.

Das Mittagessen sollte die Hauptmahlzeit sein, denn zur Mittagszeit brennt das Agni am stärksten, und selbst schwer verdauliche Speisen können gut verwertet werden. Knackiges Gemüse und Salat, ein süßes Dessert und ein kraftvoller Eiweißträger (wie Hülsenfrüchte) gehören zu jeder vollständigen Ayurveda-Mittagsmahlzeit dazu.

Frühstückswaffeln aus Haferflocken

Etwa 8 Stück für 4 Personen:

200 g Haferflocken (fein) · 200 g Dinkelflocken (fein) · 3 EL Ghee · 1/2 TL Backpulver · 3 EL Vollrohrzucker · 1 Prise Salz · 1/2 TL Zimt · ca. 600 ml warmes Wasser · etwas Ghee für das Waffeleisen

1 Die Getreideflocken mit dem Ghee, dem Backpulver, Zucker, Salz, Zimt und dem lauwarmen Wasser zu einem glatten Teig verrühren.

2 Den Waffelteig 10 Minuten lang stehen lassen, so dass die Haferflocken aufquellen können. Eventuell noch etwas Wasser hinzugeben. Die Konsistenz sollte so sein, dass der Teig vom Löffel läuft.

3 Das Waffeleisen erhitzen, mit etwas Ghee ausstreichen und die Waffeln frisch ausbacken. Mit Honig, Ahornsirup oder etwas Marmelade bestreichen – und genießen!

4 Das Wasser aufgießen, Kurkuma, Gemüsebrühe und Salz dazugeben und den Risotto zum Köcheln bringen. Unter geschlossenem Deckel sanft köcheln lassen, bis das Wasser verdunstet ist.

5 Die eingelegten Safranfäden und den Frischkäse unterrühren. Mit etwas Pfeffer abschmecken.

6 Frische Kräuter fein hacken und vorsichtig dazugeben. Sofort servieren.

Mung Dal

1 1/2 Tassen Mung Dal (geschälte, halbierte Mungbohnen) · 2 TL Ghee · 1 Zwiebel · 1 Chilischote · 1 Knoblauchzehe · 1 TL Cuminsamen · 1 Msp. Asafötida (Hing) · 1/2 TL Kurkuma · 1 TL Salz · 1 TL Koriander · 1/2 TL Garam-Masala-Gewürzmischung · etwas Zitronensaft · 3 1/2 Tassen Wasser

1 Zwiebel, Peperoni und Knoblauchzehe putzen und fein hacken. Den Mung Dal waschen.

2 Das Ghee in einem schweren Topf erhitzen und die Cuminsamen darin anrösten. Erst Asafötida und Kurkuma, dann gehackte Zwiebel, Peperoni und Knoblauchzehe hinzufügen und anbraten.

3 Die Linsen mit dem Gewürzfodni vermengen, kurz anschmoren lassen, dann den Topf mit 3 1/2 Tassen Wasser auffüllen. Salz hinzufügen, umrühren und einmal aufkochen lassen. Die Temperatur zurückschalten und den Dal auf kleiner Flamme köcheln lassen, bis das Wasser verkocht ist.

4 Nun den Dal umrühren (so wird er sämig) und mit Koriander, Garam Masala und Zitronensaft abschmecken.

Mung Dal nennt man geschälte und halbierte Mungbohnen, die in der ayurvedischen Küche zu einer köstlichen und kraftspendenden Beilage verarbeitet werden. In geschälter Form sehen sie wie gelbe Linsen aus und können ohne vorheriges Einweichen gekocht werden. Mungbohnen sind wertvolle Eiweiß- und Kalziumträger und werden in Indien regelmäßig als Fleischersatz gegessen.

Von den vielen traditionellen Zubereitungsformen habe ich Ihnen eine leichte und köstliche zum Ausprobieren ausgesucht. Die Zubereitungsform ist für alle Doshas leicht verträglich und wirkt nährend für jedes Körpergewebe.

Spinat mit Kartoffeln und Erbsen

500 g Blattspinat · 200 g Zwiebeln · 1 1/2 grüne Peperoni · 1 Scheibe frischer Ingwer · 4–5 Kartoffeln · 100 g Erbsen, tiefgefroren · 2 EL Ghee · 4 EL Wasser · 1 TL Kreuzkümmel · 1/2 TL Kurkuma · 1/2 TL Garam Masala · 1/2 TL Salz

1 Den Spinat waschen, abtropfen lassen und in einem Topf mit kochendem Wasser 5 Minuten lang blanchieren.

2 Die Zwiebeln und die Peperoni fein hacken, den Ingwer fein reiben, die Kartoffeln schälen und in 1,5 cm große Würfel schneiden.

3 Das Ghee in einer Pfanne erhitzen. Zwiebeln und Kreuzkümmel darin goldbraun anbraten.

4 Kartoffeln, Erbsen, Peperoni und Wasser zufügen, alles gut umrühren und zugedeckt bei geringer Hitze 10–15 Minuten köcheln lassen. Anschließend mit Kurkuma, Garam Masala und Salz abschmecken.

Klassisches Mango-Chutney

2 Mangos · 1 Chilischote · 1 große Scheibe Ingwerwurzel · 1 EL Sonnenblumenöl · 4 Pimentkörner · 1 TL Senfsamen · 2 Nelken · 1 TL Curry · 1/2 Bund frischer Koriander · 1/4 TL Garam Masala · 1 Msp. Salz · 1 TL Honig

1 Die Mangos schälen, das Fleisch vom Kern lösen und in Würfel schneiden. Chili und Ingwer fein hacken. Die Pimentkörner aufstoßen.

Tipp: Stellen Sie sich immer alle Zutaten bereit, bevor Sie anfangen zu kochen. Waschen, putzen und zerkleinern Sie das Gemüse vorab – alles sollte fertig sein, wenn Sie mit dem Fodni (Gewürzsud) beginnen, denn die Gemüse werden gleich anschließend darin angebraten. Da bleibt dann keine Zeit mehr fürs Schälen und Schnippeln.

147

2 Das Öl erhitzen, die Pimentkörner, Senfsamen und Nelken hinzufügen. Unter Rühren leicht anbräunen und dann den Curry zufügen.

3 Das Mangofruchtfleisch unterrühren und 3 bis 4 Minuten lang köcheln lassen. Inzwischen den Koriander waschen und hacken.

5 Das Chutney vom Herd nehmen, mit Garam Masala, Salz und Honig abschmecken und den frischen Koriander unterrühren.

Kokospudding

1 EL Butter · 100 g Kokospaste oder eingeweichte Kokosflocken · 150 ml Kokosmilch · 300 ml Milch · 4 EL Reismehl · 1 Vanilleschote · 50 g Palmzucker · 1 TL Kardamom · 1/2 TL Lebkuchengewürz · 1 Msp. Muskat · 1 EL Rosenwasser · gehackte Pistazien

1 Die Butter in einem schweren Kochtopf schmelzen lassen. Kokospaste oder -flocken, Kokosmilch und Palmzucker zufügen, unter Rühren erhitzen.

2 Milch, Reismehl und Gewürze zufügen und alles zusammen unter ständigem Rühren aufkochen. Mit etwas Rosenwasser abschmecken.

Ein Yogi-Tee am Nachmittag stärkt Körper und Geist. Je nach Geschmack kann er nur mit Gewürzen oder zusätzlich mit Roibusch- oder schwarzem Tee zubereitet werden.

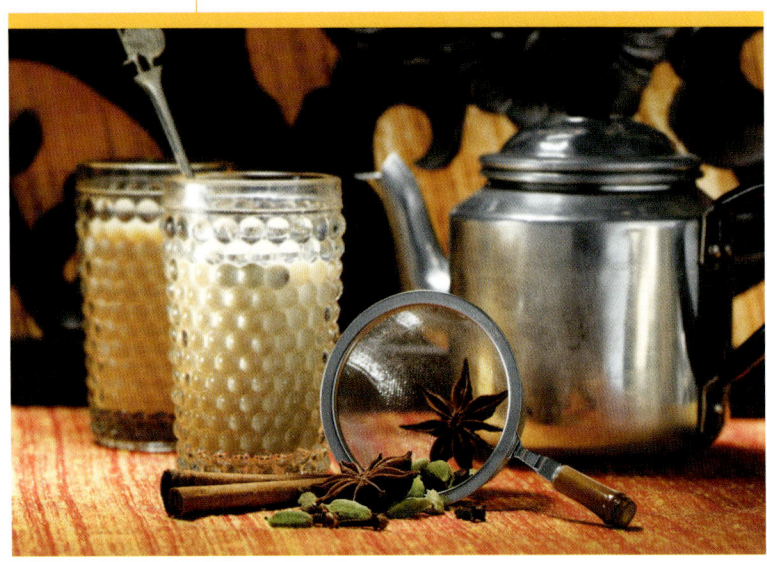

3 In Portionsschälchen umfüllen, kalt stellen und zum Servieren mit gehackten Pistazien garnieren.

DER NACHMITTAG-SNACK

➤ Für den Nachmittag werden im Ayurveda kleine aufbauende Snacks und nährende Getränke empfohlen. Dies schenkt uns Substanz, innere Ruhe und beruhigt das Vata-System. Am besten ist es, einen stärkenden Yogi-Tee zu trinken und dazu (bei Bedarf) ein paar Nüsse, Trockenfrüchte oder Vollwertkekse zu essen.

Masala-Chai, der indische Yogi-Tee

Chai ist die indische Bezeichnung für einen Tee mit Milch. Der ayurvedische Chai wird mit wärmenden Gewürzen wie Zimt, Ingwer, Kardamom, Anis sowie Milch und Vollrohrzucker zubereitet. Es können auch Sahne und schwarzer Tee hinzugefügt werden. Chai ist der ideale Tee für kalte Wintertage und ein Energiespender am Nachmittag. Seine warmen, aufbauenden und beruhigenden Eigenschaften machen ihn zu einem echten Stärkungselixier, das Körper, Geist und Seele gleichermaßen nährt. Das folgende Rezept ist meine Lieblingsmischung und reicht für eine große Kanne Tee. Gerne können Sie auch einmal andere Gewürzmischungen ausprobieren.

200 ml Milch · 2 EL Yogi-Tee, klassisch · 2 TL schwarzer Tee (evtl. mit Vanille-Geschmack) · 3 Nelken · 1 Zimtstange · 10 Kardamomkapseln · 2 Sternanis · 4 EL Vollrohrzucker · 1 l Wasser

1 Die Milch mit dem Yogi-Tee, den Gewürzen und dem Rohrzucker in einem Topf zum Kochen bringen und 10 Minuten leicht köcheln lassen.

2 Das Wasser erhitzen. Den schwarzen Tee in die Milch geben und mit heißem Wasser aufgießen.

3 Je nach Geschmack 3 bis 5 Minuten ziehen lassen und dann durch ein Sieb abgießen.

DAS ABENDESSEN

Mit einem leckeren und wohltuenden Essen leiten wir vom anstrengenden Tagesgeschäft in die Ruhe und Regeneration des Abends über. Nun sollte unsere Ernährung dazu dienen, alle Körperfunktionen zu entspannen und zu harmonisieren. Wir füllen die erschöpften Energiedepots neu auf und stärken unsere Lebenskraft. Das Abendessen dient im Ayurveda auch dem Ausgleich von Vata und Kapha. Da am Abend das Verdauungsfeuer eher schwach ist und der Körper durch die Aktivitäten des Tages bereits viel Kraft verloren hat, sollten wir nun eine warme, nährende und energiespendende Mahlzeit einnehmen.

➤ Als schnelles und gesundes Abendessen eignet sich sehr gut eine ayurvedische Suppe mit etwas Brot und vegetarischen Aufstrichen.

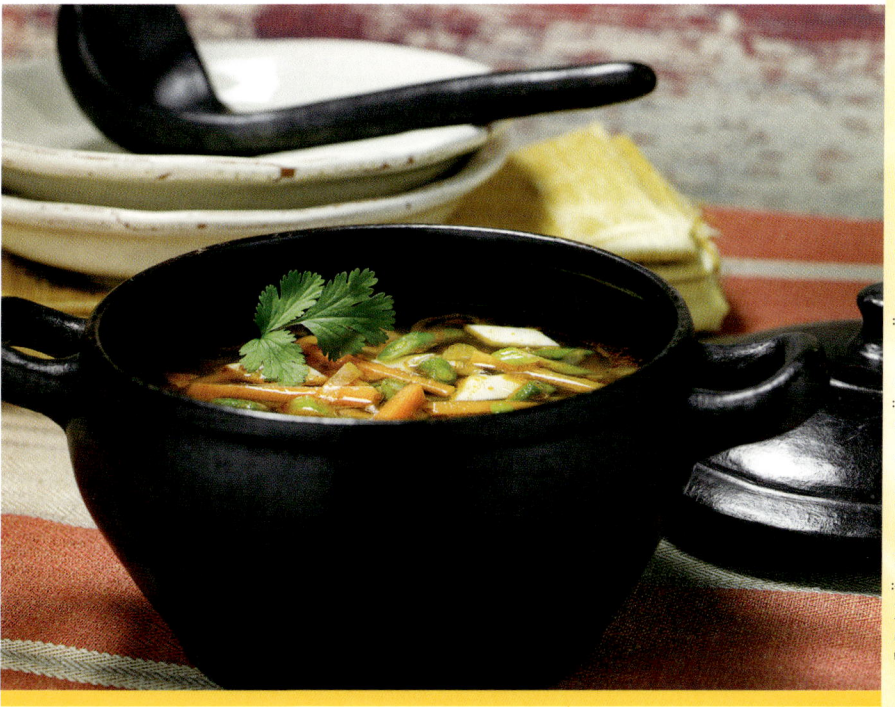

Ayurvedische Abendsuppe

750 ml Ingwerwasser oder Gemüsebrühe · 500 g Gemüse, zum Beispiel Karotte, Sellerie, Bohnen, Lauch · 1 EL Ghee · 1/2 TL Bockshornkleesamen · 1 TL Cuminpulver · 1/2 TL Paprikapulver, edelsüß · 1 Msp. Muskat · Salz und Pfeffer · 1 TL Zitronensaft oder Obstessig · frische Kräuter

1 Ingwerwasser (Seite 145) oder Gemüsebrühe kochen. Zwiebel und Gemüse klein schneiden.
2 Das Ghee in einem Topf erhitzen und die Bockshornkleesamen kurz anrösten.
3 Das fein geschnittene Gemüse hinzufügen und im Ghee anrösten.
4 Mit dem Ingwerwasser (oder der Gemüsebrühe) ablöschen und etwa 25 Minuten lang köcheln lassen.
5 Nun mit Cumin, Paprikapulver, Muskat, Pfeffer, Salz, Zitrone oder Obstessig abschmecken. Eventuell frische Kräuter dazugeben.

Avocadocreme

1 reife Avocado · 50 g eingeweichte Sonnenblumenkerne (oder 50 g Quark oder Frischkäse) · 1/2 TL Salz · Saft von 1/2 Zitrone · 1 Msp. Paprikapulver · 1 Msp. Muskatnuss · frische Kresse

1 Avocadofruchtfleisch mit Sonnenblumenkernen, Salz, Zitronensaft und Gewürzen pürieren. Kresse darübergeben.

Hefebutter

150 g Butter · 2 EL Quark · 50 g Hefeflocken · 1/4 rote Paprikaschote · frischer Schnittlauch · 1 TL Sojasoße · 1/2 TL Ingwerpulver

1 Die Butter leicht anwärmen und mit dem Quark und den Hefeflocken verrühren.
2 Die rote Paprikaschote und den Schnittlauch fein hacken und mit der Sojasoße und dem Ingwerpulver unter die Hefebutter mischen.

Eine warme Suppe mit Gemüse und/oder Getreide ist das ideale Abendessen. Sie ist leicht verdaulich, harmonisiert Vata und gleicht die Belastungen des Tages aus.

DIE WIRKUNG EMPFEHLENSWERTER NAHRUNGSMITTEL

Gruppe	Nahrungsmittel	Geschmack (Rasa)	Eigenschaften (Guna)	Spezielle Heilwirkung (Prabhava)
Getreide	Reis	süß	kalt, ölig	gut für alle Doshas, besonders für Pitta, wirkt verstopfend und baut Fortpflanzungsgewebe (Shukra) auf
	Weizen	süß	kalt, ölig, schwer	stärkend, gewebeaufbauend, aphrodisierend, verbessert die Haut
	Gerste	süß, zusammenziehend/herb	trocken, leicht, kalt, nicht schleimig	verringert Kapha und Pitta, gut bei Geschwüren, Verschleimung, Fettleibigkeit
Hülsenfrüchte	Mungbohnen	süß, zusammenziehend/herb	trocken, kalt, leicht	gut für alle drei Doshas, die Augen, bei Fieber und Fettleibigkeit
	Schwarze Linsen	süß	ölig, schwer, heiß	kräftigend und aphrodisierend
	Kichererbsen	süß, zusammenziehend/herb	kalt, trocken, schwer	reduziert Kurzatmigkeit, Husten, Schluckauf
	Rote Linsen	süß	trocken, kalt, leicht	gut bei Fieber und Durchfall
Gemüse	Gurke	zusammenziehend/herb	schwer, kalt	erhöht Kapha, wirkt harntreibend und beseitigt Blutungen
	Spinat	bitter, zusammenziehend/herb	kalt, schwer	blutreinigend, entgiftend
	Kürbis	süß	kalt	aphrodisierend, Masse aufbauend, verringert Pitta und Vata
	Aubergine	süß	heiß	gut bei Arthritis, Ischias
	Karotte	süß, bitter	heiß	bindet Stuhl, gut bei Hämorrhoiden
	Zwiebel	scharf, süß	schwer	verringert im gekochten Zustand Vata und Pitta
	Rettich	scharf, bitter	leicht, heiß	gut für Milz, Herz und Verdauung
Früchte	Äpfel	süß, sauer, zusammenziehend/herb	kalt	gut für alle drei Doshas, kräftigend, stuhlbindend
	Banane	süß, zusammenziehend/herb	schwer, kalt	verstopfend, beseitigt Hautbrennen, Hunger, Augenerkrankungen
	Trauben	süß	kalt, ölig	verringert Vata und Pitta, blutreinigend, wirkt gegen Fieber, brennende Empfindungen, Husten, Heiserkeit
	Mango	süß	schwer, ölig	kräftigend, gewebeaufbauend, gut für Herz, Haut, Augen
	Feige	süß	schwer, kalt	nährend, gewebeaufbauend

Gruppe	Nahrungsmittel	Geschmack (Rasa)	Eigenschaften (Guna)	Spezielle Heilwirkung (Prabhava)
Früchte	Melone	süß	leicht, kalt	entwässert, spendet Kraft und stärkt den Haarwuchs
	Dattel	süß	schwer, kalt	nährend, aphrodisierend, gut bei Auszehrung und Verletzungen
	Orange	süß, sauer	erhitzend, leicht	verbessert den Geschmack und verringert Vata
	Granatapfel	süß, sauer, zusammenziehend/herb	weich, salbend	gut für alle Doshas, beseitigt Durst, Brennen, Fieber und unangenehme Körperausdünstungen
Nüsse	Kokosnuss	süß	schwer, kalt, ölig	reinigt Blase und Harnwege, fiebersenkend, gut für Haut und Haare
	Mandeln	süß	schwer, heiß, ölig	kräftigend, aphrodisierend, gut für das Gehirn, verringert Vata und Pitta
	Pistazien	süß	schwer, heiß, ölig	kräftigend, aphrodisierend, gut für Herz und Gehirn
	Walnüsse	bitter, süß	leicht, heiß, ölig	in geringen Mengen genossen gut für alle drei Doshas
Fette	Butter	süß, zusammenziehend/herb	schwer, kalt	appetitanregend, erhöht Kapha und das Meda-Dathu (Fettgewebe)
	Ghee (geklärte Butter)	süß	kalt	gut für Gedächtnis und Intellekt, hilft bei Vergiftungen, stärkt Agni
	Sesamöl	süß, bitter	heiß	wirkt anregend, hervorragende Trägersubstanz für Kräuter und Gewürze
	Olivenöl	süß	leicht, kühl	sehr gut für Vata, Pitta und das Herz-Kreislauf-System
Milchprodukte	Kuhmilch	süß, zusammenziehend/herb	kalt, weich, ölig	wirkt verjüngend, gewebeaufbauend und stärkend
	Ziegenmilch	süß, zusammenziehend/herb	leicht, kalt	leicht verdaulich, gut bei Durchfall und Tuberkulose
	Joghurt	süß, sauer, zusammenziehend/herb	ölig, schwer	gibt Kraft; nicht bei Kapha- oder Pitta-Beschwerden einnehmen
	Buttermilch	sauer, zusammenziehend/herb	erhitzend, durchdringend	verdauungsfördernd, öffnet (reinigt) die Körperkanäle (Srotas)
Süßmittel	Honig	süß, scharf	leicht, heiß	gut für alle Doshas, dringt in alle Srotas ein, gut für Haut, Augen, bei Asthma, Husten und zur Wundheilung
	Palmzucker (Jaggery)	süß	leicht, erhitzend	aphrodisierend, verringert Vata
	Weißer Zucker	süß	schwer, kalt	verringert Pitta, harntreibend, vermehrt Kapha und Fettleibigkeit

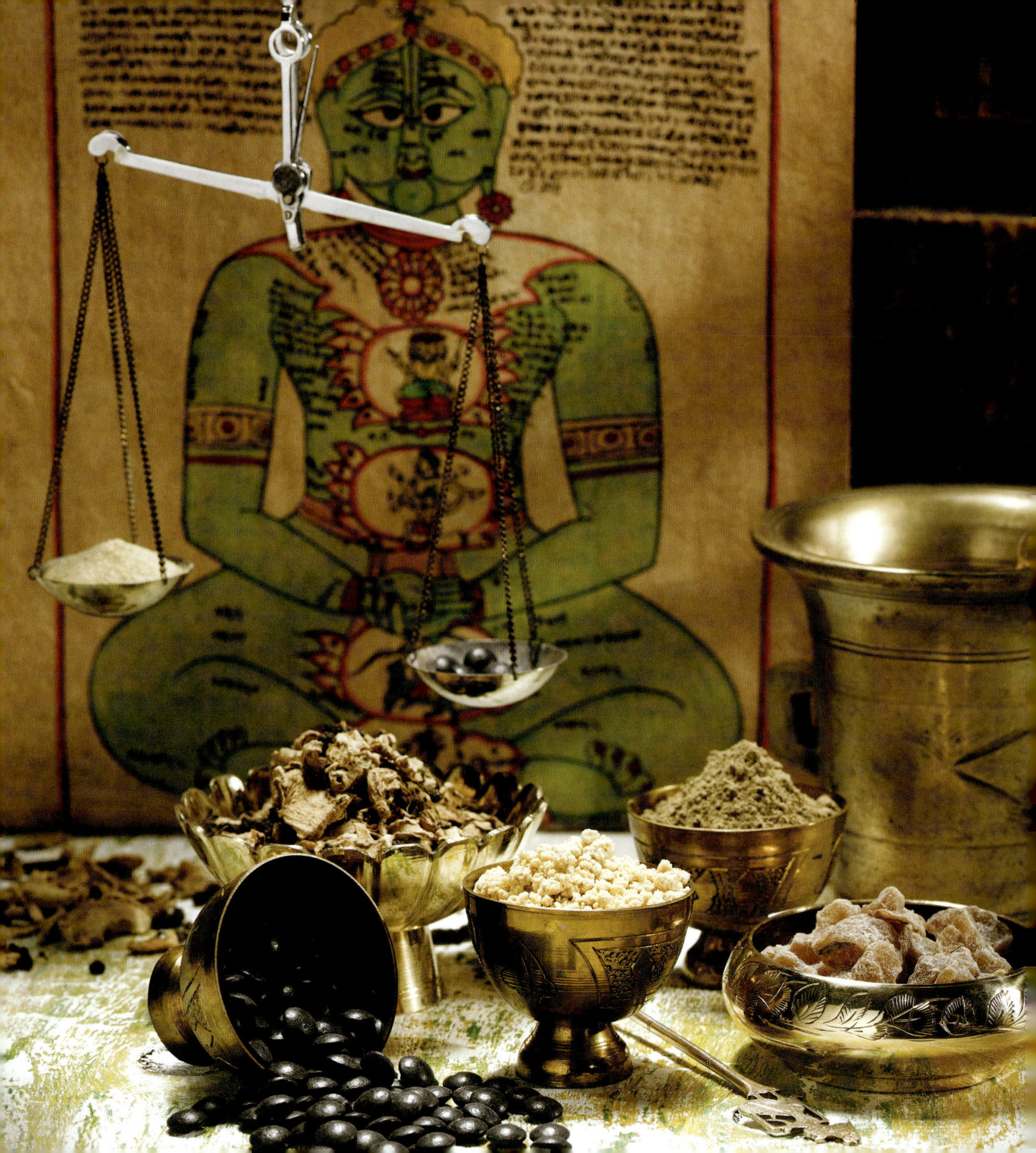

KRANKHEITEN VERSTEHEN UND BEHANDELN

EIN UMSICHTIGER MENSCH,
DER ARZT ZU WERDEN WÜNSCHT,
VERWENDE DIE GRÖSSTEN
BEMÜHUNGEN AUF DIE ENTFALTUNG
SEINER GUTEN EIGENSCHAFTEN,
DAMIT ER SO EIN LEBENSSPENDER
FÜR DIE MENSCHEN WERDE.

Caraka Samhita
1,133

SVASTHA – GESUNDHEIT AUS AYURVEDISCHER SICHT

Die ayurvedischen Weisheiten sind dem Wohle der Gesunden und Kranken gewidmet. Um einen Kranken wieder in seinen natürlich gesunden Zustand zurückzuführen, bedient sich die Ayurveda-Medizin der Heilkräfte von Pflanzen, Kräutern und Mineralien, therapeutischer Reinigungs- und Ausleitungsverfahren und vieler anderer wirkungsvoller Heilmethoden, die zum Teil auch sehr gut zur Selbsthilfe geeignet sind.

DER SCHWERPUNKT DER AYURVEDISCHEN MEDIZIN LIEGT AUF DER GESUNDERHALTUNG DES MENSCHEN. MIT GESUNDHEIT IST NICHT NUR DIE ABWESENHEIT VON KRANKHEIT ODER ALLGEMEINES WOHLBEFINDEN GEMEINT, SONDERN EIN ZUSTAND VOLLER VITALITÄT, WIDERSTANDSKRAFT UND LEBENSFREUDE.

Der ayurvedische Begriff für einen gesunden Zustand ist *Svastha*, was so viel heißt wie »im Selbst verweilen« und sehr schön die spirituelle und ganzheitliche Bedeutung ausdrückt.

»Wahrhaft gesund ist der, dessen Körper, Geist und Seele sich in einem dynamischen Gleichgewicht befinden«, lautet eines der bekanntesten Zitate der alten Schriften. Solange wir in Kontakt mit unserem wahren Selbst, unserer innersten Natur (Prakriti) sind, befinden wir uns in einem ausgeglichenen und kraftvollen Zustand auf allen Ebenen unserer Persönlichkeit. Damit schließt sich wieder der Kreis zu unserem Ausgangspunkt im Ayurveda, unserer individuellen Konstitution. Die eigene, wahre Natur (Prakriti) zu erkennen und zu leben, ist die Voraussetzung und das Ziel für ein langes gesundes, erfülltes und spirituelles Leben (Svastha).

VORAUSSETZUNG FÜR GESUNDHEIT

Nach ayurvedischer Definition gibt es verschiedene körperliche und geistige Voraussetzungen für Gesundheit: Die Ausgeglichenheit der funktionellen Prinzipien (Doshas), der Normalzustand von Geweben (Dhatus), Ausscheidungen (Malas) und Verdauungs- und Stoffwechselvorgängen (Agni) sowie die normale Funktion der Sinne zählen ebenso dazu wie die Klarheit und das Wohlbefinden des Geistes (Manas) und eine »glückliche Seele« (Atman – ein Zustand absoluter Freude, der unbeeinflusst ist von Erfolg oder Misserfolg).

Natürlich stellt diese Definition einen Idealzustand dar, der hypothetisch erscheint, weil gerade der letzte Punkt – absolute Freude – so schwer zu verwirklichen ist. Doch wer die ganzheitlichen Empfehlungen und Übungen des Ayurveda konsequent nutzt und beharrlich bleibt, wird seinem Ziel Schritt für Schritt näher kommen.

DER GANZHEITLICHE BLICK AUF KRANKHEITEN

Krankheit wird im Ayurveda als die Disharmonie des inneren Gleichgewichts und als Kontakt mit Schmerz definiert. Unsere Krankheiten beginnen immer dann, wenn der natürliche Zustand (Prakriti) mit einem krankmachenden Faktor (Hetu) in Berührung kommt. Nun werden wir in unserem Gleichgewicht gestört, die Konstitution verändert sich (Vikriti), und wir leiden nach einer gewissen Zeit unter den daraus entstehenden Krankheiten und Beschwerden.

Alle ayurvedischen Therapiekonzepte, gesundheitsfördernden Maßnahmen und Heilmittel zielen nun darauf ab, den Menschen wieder in seiner individuellen Natur (Prakriti) zu stärken und seine Störungen (Vikriti) zu beseitigen. Dabei wird den krankheitsauslösenden Ursachen (Hetu) und den darauf abgestimmten Behandlungsweisen (Aushadha) weit mehr Aufmerksamkeit gewidmet als den einzelnen Symptomen (Linga). Das heißt, für einen Ayurveda-Arzt ist es weniger wichtig, welche genaue Bezeichnung eine Krankheit hat und welche Symptome sie entwickelt, vielmehr richtet er seine gesamte Diagnostik und Heilkunst darauf, die wahre und gesunde Natur eines Menschen zu erkennen und die Ursachen für deren Störungen zu beseitigen. Dementsprechend werden gleiche Beschwerdenbilder oft völlig unterschiedlich behandelt, da die krankheitsauslösenden Ursachen bei jedem Menschen anders sein können.

Mit dieser ganzheitlichen Herangehensweise unterscheidet sich die ayurvedische Heilkunde grundsätzlich von der in der heutigen Zeit praktizierten Schulmedizin. Mit großem Erfolg werden auf diese Weise Krankheiten aller Art wie Störungen des Autoimmunsystems, des Bewegungsapparats, des vegetativen Nervensystems sowie chronische (oder austherapierte) Beschwerden erfolgreich behandelt.

SAMPRATI – DIE ENTSTEHUNG VON KRANKHEITEN

Im Ayurveda beschreibt man den Beginn einer Krankheit in einem Stadium, das noch weit von dem Auftreten bedenklicher Symptome entfernt ist. Wenn wir uns ein Energiepotential von 0–100 vorstellen, so entspricht ein Zustand von 100% Energie einer strahlenden, ganzheitlichen Gesundheit (Svastha). Sinkt nun unser Energiepotential ab, so entsteht unweigerlich ein Störungsprozess, welcher aus der Verschiebung des Dosha-Gleichgewichts resultiert. Die vorerst nur in dem Dosha-Gefüge spürbaren Störungen manifestieren sich nach einer Weile in den Körpergeweben. Wenn das Energiepotential unter 30% sinkt, be-

ginnt ein Krankheitsverlauf nach westlichem medizinischem Verständnis. Nun sind einzelne Organe oder Gewebe nachweislich gestört, und das offenbart sich in einem konkreten Krankheitsbild.

Doch aus ayurvedischer Sicht beginnt unser Krankheitsverlauf schon sehr viel früher. Auch wenn unsere Körpergewebe (Dhatus) noch nicht betroffen sind, leiden wir in den Vorstadien oft unter Müdigkeit, Nervosität, Verdauungsstörun-

---

KLASSISCHE UNTERSCHEIDUNG DER KRANKHEITEN

INNERE ERKRANKUNGEN

… resultieren aus der Störung der Doshas und Dhatus. Sie werden mit Reinigungstherapien (Panchakarma), Heilkräutern (Dravyaguna) und gesundheitsfördernden Maßnahmen (Svastavritta) behandelt.

ÄUSSERE ERKRANKUNGEN

… resultieren aus äußeren Einflüssen wie Unfällen, Insektenstichen und Gewalteinwirkungen. Sie können hervorragend mit der Marma-Therapie und den ayurvedischen Ölmassagen behandelt werden. Manche benötigen auch eine chirurgische Behandlung.

PSYCHISCHE ERKRANKUNGEN

… manifestieren sich aus negativen Gedanken und Gefühlen. Ihre häufigsten Auslöser sind andauernde Angst, Kummer, Zorn, Hass und Grausamkeit. Sie werden mit den psychologischen und spirituellen Therapien des Ayurveda (Sattvavajaya) behandelt.

NATÜRLICHE ERKRANKUNGEN

… werden durch Alterserscheinungen, Geburt und Tod verursacht. Sie werden mental, feinstofflich und subtil behandelt (Yoga, Rasayana und Sattvavajaya).

SAMPRATI – DIE SECHS STADIEN DER KRANKHEITSENTWICKLUNG

➤ *1. Stadium: Ein Dosha ist erhöht, gestaut oder geschwächt.*
Ein krankheitsauslösender Faktor setzt sich im Körper fest. Dessen Ursache kann geringfügig sein, zum Beispiel eine unpassende Mahlzeit, ein Wettersturz oder mentale Überbelastung.

➤ *2. Stadium: Die Dosha-Störung festigt sich.*
Das angesammelte Dosha zeigt die ersten Symptome durch seine nun überbetonten Eigenschaften, zum Beispiel trockene oder sensible Haut, Nervosität, Müdigkeit oder Ähnliches.

➤ *3. Stadium: Die Störungen verteilen sich im ganzen Körper.*
Das gestörte Dosha beeinträchtigt nun auch andere Körperfunktionen, und es ist nicht mehr zu übersehen, dass man etwas »ausbrütet«.

➤ *4. Stadium: Die gestörten Dosha-Energien lokalisieren sich in den Körpergeweben. Nun treten konkrete Krankheitssymptome in den Körpergeweben auf, und die Krankheit wird offensichtlich erkennbar.*

➤ *5. Stadium: Die Krankheit nimmt spezifische Formen an.*
Der Körper ist schwach und überempfindlich. Das Krankheitsbild ist klar erkennbar und bedrohlich.

➤ *6. Stadium: Das Abwehrsystem des Körpers kann die Krankheit besiegen oder unterliegt ihr. In letzterem Falle wird die Krankheit chronisch, führt zur Invalidität oder zum Tod.*

Je früher diese innere Disharmonie erkannt wird, desto schneller können die Störfaktoren wieder ausgeglichen werden. Denn am Anfang ist es ein Leichtes, das innere Gleichgewicht der Körperkräfte wiederherzustellen. Insgesamt werden sechs verschiedene Krankheitsstufen beschrieben, von denen die drei letzten symptomatische Krankheitsbilder aufweisen (siehe Kasten).

Ein praktisches Beispiel

Stellen wir uns einen Menschen mit Pitta-Konstitution vor. Er liebt sehr scharfes Essen und trinkt regelmäßig Alkohol. Eines Tags fühlt er in seinem Bauch ein leichtes Unwohlsein und ein Gefühl von Hitze (erstes Stadium). Er ignoriert das jedoch und kümmert sich nicht um dieses Alarmsignal. Nach einigen Tagen fühlt er ein saures Aufstoßen, aber er achtet nicht weiter darauf und ändert seine Essgewohnheiten nicht (zweites Stadium). Mit der Zeit entwickelt er ein immer stärkeres Aufstoßen mit Brennen in Brust und Rachen (drittes Stadium). Er unternimmt immer noch nichts. Nach einiger Zeit bekommt er Bauchschmerzen und geht zum Arzt. Nach der Untersuchung vermutet der Arzt eine beginnende Gastritis (viertes Stadium) und rät ihm, seine Essgewohnheiten zu ändern. Dies tut er jedoch nicht. Das Problem verstärkt sich. Die Schmerzen werden stärker. Beim nächsten Arztbesuch entdeckt dieser ein Geschwür im Magen-Darm-Bereich (fünftes Stadium). Wieder warnt ihn der Arzt vor den ernsten Folgen, doch der Patient ignoriert die Warnung. Eines Tages wird er, nach heftigen Schmerzen, Erbrechen und mit aufgeblähtem Bauch, in die Notaufnahme eines Krankenhauses eingeliefert. Dort muss er sich einer Operation unterziehen, da bei ihm eine Perforation des Duodenums (Durchbruch eines Zwölffingerdarmgeschwürs) diagnostiziert wurde (sechstes Stadium).

gen, Schlafstörungen, innerer Reizbarkeit und vielen anderen so genannten Befindlichkeitsstörungen, die anzeigen, dass unsere Energieskala zwischen 35 und 50 Prozent liegt. Nun sind wir zwar nicht im eigentlichen Sinne krank, doch als wirklich gesund, vital und vom Leben begeistert können wir uns auch nicht bezeichnen!

SYMPTOME ERKENNEN UND ZUORDNEN

Immer dann, wenn wir aus unserem inneren Gleichgewicht geworfen wurden und eine Krankheit diesen Missstand anzeigt, entwickeln sich verschiedene Symptome in unseren Körperstrukturen und Funktionen. Diese dienen als Basis einer medizinischen Diagnose und helfen uns oder dem Ayurveda-Arzt, die Krankheit bereits im Frühstadium zu erkennen und zu behandeln.

Die in den folgenden Übersichten aufgeführten Störungen der Doshas (Funktionsprinzipien), Dhatus (Körpergewebe) und Malas (Abfallprodukte) treten vor allem in den ersten drei Krankheitsstadien auf und sind oft Vorboten für schwerere Erkrankungen.

➤ Sollten Sie unter einem oder mehreren dieser Merkmale leiden, so konsultieren Sie bitte Ihren Ayurveda-Arzt oder -Therapeuten. Dieser kann mit Hilfe von weiteren Diagnosemethoden (zum Beispiel mit der Puls- und Antlitzdiagnose) ein umfassendes Bild Ihres Gesundheitszustandes erstellen, ein ganzheitliches Verständnis schaffen und eine individuelle Therapie darauf abstimmen.

DER ZUSTAND DER DOSHAS

➤ Grundlage aller gesundheitsfördernden Maßnahmen und Behandlungsstrategien ist der Zustand der Doshas. Um die Störungen Ihrer individuellen Konstitution festzustellen, machen Sie bitte den Vikriti-Test auf Seite 62/63.

Zusätzlich kann Ihnen die nebenstehende Übersicht einen Eindruck der typischen Symptome einer Dosha-Störung vermitteln. Den Test und die Übersicht können Sie auch nutzen, um eine Dosha-ausgleichende Therapie (ab Seite 182) Ihren persönlichen Bedürfnissen entsprechend auszuwählen.

TYPISCHE MERKMALE EINER STÖRUNG DER DOSHAS

ERHÖHTES VATA

➤ jede Art von Lockerheit in Gelenken, Bändern oder Muskeln

➤ Härte, Rauheit, Trockenheit oder Porosität der Körperorgane

➤ blaue, rötlich braune, schwarze Verfärbungen von Körperteilen

➤ herber Geschmack im Mund oder keine Geschmackswahrnehmung

➤ Auszehrung, Zittern, Zuckungen, Schwindel

➤ häufige Schmerzen, Taubheit, Steifigkeit und Krämpfe

➤ immer wieder auftretende oder chronische Verstopfung, Schlaflosigkeit, Depressionen

➤ Tinnitus, mentale Instabilität, Verlust der Körperkraft

ERHÖHTES PITTA

➤ brennende Empfindungen, erhöhte Temperatur, exzessives Schwitzen

➤ Entzündungen und Eiterung

➤ rote, gelbe oder grünliche Verfärbungen von Körperorganen, Urin oder Stuhl

➤ fauliger Geruch und Ausdünstungen

➤ saurer Geschmack oder Aufstoßen, scharfer oder bitterer Geschmack im Mund

➤ exzessiver Hunger und Durst

➤ Verlangen nach Kaltem, reduzierter Schlaf

➤ Schwächung des Sehvermögens, Synkopen (kurze Ohnmachten)

ERHÖHTES KAPHA

➤ weißliche Verfärbung von Körperorganen, Ausscheidungs- und Krankheitsprodukten

➤ Kälte der Haut, des Urins und Atems

➤ Schweregefühl im Körper oder Erhöhung des Körpergewichts

➤ Verdickung der Gefäße, Fettleibigkeit

➤ Unbeweglichkeit, Taubheit, Juckreiz

➤ süßlicher Geschmack im Mund, exzessiver Speichelfluss, Auswurf

➤ Appetitverlust, Schläfrigkeit, exzessiver Schlaf, Faulheit

➤ Verlust von Stärke und Widerstandskraft

KRANKHEITEN DURCH STÖRUNGEN DER DHATUS

Gewebe (Dhatu)	Beschwerden durch eine Zunahme der Dhatus	Beschwerden durch eine Abnahme der Dhatus
Rasa (Plasma)	Schwere, Energielosigkeit, Verschleimungen, Wasseransammlungen, Kapha-Störungen	Trockenheit, Rauheit, Durst, Ermüdung, Schmerzen in der Brust, Abmagerung, Depression, Palpitation, Geräuschempfindlichkeit, Kurzatmigkeit bei Anstrengung
Rakta (Blut)	Hautkrankheiten, Hämorrhoiden, Abszesse, Proktitis, periphere vaskuläre Erkrankungen, Blutungen, Vergrößerung von Leber und Milz, Gelbsucht, Ohnmacht, Rötung der Haut, Augen und des Urins	Verlangen nach Kaltem und Saurem, Schlaffheit der Gefäße, Trockenheit der Haut, Blässe
Mamsa (Muskelgewebe)	Tumore, Zysten, Vergrößerung der Lymphknoten, Muskelhypertrophie	eingefallene Wangen, Abmagerung von Hüften, Brust, Beinen, Bauch, Mattigkeit der Augen und Augenmuskeln, Trockenheit der Augen, Schmerzen in Muskeln und Gelenken, allgemeine Mattigkeit
Meda (Fettgewebe)	Fettleibigkeit, Kurzatmigkeit bei Anstrengung, schlechter Körpergeruch	Trockenheit, Abmagerung des Bauches, Verlagerung der Milz, Gelenkschmerzen oder ein Gefühl der Leere in den Gelenken, Abmagerung des Körpers, Verlangen nach Fettigem
Asthi (Knochengewebe)	Knochentumore, Extrazähne, Erkrankungen der Zähne, Nägel und Haare	Knochenschmerzen, Porosität der Knochen, Ausfall von Haaren, Zähnen und Nägeln, Lockerheit der Gelenke, Ermüdung
Majja (Knochenmark, Gehirn)	Schweregefühl in Augen und Körper, Furunkeln und Wunden an Gelenken, Synkopen	Porosität von Knochen und Knochenmark, Gelenkschmerzen, Schwindel, Vata-Erkrankungen, degenerative Veränderungen des Gehirns
Shukra (Fortpflanzungsgewebe)	exzessives und anormales sexuelles Verlangen	Impotenz, Schwäche, Mattigkeit, ausbleibende oder verzögerte Ejakulation, Schmerzen in den Hoden, Sterilität

ZUSTAND DER DHATUS UND MALAS

Sobald sich eine Krankheit durch Anomalien in den Körpergeweben (Dhatus), Ausscheidungsprodukten (Malas) und Körperkanälen (Srotas) manifestiert hat, befindet sie sich bereits im fortgeschrittenen Stadium. Nun werden therapeutische Maßnahmen unerlässlich, um wieder in die alte Kraft und Harmonie zu finden.

In der ayurvedischen Heilkunde unterteilen wir die Symptome danach, ob sie durch eine Zunahme oder eine Abnahme der Dhatus und Malas entstanden sind (siehe Tabellen).

Wie bereits im ersten Kapitel beschrieben, besitzt jedes Körpergewebe (Dhatu) seinen eigenen aktiven Stoffwechselprozess (Dhatvagni), der auch als das Feuer der Dhatus bezeichnet wird. Eine Erkrankung in einem Dhatu steht immer unmittelbar mit dem in diesem Dhatu brennenden Agni, das heißt mit den dort ablaufenden aktiven Stoffwechselprozessen, in Verbindung.

Leidet ein Körpergewebe unter einem zu schwachen Stoffwechsel (vermindertes Agni), so vermehrt sich das betroffene Dhatu. Leidet ein Dhatu unter einem zu aktiven Stoffwechsel (vermehrtes Agni), so führt dies zu einer Verminderung des betroffenen Dhatu (Dhatu-khshya).

Wie stark sich das Dhatu vermehrt, hängt zusätzlich noch mit der Bildung von toxischen Stoffwechselschlacken (Ama) zusammen, was für viele Krankheiten oder Konstitutionsstörungen verantwortlich ist.

Der Gewebestoffwechsel (Dhatvagni) wird zudem von den Doshas beeinflusst. Ein Ungleichgewicht der Doshas wirkt daher direkt auf den Gesundheitszustand der einzelnen Körpergewebe.

Dies kann zu den unterschiedlichsten Beschwerden führen: Viele Frauen in meiner Praxis leiden zum Beispiel unter einer Störung des Asthi-

Dhatus (Knochengewebes) und dessen Agni, die durch zu viel Vata hervorgerufen wird. Dies führt nun zu Haarausfall, trockener Haut oder Osteoporose. Wenn das Vata durch spezielle Heilkräuter (Rasayanas) sowie eine entsprechende Ernährungs- und Lebensumstellung reduziert wird, kann sich das Asthi-Dhatu wieder aufbauen.

ZUSTAND DER SROTAS

Unabhängig vom Zustand der Dhatus kann eine Störung oder Blockade der Srotas (Körperkanäle) an jedem Krankheitsprozess beteiligt sein.

Alle Körpergewebe (Dhatus) werden durch die alles verbindenden Körperkanäle (Srotas) genährt. Deshalb ist eine Verstopfung der Srotas, wie sie zum Beispiel durch schleimige Nahrungsmittel (Käse) hervorgerufen werden kann, eine andere wichtige Ursache von Dhatu-Erkrankungen.

HETU – DIE URSACHEN VON KRANKHEITEN

In der ganzheitlichen Ayurveda-Medizin geht es in erster Linie darum, die Krankheitsursachen (Hetu) zu erkennen, um diese anschließend mit holistischen Therapieansätzen zu beseitigen. Sind die Krankheitsursachen verschwunden, werden automatisch die Symptome gelindert.

Die Geschichte vom Bauern und seiner Kuh

Mein erster Ayurveda-Lehrer erzählte dazu immer die Geschichte von dem Bauern und seiner Kuh: »Ein armer Bauer geht jeden Tag mit seiner einzigen Kuh aufs Feld zur Arbeit. Eines Tages stirbt die Kuh auf dem Feld, und der Bauer ist verzweifelt. Wer soll nun mit ihm die Feldarbeit verrichten? Er lässt die Kuh auf dem Feld liegen und geht in sein Haus. – Bereits nach kurzer Zeit lockt der

Abfallprodukt (Mala)	Symptome bei Zunahme	Symptome bei Abnahme
VERÄNDERUNG UND KLINISCHE SYMPTOME DER ABFALLPRODUKTE (MALAS)		
Exkremente (Purisha)	Schwellung des Bauches, vermehrte Darmgeräusche, Schweregefühl und Schmerzen im Bauch	ein durch Gasbildung aufgeblähter Bauch
Urin (Mutra)	Schmerzen in der Blasengegend, Harndrang selbst nach dem Wasserlassen, anormale Farbe und Beschaffenheit des Urins	Schmerzen und Schwierigkeiten beim Wasserlassen, Verfärbung des Urins
Schweiß (Sveda)	exzessives Schwitzen, Juckreiz, schlechter Körpergeruch	Ausfall der Körperhaare, Risse in der Haut

Kadaver der Kuh die Aasgeier an. Immer mehr Aasgeier kommen, sie machen einen fürchterlichen Krach, erschrecken die anderen Tiere des Bauern und zerstören sein Feld. Nun versucht der Bauer mit allen Mitteln, die Aasgeier zu vertreiben oder zu töten Doch es ist zwecklos … – Nun kommt sein Freund zu Besuch, erlebt das Desaster und gibt dem Bauern einen guten Tipp: Nicht Aasgeier vertreiben, sondern Kadaver entfernen!«

Diese Geschichte beschreibt sehr treffend den Ansatz der ayurvedischen Heilkunde: Wir beseitigen den »Kadaver«, entfernen also auf unmittelbare und effiziente Weise die Krankheitsursache. Dies hat zur Folge, dass die Symptome (Aasgeier) von ganz allein verschwinden

WAS UNS KRANK MACHT

Als häufigste Ursachen und krankheitsauslösende Faktoren werden in den ayurvedischen Schriften folgende aufgeführt:

➤ *Artha* – ein übermäßiger, zu geringer oder falscher Gebrauch der Sinne;

Die Ursachen aller Krankheiten und Beschwerden liegen in der Lebensweise, Ernährung und den körperlichen und psychischen Belastungen unseres Alltags. So hat der Patient den Erfolg der Therapie zum großen Teil in der Hand, wenn er sein Leben entsprechend seinen Bedürfnissen verändert.

➤ *Karma* – falsche Handlungen auf der mentalen, verbalen und physischen Ebene;

➤ *Kala* – abnorme oder mangelnde Ausprägung der Jahreszeiten und ihrer Qualitäten.

ÄUSSERE UND INNERE KRANKHEITSURSACHEN

Arbeits- und Lebensbedingungen

Viele »ganz normale« Arbeits- und Lebensbedingungen stellen aus ayurvedischer Sicht bereits ausgeprägte Krankheitsursachen dar. So gehören zum Beispiel das übermäßige Betrachten von kleinen Objekten, wie es die Arbeit am Computer erfordert, oder das andauernde Sprechen, wie es Lehrer, Verkäufer oder Mitarbeiter im Telefonmarketing leisten müssen, zu den häufigsten Krankheitsursachen bei Vata-Störungen. Ganz zu schweigen von dem Schaden, den die modernen Medien mit ihren abstoßenden Horrorfilmen und Gewaltvideos anrichten können. Häufiges Reisen und die damit verbundene Veränderung von Klima und Jahreszeit, wie es zum Beispiel Piloten oder international tätige Manager erleben, stellt ebenfalls eine große Belastung für den Organismus dar.

Um die negativen Einflüsse der Sinnesüberreizungen und jahreszeitlichen Faktoren auszugleichen, sollten wir alle unnötigen Belastungen vermeiden. So können wir zum Beispiel unsere Sinne mit angenehmer Musik, schönen Bildern und aromatischen Düften verwöhnen und bei der Auswahl von Reisezielen berücksichtigen, dass eine extreme Klima- und Zeitverschiebung den Körper eher krank macht als erholt und entspannt.

Somit sind die Empfehlungen zur Erhaltung der Gesundheit – zum Beispiel die Tagesroutine, die richtige Ernährung oder die Verjüngungstherapien – die Basis der gesamten Heilkunde und beseitigen Krankheitsursachen aller Art.

AYURVEDA BESCHREIBT DEN EXZESSIVEN, ZU WENIGEN ODER AUSBLEIBENDEN GEBRAUCH VON SINNES-OBJEKTEN, HANDLUNGEN UND JAHRESZEIT-LICHEN FAKTOREN.

Caraka Samhita, Sutrasthanam 10,37

Mentale und emotionale Faktoren

Mindestens ebenso häufig wie äußere Ursachen sind mentale Faktoren an der Entstehung von Krankheiten und Beschwerden beteiligt.

Zum einen leiden wir sehr darunter, wenn wir unsere konstitutionsbedingten Persönlichkeitsanteile und Charakterzüge unterdrücken. Dadurch gerät das ganze Dosha-Gleichgewicht aus den Fugen, und wir entwickeln die unterschiedlichsten psychosomatischen Störungen. Denn wenn wir unsere natürlichen Wesenszüge nicht zum Ausdruck bringen und bestimmte Doshas in ihrer emotionalen Qualität unterdrücken, führt dies automatisch zu einer Dosha-Störung auf körperlicher Ebene. So kann sich unterdrückte Wut (stagniertes Pitta) in Magenbeschwerden ausdrücken, zu wenig Ruhe und Entspannung (ungelebtes Kapha) Übergewicht produzieren oder ungelebte Kreativität (eingedämmtes Vata) den Bewegungsapparat beeinträchtigen.

Neben den emotionalen Krankheitsursachen betont Ayurveda auch die intellektuellen, denn falsches Denken ist immer maßgeblich an einer Krankheitsentstehung beteiligt. Nicht umsonst gehören Philosophie und Geisteswissenschaften zu den Hauptfächern des Ayurveda-Heilkundestudiums. Unsere geistigen Lebenskonzepte entscheiden über unsere Gewohnheiten und Handlungen im Alltag, die dann wiederum körperliche oder psychische Krankheiten verursachen können.

Einige meiner Ayurveda-Lehrer bedauerten es immer sehr, dass die meisten ihrer Patienten nicht richtig denken könnten und zu wenig Unterscheidungsvermögen besäßen. Durch ihr mangelndes Bewusstsein hätten sie keine objektive Wahrnehmungsfähigkeit und könnten viele mentale Therapieansätze nicht begreifen. Entsprechend ihrer falschen Lebensbilder und Vorstellungen litten sie unter Selbstentfremdung und handelten gegen die

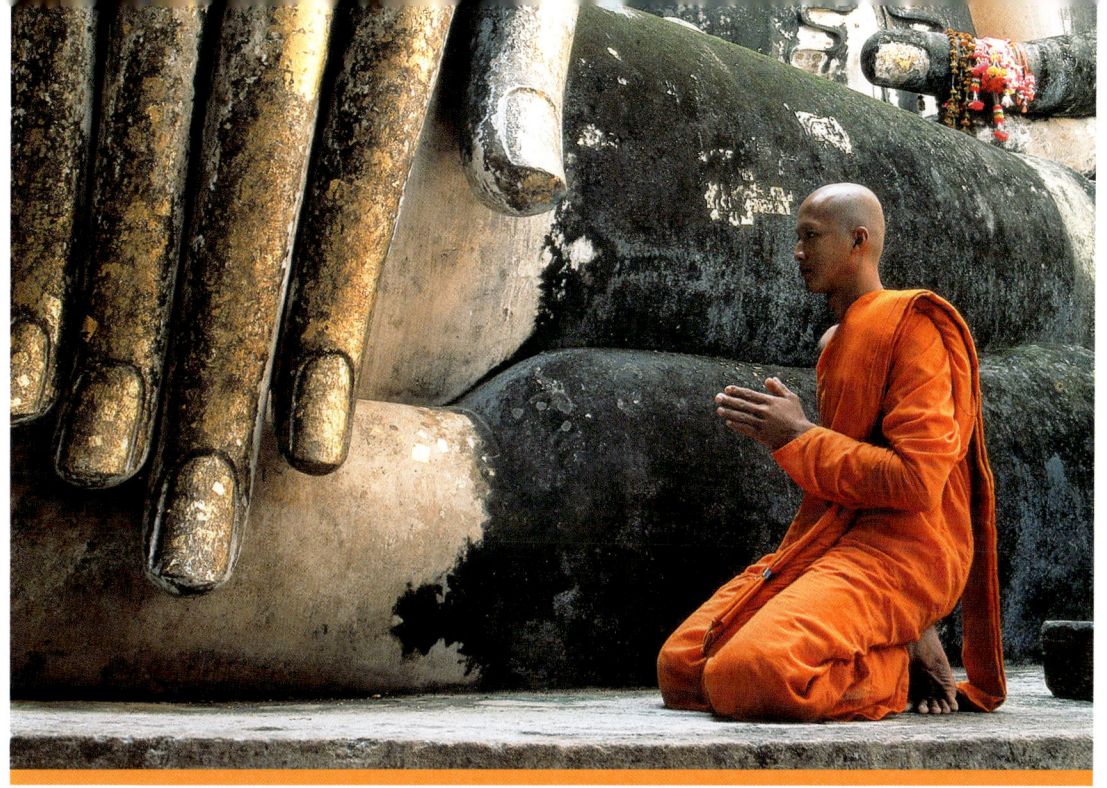

Meditation und Gebet sind wichtige Pfeiler für die ganzheitliche Heilung auf allen Ebenen des Seins: Sie schaffen körperliche Ruhe und Kraft, reduzieren geistigen Stress und transformieren die Emotionen, indem sie tiefe Hingabe, Liebe und Vertrauen schenken.

eigene Natur (Prakriti). Als Therapie empfahlen sie Meditation, das Singen spiritueller Lieder (Mantras) und das Studium alter Sprachen und Philosophien. Denn nur durch die richtige Funktion des Geistes könne das Leben in seiner ganzen Wahrheit und seinen kausalen Zusammenhängen begriffen und bei Bedarf verändert werden. Die falsche Lebensphilosophie führe nicht nur zu Leid und Chaos, sondern verhindere auch im weitesten Sinne Heilung und Lebenserneuerung.

Die Entstehung und Umwandlung von falschen Selbstbildern und Handlungen

Um neue Lebensgewohnheiten dauerhaft in das eigene Persönlichkeitsbild zu integrieren, ist es notwendig, den Zusammenhang zwischen Gedanken, Gefühlen und Handlungen zu verstehen.

1. Die Lebensphilosophie und die bewussten und unbewussten Gedanken bilden die Grundeinstellung zum Leben.

2. Das daraus resultierende Lebensgefühl wird in klar definierbaren Emotionen identifiziert.

Die Emotionen können ausgelebt oder unterdrückt werden, was eine unmittelbare Wirkung auf die Doshas hat.

3. Gefühle werden in Energie und Tatkraft umgesetzt. Die Handlungen und Taten werden vom Lebensgefühl bestimmt.

4. Die Handlungen bestimmen unmittelbar unseren körperlichen und mentalen Lebenszustand.

➤ Um Lebensgewohnheiten zu ändern, ist es notwendig, diesen Prozess umzuwandeln und zur inneren Heilung anstatt zur inneren Selbstzerstörung zu nutzen:

1. Die Gedanken/Lebensphilosophie überprüfen und eventuell korrigieren.

2. Ein positives Lebensgefühl mit positiven (Gedanken-)Bildern schaffen.

3. Daraus resultiert automatisch eine positive Lebensdynamik und Verhaltensweise.

4. Immer wieder üben und wiederholen, bis sich die neuen Gedanken und Strukturen genauso vertraut anfühlen wie die alten.

GRUNDLAGEN DER AYURVEDISCHEN HEILKUNDE

AYURVEDA BETRACHTET KRANKHEITEN MIT EINEM SEHR KOMPLEXEN ANSATZ UND UNTERSCHEIDET DIE BEHANDLUNGSMÖGLICHKEITEN IN RATIONALE, SPIRITUELLE UND GEISTIGE THERAPIEFORMEN.

Im Mittelpunkt jeder Behandlung steht immer der Mensch und nicht die Krankheit. Selbst wenn wir an einer unheilbaren Krankheit leiden sollten, lindert eine ayurvedische Therapie auf jeden Fall die Beschwerden und verhilft zu mehr Wohlbefinden. Der Patient erfährt so eine spürbare Verbesserung seiner Lebensqualität.

Einen Schwerpunkt der traditionellen, altüberlieferten Therapieformen bildet die spirituelle und geistige Behandlung. Die ayurvedischen Eingeweihten (Vaidyas) arbeiten in der gleichen Tradition wie die Schamanen, die in allen Kulturen und Zeitaltern mit der Verbindung der geistigen und der sichtbaren Welt Menschen auf ihrem Lebensweg begleiten und heilen.

Mehr als die Hälfte der traditionell indischen Medizin basiert auf Behandlungsformen der spirituellen Therapie (Devavyapashraya) und geistigen Heilungsformen (Sattvavajaya).

Die rationalen Therapien (Yuktivyapashraya), zum Beispiel die manuelle Therapie oder die Pflanzenheilkunde, sind diejenigen, die man im Westen normalerweise mit Ayurveda in Verbindung bringt. Ihr Heilungsansatz ist vor allem auf die beeinträchtigten Körperkomponenten abgestimmt, bezieht aber in der ganzheitlichen Durchführung auch viele Ebenen der feinstofflichen Therapieformen mit ein.

Heilung bedeutet im ayurvedischen Sinne immer die Behandlung von Körper und Geist. Die spirituellen, geistigen und rationalen Therapieformen werden im ganzheitlichen Therapieprozess gemeinsam eingesetzt und können innere Erlösung, geistiges Wachstum und körperliche Genesung schenken.

DIE THERAPIEFORMEN

SPIRITUELLE THERAPIEN – DEVAVYAPASHRAYA CHIKITSA

Mit den spirituellen Therapien können Kranke behandelt werden, die nicht auf eine konventionelle Behandlung ansprechen. Oft liegen die Krankheitsursachen auf spiritueller Ebene, etwa in familiär bedingten Traumata oder unverarbeiteten Erfahrungen aus früheren Leben. Spezielle Rituale, Meditationen (Mantras) und Gebete können dann den Transformations- und Heilungsprozess erfolgreich unterstützen.

GEISTIGE THERAPIEN – SATTVAVAJAYA

Sattvavajaya unterstützt durch die richtige Philosophie und Meditationen für eine gelassene Geisteshaltung eine schnelle Genesung und schaltet negative Gedanken und Konditionierungen aus, die den Krankheitsprozess beschleunigen würden.

RATIONALE THERAPIEN – YUKTIVYAPASHRAYA

Die rationalen Behandlungsformen werden vor allem für die Störungen in den funktionellen und strukturellen Körperkomponenten eingesetzt. Sie verfolgen drei hauptsächliche Ansätze:

1. Vermeidung der Ursache – Nidana Pariajanam

Viele Krankheiten können behandelt werden, indem Aktivitäten und Nahrung, welche die Krankheit begünstigen, vermieden werden. So kann zum

Beispiel eine sehr schwierige Erkrankung wie Migräne durch das bloße Vermeiden von sauren, heißen und scharfen Nahrungsmitteln mit beachtlichem Erfolg behandelt werden.

2. Reinigung – Samshodanam

Um krankheitsverursachende Faktoren aus dem Körper zu entfernen, bedient sich die Ayurveda-Heilkunde sehr wirkungsvoller Maßnahmen wie Ölung (Snehana), Schwitzen (Svedana) und Ausleitungstherapien (Panchakarma).

3. Besänftigung – Samshamanam

Die besänftigenden Therapien werden immer dann angewendet, wenn der Patient zu schwach für eine intensive Reinigungstherapie (Samshodanam) ist. Ebenso dienen sie als Aufbaukur und Gesundheitsprophylaxe und umfassen gesunde Nahrung (Ahara), gesunde Aktivitäten (Vihara) und Aufbaumittel (Rasayana).

DIE STÄRKSTEN WAFFEN DER AYURVEDA-MEDIZIN

Neben dem Wissen um die gesunde Lebensweise verfügt die ayurvedische Medizin über zwei sehr intensive Behandlungsmethoden, mit denen selbst schwere Krankheiten erfolgreich behandelt werden können: Zum einen stellen die nach ausgefeilten Rezepturen und alchemistischen Prinzipien hergestellten Medikamente des Dravyaguna eine hervorragende Behandlungsmethode dar. Zum anderen greifen die intensiven Reinigungstherapien und Ausleitungstechniken (Panchakarma) tief in die Informationen des Körpers ein, um die Ursachen und Symptome von Krankheiten auf sanfte Weise zu behandeln und zu beseitigen.

Somit stellen Dravyaguna und Panchakarma die wichtigsten Therapieformen der Ayurveda-Medizin dar und werden von den Ayurveda-Ärzten als ambulante Therapie oder stationäre Kur ausgeführt. Eine medizinische Ayurveda-Behandlung begleitet den Patienten über einen langen Zeitraum, in dem der Heilungsprozess entsprechend dem individuellen Beschwerdenbild ganzheitlich begleitet wird.

BEI SCHWEREN ERKRANKUNGEN

Bei jedem Menschen verursachen eine falsche Ernährung, unpassende Aktivitäten, atmosphärische Bedingungen und andere Faktoren Veränderungen im Körperinnern und beeinflussen so das innere Gleichgewicht des Körpers. Anfangs sind die Veränderungen vorübergehend, später jedoch werden sie dauerhaft und manifestieren sich in belastenden Krankheitsbildern.

Sanft ausleitende Therapieformen (Samshamanam) können bei leichten Erkrankungen die Aktivitäten der Doshas einschränken oder hemmen. Sie können den Gesundheitszustand jedoch nicht grundlegend korrigieren und sind somit bei schweren Erkrankungen nicht ausreichend. Diese erfordern die intensiven Behandlungsmethoden des Panchakarma und Dravyaguna, denn sie leiten angesammelte Toxine und Störfaktoren (Doshas, Malas und Ama) aus und bringen den Körper wieder in sein ursprüngliches Gleichgewicht.

Gemäß dem klassischen Therapiekonzept beginnt die medizinische Behandlung immer mit einer intensiven Reinigungskur (Panchakarma), die den Körper von seinen Krankheitsursachen und angesammelten Schlacken befreit. Nach diesem umfassenden Reinigungsprozess beginnt nun die aufbauende und stabilisierende Dravyaguna-Therapie, in der die einzelnen Körpergewebe und gesunden Funktionsprinzipien mit pflanzlichen, tierischen und mineralischen Präparaten und heilenden Rezepturen erneuert werden.

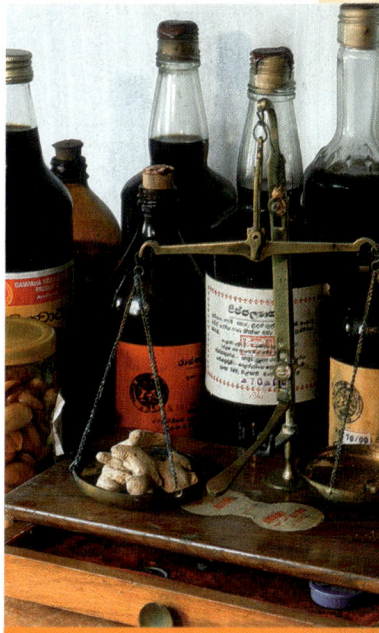

Ayurvedische Medikamente werden aus pflanzlichen, tierischen und mineralischen Substanzen gewonnen und als Pulver, Öl oder Dekokt (Abkochung) für die innerliche und äußerliche Anwendung zubereitet.

PANCHAKARMA –
DIE REINIGUNGSTHERAPIEN

DIE MEDIZINISCHE PANCHAKARMA-KUR IST EIN KOMPLEXES SYSTEM AUS FÜNF (PANCH) HANDLUNGEN (KARMA), DIE DER AUSLEITUNG VON GIFTIGEN SUBSTANZEN, STOFFWECHSELSCHLACKEN UND KRANKHEITSURSACHEN DIENEN.

Viele Menschen haben bereits eine Ayurveda-Kur in Indien, Sri Lanka oder Europa gemacht und so den Begriff Panchakarma kennen gelernt. Allerdings ist nicht jede Kur eine echte Panchakarma-Kur – oft wird eine »harmlosere« Wellness-Variante angeboten, die der Entspannung und Regeneration, nicht aber der Heilung dienen kann.

Die effektiven Panchakarma-Reinigungsmethoden sind bereits sehr alt und werden seit vielen Jahrhunderten erfolgreich angewendet. Panchakarma wird auch als »Intelligenz des Ayurveda« bezeichnet. Es ist der Überbegriff für ein auch in der heutigen Zeit sehr populäres Reinigungssystem, in dem fünf verschiedene Ausleitungsverfahren angewendet werden.

Immer dann, wenn wir unter einer belastenden Krankheit leiden und unsere Doshas sehr stark erhöht sind, stellt eine Panchakarma-Kur die optimale Therapie dar. Es ist jedoch nicht immer notwendig, alle fünf Ausleitungsverfahren anzuwenden, um uns gemäß unserer Konstitution und Krankheit zu behandeln. Vielmehr sollten die Therapien entsprechend unserer individuellen Erkrankung ausgewählt und auf unseren allgemeinen Gesundheitszustand abgestimmt werden.

Sinnvoll ist es, wenn Sie sich vor einer Panchakarma-Kur von einem Arzt beraten lassen, um bereits im Vorfeld eine Diagnose und Aufklärung über das individuell abgestimmte Kurgeschehen zu erhalten. Seriöse Ayurveda-Kliniken und -Kurhäuser empfehlen ausdrücklich, eine Anamnese vor Kurantritt zu machen, um sich über die Behandlungsmöglichkeiten und -erfolge einer Panchakarma-Kur zu informieren. Und je aufgeklärter Sie als Patient sind, desto besser können Sie die Kompetenz des Arztes und der Therapeuten einschätzen und den Therapieverlauf verstehen.

SO WIRKT PANCHAKARMA

Nicht für alle Krankheitsbilder ist Panchakarma gleich gut geeignet. Hervorragende Ergebnisse erzielen die intensiven Reinigungsverfahren bei allen chronischen und hartnäckigen Erkrankungen und bei psychosomatisch bedingten Beschwerden, zum Beispiel bei allen Hauterkrankungen, Verdauungsstörungen, Autoimmunerkrankungen, Impotenz, Tinnitus oder Schlaflosigkeit. Auch Herzerkrankungen, Diabetes oder Störungen des Bewegungsapparats können mit einer abgeschwächten Ausleitungsform sehr gut behandelt werden.

In der Regel dauert eine Panchakarma-Kur zwischen 3 und 12 Wochen. Je schwerer und langwieriger das Beschwerdenbild ist, umso länger und umfassender die kurativen Behandlungen.

AUSLEITUNGSVERFAHREN DES PANCHAKARMA

➤ *Vamana (therapeutisches Erbrechen)*

➤ *Virecana (Abführen)*

➤ *Anuvasana (ölige Einläufe)*

➤ *Asthapana oder Niruha (Einläufe mit Dekokten)*

➤ *Nasya (nasokraniale Reinigung)*

Auch für gesunde Menschen kann eine Panchakarma-Kur sehr empfehlenswert sein. In diesem Fall eignen sich die einzelnen Therapien hervorragend, um die Gesundheit zu stärken, Alterserscheinungen hinauszuzögern und ein langes Leben, gesunde Nachkommenschaft, Klarheit des Geistes, der Stimme, Sinne, eine gesunde Hautfarbe sowie Stärke und Potenz zu erlangen.

ABLAUF EINER PANCHAKARMA-KUR

Als Laie machen wir uns oft die falsche Vorstellung von einer Panchakarma-Kur. In meinen Seminaren und Ausbildungen erlebe ich es sehr häufig, dass alle Teilnehmer zuerst völlig begeistert von den Möglichkeiten einer Panchakarma-Kur sind und am liebsten sofort ihre Koffer packen würden, um für acht Wochen in eine indische Ayurveda-Klinik zu gehen. Doch bei der ausführlicheren Erläuterung der einzelnen Kurphasen und Therapieformen wird ihnen schnell klar, dass eine Panchakarma-Kur kein Erholungsurlaub mit gesundheitsfördernder Wirkung ist, sondern harte Arbeit für Arzt, Therapeuten und Patienten.

Die ausleitenden Panchakarma-Therapien – das medizinische Erbrechen (Vamana), das Abführen (Virecana) und die Einläufe (Basti) – reinigen nicht nur den Verdauungstrakt. Durch ein sehr durchdachtes, klares Konzept von Vorbereitungen, Ausleitungen und Nachbehandlungen sind sie in der Lage, den gesamten Körper und rückkoppelnd auch den Geist nachhaltig auf ganzer Ebene zu erneuern.

Um die einzigartigen Behandlungsergebnisse zu erzielen, werden die Panchakarma-Therapien in drei Phasen eingeteilt, die auf den individuellen Zustand des Patienten abgestimmt und mit größter Sorgfalt durchgeführt werden:

DIE VORBEREITUNGSPHASE – PURVAKARMA

In der Vorbereitungsphase wird der Patient eingehend untersucht, und es wird entschieden, welche Karmas (Behandlungsformen) für ihn geeignet sind. Ist Ama (Stoffwechselschlacken) vorhanden, wird die Kur mit einer leichten Diät, Fasten und Agni-Anregung begonnen (Langhana, Pachana).

Hat sich kein Ama im Körper manifestiert, kann direkt mit der inneren und äußeren Ölung (Snehana) begonnen werden: Hierzu nimmt der Patient während der Vorbereitungsphase als innere Ölung am Morgen eine täglich gesteigerte Menge flüssiges Ghee zu sich und erhält Ölmassagen und Schwitzbäder als äußere Ölung. All dies dient dazu, die angesammelten Doshas und Schlacken aus den Geweben (Dhatus) und Körperkanälen (Srotas) zu lösen und in den Verdauungstrakt zu befördern, um in der zweiten Kurphase vom Körper ausgeschieden zu werden.

DIE HAUPTPHASE – PRADHANAKARMA

In der Hauptphase der Panchakarma-Therapie werden die überschüssigen Doshas – genauer: die Substanzen, die für die Dosha-Ansammlungen verantwortlich sind – aus dem Körper eliminiert. Mit Hilfe der wirkungsvollen Reinigungstechniken (Karmas) werden alle aus den Geweben gelösten Störfaktoren ausgeleitet.

Vor jeder großen Panchakarma-Anwendung, zum Beispiel Vamana (Erbrechen) und Virecana (Abführen), werden Ölmassagen und Schwitzkuren als Vorbehandlungen durchgeführt.

Begleitet werden die verschiedenen Reinigungstechniken von einer speziellen Fastenkost. An den Ausleitungstagen, an denen die Patienten erbrechen oder abführen, gibt es nur Reisflockensuppe oder Reis-Mungbohnen-Suppe.

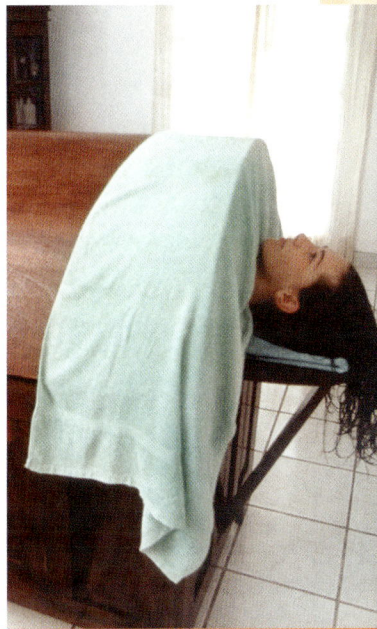

Svedana, die Schwitztherapien, dienen der Öffnung und Reinigung im Körper. Das Verdauungsfeuer (Agni) wird angeregt und Giftstoffe können verbrannt und ausgeleitet werden. Wichtig bei allen Schwitzbehandlungen ist, dass der Kopf dabei kühl bleibt.

DIE AUFBAUPHASE – PASHCHATKARMA

Die Aufbauphase dient der Regeneration und dem Kostaufbau. Nun wird der Körper mit einer energiespendenden Diät und mit Pflanzenrezepturen gestärkt und erneuert. Mit einer individuell abgestimmten Kräutertherapie und stärkenden Rasayana-Behandlungen (Seite 105) wird der gesunde Zell- und Gewebsaufbau aktiviert. Körper und Geist werden stabilisiert und langsam auf die Belastungen des Alltags nach der Kur vorbereitet. Damit ist die Aufbauphase im Panchakarma von außerordentlicher Wichtigkeit, da sie zur eigentlichen Gesundung und Stärkung führt.

DIE WICHTIGSTEN THERAPIEFORMEN

VAMANA – MEDIZINISCHES ERBRECHEN

Vamana ist ein exzellentes Mittel, um Kapha-Störungen aus dem Körper zu beseitigen, zum Beispiel bei Erkältungen, Husten, Asthma, Schilddrüsenschwellungen, Diabetes mellitus, Fettleibigkeit, Hauterkrankungen, Tumoren und Psychosen.

Bei extrem fettleibigen oder abgemagerten Patienten, Kindern, alten Menschen, empfindlichen und geschwächten Menschen, Schwangeren, Patienten mit einer Unterleibserkrankung oder einer reinen Vata-Erkrankung ist Vamana jedoch nicht empfehlenswert.

In der Praxis können wir uns die Durchführung von Vamana folgendermaßen vorstellen: Nachdem der Patient am Morgen mit einer Massage und Schwitzbehandlung auf das Vamana vorbereitet wurde, kann das medizinische Erbrechen beginnen. Mit Hilfe bestimmter Medikamente wird ein Brechreiz ausgelöst, der dann zu einer intensiven Reinigung des Magens führt. Ein erfolgreiches Vamana endet mit dem Auftauchen von Galle im Erbrochenen oder mit einem bitteren Geschmack im Mund.

Anschließend muss der Patient absolute Ruhe halten. Er erhält eine spezielle Diät (Sansarjanakarma), die mit flüssiger Reissuppe beginnt und allmählich die Verdickung der Nahrung bis hin zur normalen Nahrung vornimmt. Die Nachbehandlung ist äußerst wichtig und entscheidet über den erfolgreichen Behandlungsabschluss.

VIRECANA – ABFÜHREN

Dies ist die optimale Therapie, um alle Pitta-Störungen aus dem Körper zu beseitigen. Sie äußern sich zum Beispiel in Sehstörungen, Fieber, Hauterkrankungen, Abszessen, chronisch nicht heilenden Wunden, Schilddrüsenschwellungen, Lymphadenitis, Diabetes mellitus, Erkrankungen von Leber und Milz, Gelbsucht, Wurmbefall, Analfisteln, Hämorrhoiden, Gefäßerkrankungen, Zysten, Tumoren, Epilepsie, Psychosen.

Virecana sollte jedoch nicht bei extrem fettleibigen oder abgemagerten Patienten, Kindern, alten Menschen, empfindlichen und schwachen Menschen sowie Schwangeren eingesetzt werden. Ebenso werden Patienten, die unter Blutungen der unteren Körperregionen (vor allem des Darms) leiden oder chronischen Durchfall haben, von einer abführenden Behandlung ausgeschlossen.

Das medizinische Abführen (Virecana) wird mit Hilfe von Medikamenten (hauptsächlich Rizinusöl und Sennesblätter) durchgeführt. Eine vernünftige Virecana erfordert ein Minimum von zehn und ein Maximum von dreißig Stuhlgängen.

Anschließend muss der Patient absolute Ruhe halten. Er erhält ebenfalls die spezielle Diät (Sansarjanakarma), die mit flüssiger Reissuppe beginnend die Ernährung vorsichtig wieder aufbaut.

BASTI – EINLAUF

Mit Einläufen (Bastis) wird vor allem der Darm auf sehr sanfte Weise gereinigt. Dies ist die optimale Therapie, um Vata-Störungen aus dem Körper zu beseitigen und die daraus resultierenden Vata-Krankheiten zu behandeln, zum Beispiel Verdauungsstörungen, Blähungen, Bauchschmerzen, Gelenkschmerzen, Rückenschmerzen, Lähmungen, Taubheit, Herzerkrankungen, Menstruationsstörungen, Auszehrung und Psychosen.

Die Einläufe sind in der Regel sehr sanft und verträglich, jedoch bei Husten, Darmverschluss und Hämorrhoiden nicht empfehlenswert. In der Schwangerschaft sind Einläufe nicht ganz unbedenklich und sollten in den ersten Monaten nur unter Anleitung eines erfahrenen Arztes, ab dem siebten Monat gar nicht durchgeführt werden.

In einer Panchakarma-Kur werden zwei Arten von Einläufen verabreicht: mit Dekokten (Asthapana Basti) und mit Ölen (Anuvasana Basti), normalerweise im täglichen Wechsel.

Bei Asthapana Basti (auch als Niruha bezeichnet) besteht die übliche Zusammensetzung aus Flüssigkeit (normalerweise pflanzliche Dekokte), Pasten aus Pflanzenpulvern, Honig, Steinsalz und Öl. Die Gesamtmenge beträgt 400–500 ml. Die Mischung wird langsam in den Darm des Patienten eingeführt, welcher auf seiner linken Seite liegt. Dieser Einlauf wird vor den Mahlzeiten verabreicht. Die Mischung reinigt nicht nur das Rektum (Mastdarm), sondern auch den Kolon (Grimmdarm, Teil des Dickdarms) und entfernt von dort alte, abgelagerte Abfallprodukte.

Anuvasana Basti ist ein »kleiner Einlauf« mit hauptsächlich 20–60 ml öliger Substanz. Er wird nach den Mahlzeiten verabreicht und soll so lange wie möglich einbehalten werden. Er wirkt vor allem beruhigend auf das Vata-System und kann auch selbst durchgeführt werden (Seite 171).

NASYA – NASEN- UND STIRN-HÖHLENBEHANDLUNG

Im Ayurveda werden die Nasenlöcher als Pforte des Schädels betrachtet. Durch die Verabreichung von Medikamenten und Ölen durch die Nasenlöcher (Nasya) können Erkrankungen von Kopf, Augen, Nase, Ohren, Hals und Gehirn, Beschwerden wie chronische Erkältung, chronische Sinusitis, Steifigkeit in Kopf und Nacken und Kopfschmerzen behandelt werden.

Bei Schwangerschaft und akuter Erkältung wird kein Nasya verabreicht.

Man verwendet Pflanzensäfte, ihre Dekokte (Abkochungen), Pulver, Dämpfe und medizinierte Öle oder Ghee. Je nach eingesetzten Medikamenten ist die Behandlung reinigend (Shirovirecana) oder nährend (Snehana).

Nasya wird am Vormittag (im Sommer) oder mittags (im Winter) an einem wind- und staubfreien Ort mit genügend Licht durchgeführt. Zuvor erhält der Patient eine Kopf- und Halsmassage sowie eine milde Schwitzbehandlung. Dann wird die Nasya-Substanz mit Hilfe einer Pipette bei völlig ausgestrecktem Kopf in die Nase eingeführt. Anschließend erhalten Stirn, Gesicht und Hals ein lokales Dampfbad, und die Schulterpartie wird massiert. Etwaige in den Mund gelaufene Medizin kann der Patient ausspucken. Er darf weder sprechen noch lachen.

Nach der Nasya-Behandlung sollte der Patient heißes Wasser trinken und leichte Kost zu sich nehmen. Tagesschlaf, schwere und klebrige Nahrung, kaltes Wasser sowie kaltes Duschen sind nicht empfehlenswert und würden die positive Wirkung beeinträchtigen.

Ein richtig gemachtes Nasya führt zu Leichtigkeit im Kopf, gutem Schlaf, entspanntem Erwachen, zur Linderung der indizierten Krankheitssymptome und zu Klarheit von Geist und Sinnen.

Nasya gehört zu den wirkungsvollsten Therapieformen, um überschüssiges Kapha aus dem Kopfbereich zu befreien. Dies geschieht durch Nasenspülungen und Inhalation mit speziellen Kräutern und Ölen.

AYURVEDA-KUREN IM VERGLEICH

Eine Ayurveda-Kur ist für viele Menschen ein Wendepunkt im Leben. Die intensive Reinigung und tiefe Berührung von Körper und Geist lassen das ganze Leben in einem neuen Licht erscheinen und können die Erkenntnisse und Tatkraft schenken, ein neues Leben zu beginnen. Umso wichtiger ist es, das für die eigene Konstitution und Lebenssituation richtige Kurangebot auszuwählen!

PANCHAKARMA IST KEIN SPAZIERGANG

Wie bereits beschrieben, ist Panchakarma eine äußerst wirkungsvolle, aber auch anstrengende Therapieform, die vor allem zur Behandlung von schweren Erkrankungen eingesetzt wird. Leider existieren einige weit verbreitete falsche Vorstellungen von Panchakarma, die durch kommerzielle Interessen und nicht authentische Literatur entstanden sind. So denken viele, dass es sich bei Panchakarma um Ölbehandlungen oder Massagen zur Entspannung und Wellness handelt. Dies ist jedoch ein Missverständnis, denn eine Panchakarma-Kur ist weder mit einem Erholungsurlaub noch mit einer Ayurveda-Wellnesskur zu vergleichen. Sie erfordert höchste Disziplin und Anstrengung von den Patienten und den behandelnden Ärzten und Therapeuten.

Daher sind heute viele Ayurveda-Kurgäste bitter enttäuscht. Mit dem großen Boom des Ayurveda-Tourismus in Indien und Sri Lanka kommen viele westliche Besucher in die Ayurveda-Kliniken und -Kurzentren, die in keinster Weise wissen, was sie erwartet oder worauf sie sich einlassen.

Eine klassische Panchakarma-Kur unter ärztlicher Leitung benötigt die Atmosphäre und das Kurgeschehen, wie es in einem klinischen Rahmen

Voraussetzung für eine erfolgreiche Ayurveda-Kur ist eine ruhevolle Atmosphäre, die alle körperlichen und geistigen Anstrengungen, Stressfaktoren und Verpflichtungen des Alltags fern hält.

üblich ist. Während der mindestens dreiwöchigen Kuraufenthalte erhält der Patient täglich medizinische Betreuung, therapeutische Anwendungen und eine strenge Diät. Die Regeln für sein Verhalten werden vor allem von seinem Gesundheitszustand bestimmt. Es ist dem Patienten während einer Panchakarma-Kur verboten, laut zu sprechen, sich zu viel oder zu wenig zu bewegen, am Tage zu schlafen, sich sexuell zu betätigen oder seine Ernährungsregeln nicht zu befolgen.

All dies dient zwar nicht seinem komfortablen Aufenthalt während der Kur, verbessert aber die Wirkung seiner Therapie. Denn trotz der im Vergleich zu anderen medizinischen Behandlungsmethoden einfachen Form des Panchakarma erweisen sich diese Maßnahmen bei einigen der herausfordernden Erkrankungen der heutigen Zeit als sehr effektiv. So kann allein die regelmäßige Ölbehandlung der Nase und Stirnhöhlen (Nasya) mit Sesamöl vor nahezu allen Problematiken der Nasen- und Stirnhöhlen bewahren, einschließlich des gewöhnlichen Schnupfens, Infektionen der oberen Atemwege und sogar Heuschnupfen.

AYURVEDA-WELLNESS-KUR – EINFACH ZUM WOHLFÜHLEN

In einer Ayurveda-Wellnesskur werden andere Schwerpunkte gesetzt als im Panchakarma. Hier steht das körperliche und emotionale Wohlbefinden des Patienten im Vordergrund.

Alle Ölbehandlungen, Massagen und Ernährungsregeln dienen dem sanften Ausgleich der individuellen Konstitution und schenken direkt spürbare Lebensenergie. Nicht die Krankheit soll in der kurzen Zeit behandelt werden, sondern der ganze Mensch mit all seinen Bedürfnissen. Dies führt zu einer sehr nährenden, aufbauenden und fürsorglichen Therapieform, in der wohltuende Ölmassagen, aufbauende Kräuter und genussvoll zubereitete Speisen Körper, Geist und Seele verwöhnen. Speziell in Kurangeboten mit westlich ausgebildeten Ayurveda-Therapeuten werden die Behandlungen und Kurkonzepte auch zum Ausgleich der psychischen Belastungen und persönlichen Probleme ausgerichtet.

DER PASSENDE ORT

Entsprechend den eigenen Bedürfnissen und Beschwerden sollte sich jeder Mensch ganz genau überlegen, welches der vielen verschiedenen Kurangebote er gerne in Anspruch nehmen möchte, welches seinen individuellen Ansprüchen entspricht – und an welchem Ort.

Ayurveda-Kuren in Indien oder Sri Lanka sind nur sinnvoll, wenn man genügend Zeit mitbringt. Bei einer zweiwöchigen Ayurveda-Kur in Sri Lanka kann der Jetlag und Klimaschock mehr Schaden anrichten, als die ayurvedischen Behandlungen wieder ausgleichen können.

Ebenso sollte man unterscheiden, ob man eine »echte« Panchakarma-Kur in einer Ayurveda-Klinik absolvieren möchte oder sich nur in einem schönen Hotel mit ein paar entspannenden Massagen verwöhnen lässt.

Prinzipiell ist eine Ayurveda-Kur im eigenen Kultur- und Klimakreis sehr zu empfehlen, da es dem Behandlungsprozess entgegenkommt. Inzwischen gibt es auch in den europäischen Ländern hervorragend ausgebildete Ayurveda-Therapeuten, Masseure und Ärzte, die im Rahmen ihrer ambulanten und kurativen Ayurveda-Behandlungen eine ganzheitliche Integration der ayurvedischen Tradition und der heutigen Lebensweise umsetzen (Adressen Seite 197).

Andererseits ist eine Kur im Ursprungsland oft preisgünstiger, schenkt unvergessliche Eindrücke von Kultur, Menschen und Natur Indiens und die Erfahrung des inneren Reichtums im Einfachen.

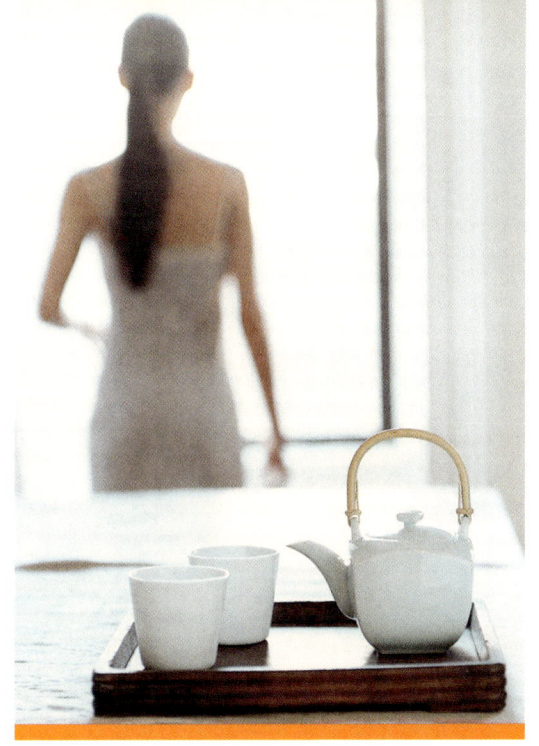

KLEINE REINIGUNGSKUR ZU HAUSE

Eine vollständige Panchakarma-Kur ist nur während eines Klinikbesuches unter ärztlicher Betreuung möglich. Doch die Ausleitungsverfahren können auch zu Hause im Rahmen einer sanften Reinigungskur (Samshamanam) zum Ausgleich der Doshas angewendet werden.

Sehr empfehlenswert ist es, sich ein Ayurveda-Kurwochenende zu Hause zu gönnen und einige Empfehlungen und Anwendungen in der folgenden Woche weiter zu praktizieren.

TAGES- UND SPEISEPLAN

➤ Beginnen Sie Ihr Reinigungswochenende damit, dass Sie alle Termine absagen und sich auf eine ruhige und entspannende Zeit ohne äußere Ablenkungen oder Verpflichtungen einstellen.
➤ Stehen Sie jeden Morgen früh auf, um Ihre Morgenroutine mit Zungenreinigung, Ölspülungen, Yoga, Selbstmassage, Atemübungen und Nasya zu praktizieren (Seite 68). Regen Sie im Laufe

Warmes Wasser und anregende Tees mit Kräutern und Gewürzen unterstützen den Stoffwechsel in seinen tiefen Reinigungsprozessen. Für Vata ist ein Tee aus Johanniskraut, Melisse, Ingwer und Baldrian zu empfehlen. Pitta trinkt eine Mischung aus Fenchel, Koriander, Minze und Kardamom. Und für Kapha sind Ingwer, Methi, Thymian und Basilikum sehr gut geeignet.

des Vormittags Ihren Stoffwechsel mit einem kleinen Spaziergang an der frischen Luft noch einmal zusätzlich an, und entspannen Sie sich anschließend. Mittags- oder Tagesschlaf sollten allerdings unter allen Umständen vermieden werden, da sie den Ausleitungsprozess behindern.

➤ Um die Ausschwemmung im Körper anzuregen, sollten Sie regelmäßig über den ganzen Tag im halbstündigen Rhythmus ein Glas warmes Wasser oder Ingwerwasser trinken.

So errechnen Sie Ihre optimale Trinkmenge:

Körpergewicht x 0,03 Liter = _____ ml pro Tag;

Gesamttrinkmenge _____ ml : 20 Portionen
   = _____ ml pro halbstündliche Portion.

Warmes Ingwerwasser (Seite 145) und stoffwechselanregende Kräutertees wirken ebenfalls sehr unterstützend und dürfen bei Bedarf zusätzlich getrunken werden. Sehr empfehlenswert ist es, am Vormittag Ingwerwasser zu trinken und nachmittags einen Dosha-ausgleichenden Tee (Seite 169).

REZEPTE

Frühstück: Gekochter Getreidebrei

*Für eine Person: 1 Tasse Reis- oder Gerstenflocken ·
2 1/2 Tassen Wasser · je 1 Msp. Salz u. Zimt · Honig*

1 Flocken, Wasser und Gewürze in einem kleinen Topf aufkochen lassen, mit Honig abschmecken.

Mittagessen: Khichari – Reis-Mung-bohnen-Suppe mit Gemüse

*Für eine Person: 1/2 Tasse Basmati-Reis · 1/4 Tasse gelbe Mungbohnen (Mung Dal) · 1 kleine Karotte ·
1/4 Fenchelknolle · 1 TL Ghee · 1 dünne Scheibe frischer Ingwer · 1/2 TL Cuminsamen · 1 Msp. Chili ·
1 Msp. Koriander, gemahlen · 1 Msp. Kurkuma ·
1 TL Salz · frischer Basilikum*

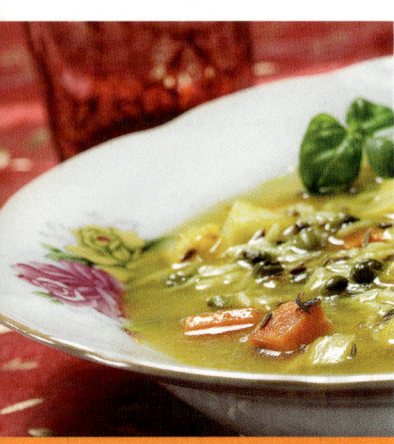

Warme Suppen und Eintöpfe gelten in der Ayurveda-Heilkunde als die beste Reinigungskost. Neben der klassischen Reis-Mungbohnen-Suppe werden auch köstliche Eintöpfe mit gut verträglichem Gemüse (wie Karotten, Rote Bete, Kürbis und Schmorgurken) und leichten Getreiden (wie Gerste, Reis oder Couscous) zubereitet.

IHR TAGESPLAN

7.00 Uhr	warmes Wasser trinken (pro Portion ___ ml)
7.30 Uhr	warmes Ingwerwasser trinken
8.00 Uhr	warmes Ingwerwasser trinken
8.30 Uhr	warmes Ingwerwasser trinken
9.00 Uhr	**Frühstück:** Getreidebrei
9.30 Uhr	warmes Ingwerwasser trinken
10.00 Uhr	warmes Ingwerwasser trinken
10.30 Uhr	warmes Wasser trinken
11.00 Uhr	warmes Wasser trinken
11.30 Uhr	warmes Wasser trinken
12.00 Uhr	warmes Wasser trinken
12.30 Uhr	**Mittagessen:** Khichari
13.30 Uhr	warmes Wasser trinken
14.00 Uhr	warmes Wasser trinken
14.30 Uhr	warmes Wasser trinken
15.00 Uhr	warmes Wasser trinken
15.30 Uhr	**Snack:** Yogi-Tee mit Milch und Honig (Seite 148), dazu ein wenig Trockenfrüchte und Reiswaffeln
16.00 Uhr	warmes Wasser trinken
16.30 Uhr	warmes Wasser trinken
17.00 Uhr	warmes Wasser trinken
17.30 Uhr	warmes Wasser trinken
18.00 Uhr	warmes Wasser trinken
18.30 Uhr	**Abendessen:** Ayurvedische Abendsuppe (Rezept Seite 149)

Falls Sie am Abend noch durstig sein sollten, so trinken Sie bitte 2 bis 3 Tassen Vata-beruhigenden Tee (Rezept Seite 80).

1 Den Reis und die Mungbohnen unter fließendem Wasser waschen. Die Gemüse schälen und in kleine Würfel schneiden.

2 Das Ghee in einem Topf erhitzen, die Gewürze hinzufügen und kurz anrösten.

3 Das Gemüse kurz anbraten und die Reis-Dal-Mischung zufügen. Mit 2 Tassen Wasser aufgießen, umrühren und zum Köcheln bringen.

4 Wenn der Khichari anfängt zu kochen, das Salz zufügen. Danach nicht mehr umrühren, sonst wird die Suppe nicht sämig. Im geschlossenen Kochtopf ca. 20 Minuten sanft köcheln lassen.

5 Sobald die Flüssigkeit weitgehend verkocht ist, den frischen Basilikum zufügen.

AUSLEITUNGSTECHNIKEN ZUR SELBSTANWENDUNG

Mit den speziellen Ausleitungsverfahren (Karmas) können Sie Ihre Reinigung noch intensivieren: Machen Sie am Samstagabend vor dem Schlafengehen einen kleinen Einlauf, und führen Sie am Sonntagmorgen mit Virecana ab.

Nährender Öleinlauf (Anuvasana Basti) vor dem Schlafengehen

Ein kleiner Nähreinlauf (Basti) hilft, das Vata zu beruhigen, das Nervensystem zu stabilisieren und den Stress abzubauen. Für einen Einlauf wird etwas warmes Öl erwärmt und mit einer Einlaufspritze in den Anus eingeführt. Der Körper behält das Öl inne und scheidet den nicht resorbierten Rest erst am Morgen mit dem Stuhlgang aus.

Geeignete Spritzen und Einlaufschläuche sind in jeder Apotheke erhältlich.

20 ml Sesamöl · 10 ml Rizinusöl · 1 Einlaufspritze (Kathetersprize) · 1 Einlaufschlauch

1 Das Öl in einem kleinen Topf erwärmen.

2 Den Einlaufschlauch auf die Einlaufspritze stecken und das Ende des Einlaufschlauches mit etwas Ghee oder Öl (als Gleitmittel) bestreichen.

3 Das warme Öl in die Einlaufspritze füllen und den Schlauch in den Anus einführen. Vorsichtig das Öl in den Darm fließen lassen.

4 Den Beckenboden leicht anspannen, die Pobacken etwas zusammenkneifen und ins Bett legen. Das Öl bleibt über Nacht im Darm und wird zum größten Teil aufgenommen.

Bitte legen Sie sich als Wäscheschutz ein Handtuch ins Bett, falls sich Ihr Schließmuskel in der Nacht leicht öffnen und etwas Öl austreten sollte.

Abführen (Virecana)

Das Abführen mit Rizinusöl ist eine sehr wirksame Methode, um Pitta aus dem Körper auszuleiten und den Verdauungstrakt von überschüssigen Säuren zu befreien.

15–20 ml Rizinusöl · 1 Glas warmes Wasser · 150g milder Naturjoghurt

1 Stehen Sie früh auf, und praktizieren Sie Ihre Morgenroutine. Statt des Frühstücks nehmen Sie das Rizinusöl zu sich. Anschließend trinken Sie ein Glas warmes Wasser und ruhen eine Weile.

2 Nach 1 bis 2 Stunden müsste die Wirkung des Rizinusöls einsetzen und eine intensive Darmentleerung stattfinden.

3 Wenn Sie etwa 8- bis 10-mal auf der Toilette waren, sollten Sie den Ausscheidungsprozess beenden, indem Sie den Joghurt essen. Nach etwa einer weiteren Stunde Ruhepause können Sie Ihren Kichari zu sich nehmen.

Nasenspülung (Nasya)

Zur Reinigung der Nase und des Kopfbereichs eignet sich die Nasenspülung (Nethi, Seite 71) sehr gut. Noch besser ist jedoch folgende Anwendung:

1 *2 TL Ghee* erwärmen, *1 Prise Süßholzpulver* hinzufügen.

2 Mit Hilfe einer *Glaspipette* (aus der Apotheke) in beide Nasenlöcher träufeln. Den Kopf etwas nach hinten gebeugt lassen, damit das Öl gut nach oben fließen kann. Anschließend etwas ruhen.

Viele Ayurveda-Ärzte im Westen bieten ambulante Panchakarma-Kuren an. Hier wohnt der Patient zu Hause und kommt täglich für seine Anwendungen und Konsultationen die Ayurveda-Praxis. Dies ist aber nur Menschen zu empfehlen, die zu Hause alle medizinischen Vorschriften befolgen können und nicht durch familiäre oder berufliche Pflichten gestört werden.

DRAVYAGUNA – AYURVEDISCHE PFLANZENHEILKUNDE

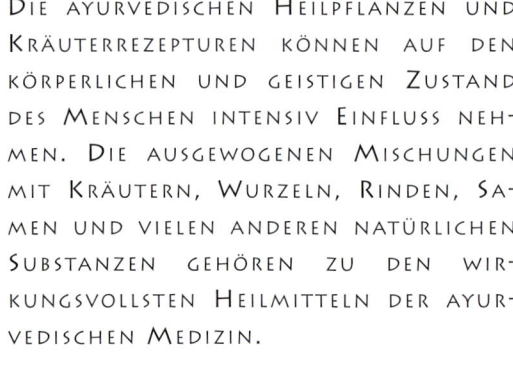

DIE AYURVEDISCHEN HEILPFLANZEN UND KRÄUTERREZEPTUREN KÖNNEN AUF DEN KÖRPERLICHEN UND GEISTIGEN ZUSTAND DES MENSCHEN INTENSIV EINFLUSS NEHMEN. DIE AUSGEWOGENEN MISCHUNGEN MIT KRÄUTERN, WURZELN, RINDEN, SAMEN UND VIELEN ANDEREN NATÜRLICHEN SUBSTANZEN GEHÖREN ZU DEN WIRKUNGSVOLLSTEN HEILMITTELN DER AYURVEDISCHEN MEDIZIN.

Gemeinsam mit gesunder Nahrung und gesunden Aktivitäten zählen die Medikamente zu den »besänftigenden Therapien« (Samshamanam). Mit ihrer direkten Wirkung auf die verschiedenen Körperfunktionen, Gewebe oder Organe sowie auf die mentalen und geistigen Bereiche des Menschen ist ihr Therapiebereich äußerst vielfältig. Sie werden genauso im kurativen Bereich und zur Behandlung von langwierigen Krankheiten eingesetzt wie in der ambulanten Therapie zum Ausgleich von leichteren Beschwerden.

GRUNDLAGEN DER PHARMAKOLOGIE

Die Pharmakologie gilt als Königswissenschaft in der Ayurveda-Medizin. Geheime Rezepturen werden seit Hunderten von Jahren gehütet und an Ayurveda-Schüler und in der Tradition stehende Familienmitglieder weitergegeben.

Die Heilwirkung der verschiedenen Substanzen wird davon abgeleitet, wie die fünf Elemente in ihnen präsent sind. Denn sie bestimmen ihren Ge-

schmack, ihre Wirkungsweise und ihre Heilkraft. Wie eine Pflanze eingesetzt wird, entscheiden letztlich ihr Geschmack (Rasa), ihre Eigenschaften (Guna), ihre Thermik (Virya), ihr Effekt nach der Verdauung (Vipaka) und ihre speziellen Heilwirkungen (Prabhava, Karma). Aufgrund dieser verschiedenen Faktoren verarbeitet man sie als Ganzes oder nur bestimmte Teile – zum Beispiel die Wurzel oder die Samen – zu einem Heilmittel.

Es werden immer die vollständigen Pflanzensubstanzen verwendet und alchemistisch weiterverarbeitet. Auf isolierte Pflanzenauszüge und Extrakte wird in der Regel verzichtet.

Ähnlich wie in der Ernährungstherapie wird jede Kräuterrezeptur individuell auf die Konstitution sowie den körperlichen und psychischen Zustand des Patienten abgestimmt und ausgewählt. Hinzu kommen Empfehlungen für die Einnahme und begleitende Therapieformen.

Auch die Anwendungszeit wird sehr exakt bestimmt, denn von ihr hängt die unmittelbare Wirkung der Heilmittel ab. Entsprechend der Konstitution oder der Krankheiten sollten die Kräutermischungen auf leeren Magen (Abhakta), vor den Mahlzeiten (Pragbhakta), während der Mahlzeit (Madhyabhakta), nach dem Essen (Adhobhakta) oder zu anderen genau beschriebenen Zeiten eingenommen werden.

HAUSMITTEL UND ERNÄHRUNG

In allen Kulturen gab es immer auch die Kräuterweiblein, die mit ihren alten Hausrezepturen, Teemischungen und Wickeln die täglichen Gesundheitsstörungen behandeln konnten. Egal ob Kin-

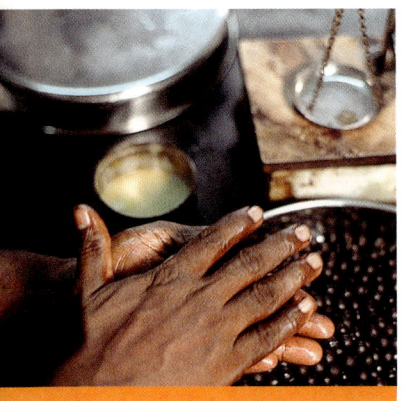

Viele ayurvedische Medikamente werden mit äußerst aufwendigen und langwierigen Verfahren – oft nach alchemistischen Prinzipien – hergestellt. Neben den wertvollen Zutaten und der korrekten Herstellung wird auch auf die energetische Kraft der Medikamente geachtet: Hierzu werden spezielle Gebete und Mantras rezitiert.

KRITERIEN FÜR DIE HEILWIRKUNG

Rasa   der Geschmack (sechs Geschmacksrichtungen): gustatorischer Effekt

Guna   die Eigenschaft (wie kalt, warm, feucht, trocken): physiko-pharmakologischer Effekt

Vipaka   der systemische Effekt nach der Verdauung auf Gewebsebene, das heißt die Wirkung nach der Verstoffwechslung

Virya   die thermische Potenz, also die Dynamik und Temperatur

Prabhava   die spezifische pharmakologische Potenz, die auch eine Rasa und Guna entgegengesetzte spezielle Heilwirkung entfalten kann

Karma   die Wirkung von Eigenschaften (Gunas) in den einzelnen Geweben (Dhatus)

derkrankheiten, Erkältungen oder Verdauungsstörungen, mit dem alten Wissen um die Heilkraft von Kräutern, Gewürzen und anderen Heilpflanzen konnten viele Beschwerden direkt gelindert werden. Auch die ayurvedische Pflanzenheilkunde und Pharmakologie arbeitet in diesem Konzept und wird heute noch sowohl im Hausgebrauch als auch im klinischen Bereich erfolgreich umgesetzt.

Die ayurvedische Ernährungslehre beinhaltet viele Aspekte der Pflanzenheilkunde. Nahrungsmittel, Gewürze und Küchenkräuter werden nach den gleichen Kriterien eingesetzt und sind bekannte und althergebrachte Pflanzenheilmittel.

Für den täglichen Gebrauch von Heilkräutern sind zwei Aspekte besonders wichtig, die mit den Sinnesorganen direkt wahrgenommen werden

können: der Geschmack (Rasa) und die Eigenschaften (Guna) der Pflanzen. Mit dem Wissen und dem Gespür für Geschmack und Eigenschaften kann jede Pflanze als Heilmittel verwendet werden. Ihre Heilkraft wird lediglich durch die kunstvolle Mischung, die präzise Dosierung und die Form der Darreichung verstärkt. Das beschränkt sich nicht auf die klassischen Heilkräuter Indiens – auch die hiesigen Heilpflanzen können nach dem System des Ayurveda klassifiziert und verwendet werden (Seite 179).

RASA – DIE GESCHMACKSRICHTUNGEN

Der Geschmack wirkt durch die Schleimhäute auf den ganzen Stoffwechsel, den Verdauungstrakt und die Körpergewebe. Die sechs Geschmacksrichtungen haben einen unmittelbaren Effekt sowohl auf die Funktionsprinzipien des Körpers (Doshas und Agni) als auch auf die Psyche. So ist der Geschmack, der sich im Mund ausbreitet und von dort aus seine Wirkung im ganzen Organismus entfaltet, eines der wichtigsten Kriterien, um die Wirkung einer Pflanze zu bestimmen.

Für den Hausgebrauch der ayurvedischen Kräuterheilkunde ist der richtige Einsatz des Geschmacks die beste Therapieform. Auf einfache Weise können wir so die täglichen Speisen und Gewürze zu Heilmitteln machen (siehe Tabellen Seite 130 und 150). Das Wissen um die therapeutische Wirkung jeder Geschmacksrichtung dient uns dabei als Grundlage zur Selbstbehandlung.

DER SÜSSE GESCHMACK

Der süße Geschmack (Madhura) wird wegen seiner heilenden und aufbauenden Kraft sehr geschätzt. Süße Substanzen sind nährend für das Gehirn, fördern die sexuelle Kraft und die Milch-

HEILBARE KRANKHEITEN WERDEN BESEITIGT DURCH DROGEN, DIE GEGENSÄTZLICHE EIGENSCHAFTEN BESITZEN, UNTER BERÜCKSICHTIGUNG VON ZEIT, ORT UND DOSIS.

Caraka Samhita 1,62

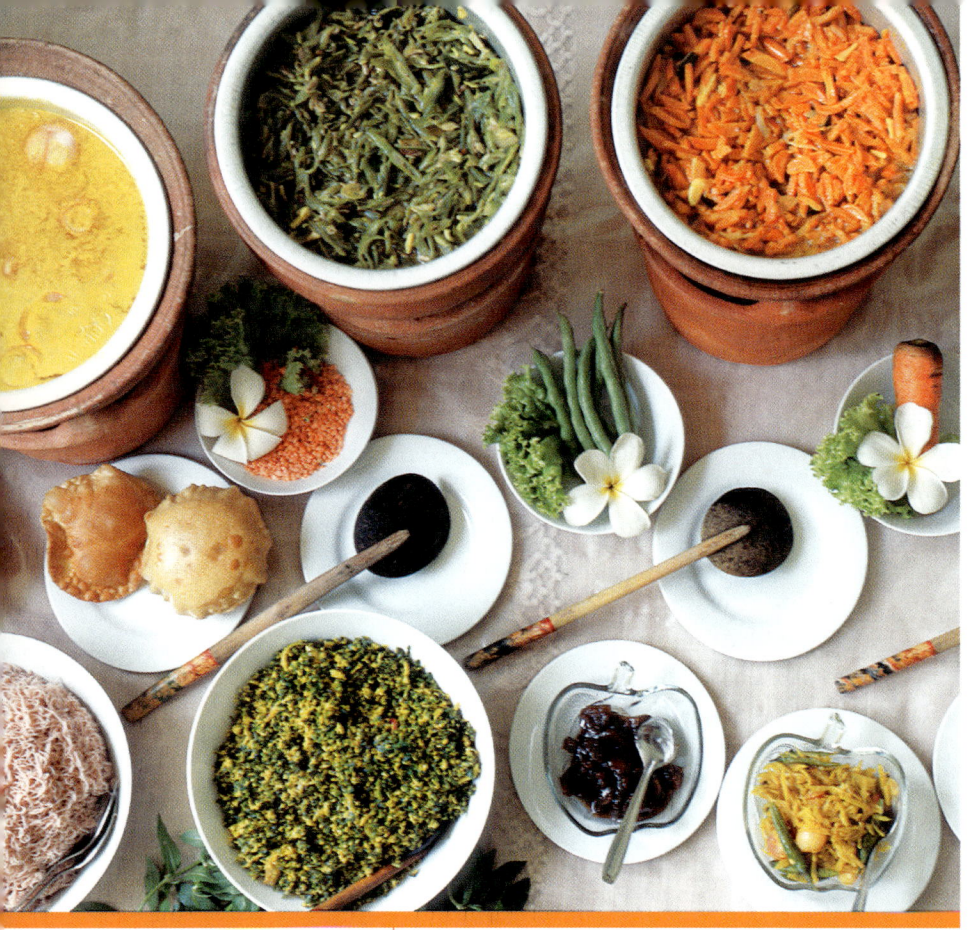

Eine ayurvedische Mahlzeit sollte alle sechs Geschmacksrichtungen beinhalten: Ein bitterer Salat mit süßsaurem Dressing, süße Getreide und Gemüse, mit etwas Salz und bitteren, scharfen und herben Gewürzen zubereitet, und ein aromatisches Chutney mit allen sechs Geschmacksrichtungen – das befriedigt Körper, Geist und Sinne.

reich, Husten, Asthma, Diabetes, Erbrechen, belegte Stimme und Kapha-Störungen aller Art.

Kontraindikationen: Kapha-Störungen, Husten, Asthma, Kropf, Diabetes mellitus, Fettleibigkeit.

DER SAURE GESCHMACK

Der saure Geschmack (Amla) wird in vielen Heiltherapien nicht eingesetzt, da er in einem geschwächten Körper entzündungsfördernd und toxisch wirken kann. Seine positiven Impulse sind seine appetitanregenden, verdauungsfördernden und kräftigenden Eigenschaften, die vor allem zur Reduktion von Vata-Beschwerden eingesetzt werden. So findet der saure Geschmack zum Beispiel bei Appetitmangel und Verdauungsstörung seinen Einsatz. Doch Vorsicht: Die psychisch anregende und aktivierende Wirkung des sauren Geschmacks kann dazu verleiten, zu viel saure Substanzen einzunehmen. Und dies führt dann wiederum zu Durst, Blutstörungen, Schlaffheit der Muskulatur, Ödemen, Entzündungen, Eiterung, Brennen und Pitta-Störungen.

Kontraindikationen: Gastritis, Entzündungen, Gelbsucht, innere Blutungen, Pitta-Störungen.

DER SALZIGE GESCHMACK

Der salzige Geschmack (Lavana) wirkt besonders gut auf das Nerven- und Lymphsystem. Sein systemischer Effekt ist befeuchtend, appetitanregend und verdauungsfördernd. Bei Erkältungen helfen seine schleimlösenden und auswurffördernden Eigenschaften, und bei Verspannungen macht er die Gewebe weicher. Besonders empfehlenswert sind salzige Substanzen bei Magersucht, Verdauungsbeschwerden, Husten und nervösen, stressbedingten Vata-Störungen. Gerade bei psychischer Anspannung, Überlastung und mentaler Anspannung wirkt der salzige Geschmack besonders stabilisierend und entspannend. Wird er jedoch im

produktion, wirken antitoxisch und allgemein kräftigend. Besonders gut sind sie für die Kehle, den Rachen, das Herz, die Haut und Haare. So können Heilpflanzen, Gewürze und Nahrungsmittel mit einem süßen Geschmack vor allem bei Schwächezuständen, Impotenz, häufigem Stuhlgang, verminderter Milchbildung sowie zur Linderung von allen Vata- und Pitta-Krankheiten eingesetzt werden.

Der süße Geschmack steht auch für Liebe und mütterliche Nährkraft. So haben viele süße Substanzen eine äußerst stimulierende Wirkung auf die Psyche und schenken Zufriedenheit, innere Ruhe und Liebe. Doch bei übermäßigem Verzehr kann der süße Geschmack auch sehr schaden: Es entstehen Fettleibigkeit, vermehrtes Schlafbedürfnis, Schweregefühl, Appetitverlust, Schwellungen oder Vergrößerungen im Mund-Hals-Rachen-Be-

Übermaß eingenommen, so können Durst, Blutverdünnung, Fieber, Neurosen, Hauterkrankungen, Ödeme, Lockerung der Zähne, Impotenz, Ergrauen der Kopfhaare, Haarausfall, Beeinträchtigung der Sinne, Faltenbildung, toxische Reaktionen und Pitta-Störungen entstehen.

Kontraindikationen: Hauterkrankungen, Ödeme, Übersäuerung, Hypertonie, Gastritis, Pitta-Störungen.

DER SCHARFE GESCHMACK

Der scharfe Geschmack (Katu) wirkt sehr reinigend und anregend. Er wird als Therapeutikum gegen Würmer, bei Hemmung der Blutgerinnung und Blutstillung sowie als Aphrodisiakum eingesetzt. Ebenso können scharfe Gewürze und Kräuter gut für Herz und Haut sein. Die klassischen Einsatzgebiete für den scharfen Geschmack sind Parasiten, Essstörungen, Fettsucht, häufiger Stuhldrang mit kleinen Mengen, Diabetes, Husten, Asthma, Erkältung und Hautkrankheiten.

Auf der psychischen Ebene schenkt der scharfe Geschmack überschwengliche Emotionen der Leidenschaft, des Tatendrangs, aber auch der Aggressivität. Der übermäßige Genuss von scharfen Gewürzen und Kräutern fördert Impotenz, Schwächezustände, Auszehrung, Vertigo, Durst, brennende Empfindungen, Zittern, Schmerzen sowie Vata- und Pitta-Störungen.

Kontraindikationen: Störungen der Fortpflanzungsgewebe (zum Beispiel Veränderung des Sperma), Harnverhalt, Pitta- und Vata-Störungen.

DER BITTERE GESCHMACK

Der bittere Geschmack (Tikta) bringt dem Körper viel Leichtigkeit und Bewegung. Er ist äußerst blutreinigend, antitoxisch, appetitanregend, verdauungsfördernd, fiebersenkend und entzündungshemmend. Verdauungsstörungen, Parasiten

im Darm, Magenschleimhautentzündung, Gelbsucht, Fieber, Hautkrankheiten (ganz besonders Akne), Eiterung, Diabetes und Fettsucht können mit dem bitteren Geschmack wirkungsvoll gelindert werden.

Psychisch labile Menschen sollten bittere Speisen nur in geringen Mengen zu sich nehmen, denn der bittere Geschmack kann Ängste, Furcht und Unsicherheit verstärken. Auf der körperlichen Ebene bewirkt ein Zuviel an bitter die Abnahme der Körpergewebe (Dhatus), was zur Gewichtsreduktion sehr empfehlenswert sein kann, aber auch zu Auszehrung, Rauheit in den Srotas (Körperkanälen), Schwäche, Depression und Mundtrockenheit führt.

Kontraindikationen: Mangel an Fortpflanzungsgeweben (etwa Trockenheit der Vaginalschleimhäute in den Wechseljahren), Vata-Störungen.

DER ZUSAMMENZIEHENDE/ HERBE GESCHMACK

Der zusammenziehende Geschmack (Kasaya) ist in der Kräuterheilkunde besonders wichtig. In ihm liegt eine große heilende Kraft, die absorbierend, blutstillend und sekretionsvermindernd wirkt. Bei Diarrhö, Blutungen, Wunden, Diabetes und Hautpigmentierungen zeigen zusammenziehende Substanzen besonders gute Erfolge.

Da der herbe Geschmack eher unangenehm ist, wird er kaum im Übermaß genossen. Würden jedoch zu große Mengen von herben Substanzen eingenommen, reagiert der Körper mit Mundtrockenheit, Brustschmerzen, Verstopfung, Blähungen, Impotenz, Blockaden in den Srotas (Körperkanälen), Schwäche, Auszehrung, Durst, Heiserkeit und Steifigkeit. Ebenso können psychische Erkrankungen und Störungen gesteigert werden.

Kontraindikationen: Grundlegende Schwäche, Appetitverlust, Vata-Störungen.

BEI EINEM ZUSTAND VON ERHÖHTEM VATA, VERURSACHT DURCH ERSCHÖPFUNG ODER STARKE STIMMUNGSSCHWANKUNGEN, WIRD DAS VERLANGEN NACH SALZIGEM UND SAUREM FAST UNWIDERSTEHLICH. ZU VIEL PITTA SUCHT SEINEN AUSGLEICH IN NATÜRLICHEN SPEISEN MIT SÜSSEM UND BITTEREM GESCHMACK. STARKES JUCKEN, WASSERANSAMMLUNGEN UND LETHARGIE WEISEN AUF ZU VIEL KAPHA HIN. DIES VERSTÄRKT DEN DRANG NACH SCHARFEM UND BITTEREM.

Caraka Samhita 26,56

EIGENSCHAFTEN (GUNAS) UND HEILWIRKUNG

Eigenschaft (Guna)	Wirkung	Wirkung auf die Doshas (+ erhöhend, – reduzierend)	
schwer (guru)	nährt den Körper, sättigend, verzögerte Verdauung, verursacht Dumpfheit, Benommenheit, Schweregefühl	K +	VP –
leicht (laghu)	Wachheit, Schwäche, Abmagerung, gute Verdauung, leicht verdaulich, reduziert Übermaß, hilft beim Wundheilungsprozess, vermehrt die Leichtigkeit im Körper, bei krankhaften Prozessen oft sehr nützlich	V+	PK –
kalt (hima)	vermindert die Sekretion, gut bei Entzündungen und brennenden Empfindungen, Schwitzen und Durst	VK +	P –
heiß (usna)	fördert den Metabolismus und die Verdauung, bringt Entzündungsprozesse zum Ende, verursacht Durst, Schwitzen und Brennen	P +	VK –
langsam/dumpf (manda)	langsame Wirkung, Schwerfälligkeit, sehr gut bei palliativer Behandlung	K +	VP –
scharf/spitz (tiksna)	vermehrt die Sekretion, verursacht brennende Empfindungen, gut für Reinigungsbehandlungen, penetrierend	PV +	K –
ölig (snigdha)	Öligkeit, Weichheit, Feuchtigkeit, Kraft, aphrodisierend, gut für die Hautfärbung	PK +	V –
trocken (ruksa)	führt zu Trockenheit und Rauheit, Austrocknung der Sekretion, schwächt die Kraft und Hautfärbung, antiaphrodisierend, vermindert Dhatus	V +	KP –
schleimig/glatt (slaksna)	unterstützt die Heilung, stärkt die Körperkraft	PK +	V –
rau (khara)	fördert die Rauheit und die Trockenheit, stoppt die Sekretion, hat »kratzende« Wirkung	V +	PK –
dicht (sandra)	blockiert die Srotas, vermehrt das Körpergewicht	K +	VP –
flüssig (drava)	befeuchtend, löst auf, fördert die Sekretionen, erzeugt Mobilität	KP +	V –
subtil (suksma)	öffnet die Srotas, dringt in die feinsten Srotas ein	VP +	K –
grob (sthula)	Obstipation, Übergewicht, blockiert die Srotas, schwer verdaulich, vermehrt Körpermasse	K +	VP –
klar (vicada)	vermindert die Sekretion (absorbiert zum Beispiel Eiter), trocknet aus	VP +	K –
schleimig/salbend (picchila)	kräftigend, gut für die Wundheilung, verursacht Belag im Mund	K +	V –
weich (medu)	lindert Brennen, Sekretionen und Entzündungen, macht Gewebe und Organe locker	KP +	V –
hart (kathina)	verleiht Kompaktheit	V +	K –
unbeweglich (sthira)	Immobilität, Stabilität, blockiert die Ausscheidungen	K +	VP –
beweglich (chala)	fördert Bewegung, Zittern und die Ausscheidungen im Allgemeinen	VP +	K –

GUNAS – EIGENSCHAFTEN DER PFLANZEN

Ein Großteil aller Behandlungsstrategien im Ayurveda beruht auf der Wissenschaft der Eigenschaften. Um Beschwerden auszugleichen, werden in der Regel Nahrungsmittel, Heilpflanzen oder Techniken therapeutisch eingesetzt, welche durch ihre entgegengesetzten Eigenschaften heilend wirken. Nach dem Grundsatz »Gleiches verstärkt Gleiches« und »gegenteilige Eigenschaften wirken vermindernd« werden alle Krankheiten mit Heilkräutern und Rezepturen behandelt, die das innere Gleichgewicht wiederherstellen. So verwenden wir in der ayurvedischen Heilkunde zum Beispiel bei fiebrigen Erkrankungen kühlende Heilkräutern oder bei trockenen Hautbeschwerden befeuchtende Rezepturen.

Die ayurvedische Medizin kennt insgesamt 42 Eigenschaften (Gunas), doch die 20 wichtigsten Eigenschaften werden in 10 Eigenschaftspaare eingeteilt (schwer/leicht, kalt/heiß …). Jede Pflanze wird mit den ihr zugrunde liegenden Eigenschaften in ihrer Heilwirkung beschrieben und therapeutisch angewendet. Auch der individuelle Einsatz von Nahrungsmitteln oder Massageölen wird durch die Gunas im Detail klassifiziert und kann präzise auf die Konstitution oder die Beschaffenheit der Körpergewebe abgestimmt werden (siehe Tabelle links sowie Seite 130 und 150).

VIPAKA – DER EFFEKT NACH DER VERDAUUNG

Ob eine Pflanze ihre gesundheitsfördernde Wirkung im Organismus tatsächlich entfalten kann, zeigt sich erst nach ihrer Verdauung und Resorption. Verantwortlich sind dafür die individuellen Funktionen von Agni und den Doshas.

Je nach Geschmack (Rasa) gibt es nach der Verdauung von Nahrungsmitteln oder Medikamenten drei Wirkungen (Vipaka): das süße, das saure und das scharfe Vipaka.

Auch in der modernen Ernährungswissenschaft spricht man von sauren Speisen mit einer basischen Wirkung (zum Beispiel die Zitrone) oder süßen Speisen, die den Stoffwechsel bereits während der Verdauung sauer werden lassen (etwa weißer Zucker oder Weißmehlprodukte).

Das gleiche Prinzip wird in der ayurvedischen Heilkunde mit Vipaka aufgeschlüsselt.

DAS SÜSSE VIPAKA

Alle natürlich süßen und salzigen Speisen werden mit einem süßen Vipaka (Madhura) verdaut. Dies erhöht die Fortpflanzungsgewebe (Shukra-Dhatu), stärkt das gesamte Kapha-Dosha in seiner nährenden und stabilisierenden Funktion und unterstützt die Ausscheidung von Urin und Stuhl.

Eine große Ausnahme bildet das im Ayurveda hochgelobte Steinsalz. Es schmeckt zwar salzig im Rasa, hat aber kein süßes Vipaka. Daher verursacht es keine Kapha-erhöhenden oder wasseransammelnden Nebenwirkungen und ist für jede Konstitution geeignet.

DAS SAURE VIPAKA

Nahrungsmittel und Heilsubstanzen mit einem sauren Geschmack werden auch mit einem sauren Vipaka (Amla Vipaka) umgesetzt. So bewirken die sauren Substanzen eine Erhöhung von Pitta, führen zu einer Verminderung von Lebensenergie (Ojas) und von Fortpflanzungsgeweben (Shukra-Dhatu). Durch Amla Vipaka werden die Ausscheidung von Urin und Stuhl gefördert und Blähungen vermindert. Dies gilt für alle Zitrusfrüchte, Beeren und andere saure Substanzen. Die einzige Ausnahme ist der Granatapfel. Die aromatisch-

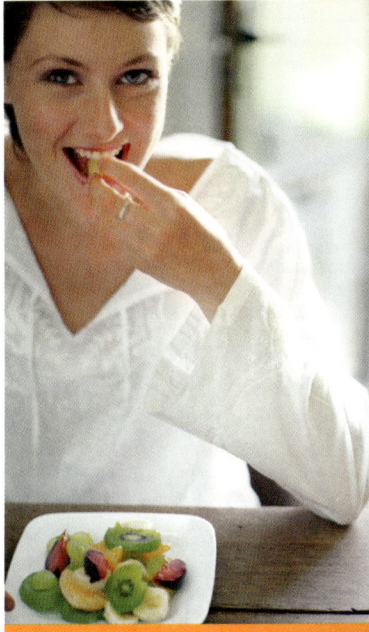

Frische Früchte haben in der ayurvedischen Ernährung einen ganz besonderen Stellenwert: Süße, saftige und frisch geerntete Früchte wirken vielfältig heilsam. Saure und unreif geerntete Früchte hingegen schaden dem Organismus, da sie die Srotas blockieren, Ama bilden und Pitta erhöhen können.

FEUER UND KÄLTE DURCHDRINGEN DAS GANZE UNIVERSUM. DESHALB LEHREN DIE WEISEN, DASS ZWEI ARTEN VON DYNAMIK (VIRYA) DIE NATUR BESTIMMEN. HITZE BE-SÄNFTIGT KAPHA UND VATA UND BEWIRKT FRÜHZEITIGES ALTERN. KÄLTE REDUZIERT PITTA UND WIRKT BELEBEND UND BERUHIGEND.

Bhavaprakasha

säuerlichen Kerne schmecken zwar sauer, werden aber mit einem süßen Vipaka verstoffwechselt.

DAS SCHARFE VIPAKA

Alle Substanzen mit einem scharfen, bitteren und zusammenziehenden Geschmack werden mit einem scharfen Vipaka (Katu Vipaka) verdaut. Dies führt zu einer Erhöhung von Vata-Dosha und zur Verminderung des Kapha-Dosha und der Fortpflanzungsgewebe (Shukra-Dhatu). Die natürlichen Ausscheidungen von Urin und Stuhl werden vermindert und Blähungen können entstehen. Die Gewürze Ingwer, Dill und Basilikum werden trotz ihres anregenden Geschmacks mit einem süßen Vipaka verdaut und können aus diesem Grunde von jeder Konstitution zum Ausgleich des Stoffwechsels (Agni) genossen werden.

VIRYA – THERMISCHE POTENZ

Ob eine Pflanze eine erhitzende oder kühlende Wirkung hat, wird durch Virya genau beschrieben. Dies ist besonders wichtig, wenn es darum geht, ob die Therapie eine aufbauende und stärkende oder eine abbauende und ausleitende Wirkung haben soll. Mit erhitzenden Substanzen, die

ein heißes Virya besitzen, wird der Stoffwechsel in seinem Ausleitungsprozess angeregt, und Körpergewebe können reduziert werden. Kühlende Substanzen mit einem kalten Virya dagegen bauen auf, beruhigen und nähren den Organismus.

SPEZIELLE WIRKUNGEN
PRABHAVA

Wenn eine Substanz eine ganz spezielle Wirkung besitzt, die nicht automatisch aus Geschmack (Rasa), Eigenschaften (Guna) und Thermik (Virya) resultiert, so nennen wir dies Prabhava. So hat zum Beispiel der Knoblauch einen scharfen Geschmack (Rasa), ist ölig und schwer und müsste deshalb Vata und Kapha erhöhen. Er bewirkt jedoch das Gegenteil und wird als Therapeutikum zur Reduktion von Vata und Kapha eingesetzt.

Neben Pflanzen können auch Mineralien, tierische Substanzen, Edelsteine, Edelmetalle und mentale Kräfte solche speziellen, nicht sichtbaren oder wissenschaftlich beweisbaren Heilwirkungen haben. So zeigen etwa Gebete oder Edelsteine bei krankhaften Prozessen eine besondere Wirkung. Auch Rasayanas mit ihrer speziellen Wirkung gegen den Alterungsprozess fallen in diese Kategorie. Bei der alchemistischen Herstellung von Medikamenten wird Prabhava eine besondere Bedeutung beigemessen, da bestimmte Rituale oder Herstellungsweisen die Heilwirkung verstärken können.

KARMA

Unter Karma versteht man das ursprüngliche und holistische Wissen um die Wirkung von Pflanzen im Körper. Während die Gunas als fest definierte Eigenschaften zu finden sind, ist Karma die individuell wirkende Kraft, mit der Heilsubstanzen unterschiedliche Wirkungen in einzelnen Geweben, Organen oder Körpersystemen entfalten.

HEILPFLANZEN FÜR DIE SELBSTBEHANDLUNG

Aus der unermesslichen Vielfalt der Heilpflanzen möchte ich einige vorstellen, die entweder auch in Europa wachsen oder heute in Europa leicht erhältlich sind. Die Anwendungstipps sind auf die Selbstbehandlung und Gesundheitsvorsorge zu Hause abgestimmt. Die Kräuter sind im freien Handel oder bei speziellen Ayurveda-Versendern (Bezugsadressen Seite 197) rezeptfrei erhältlich.

Afsantin (Wermut)

Wermut ist durch seine leichten, trockenen, scharf penetrierenden Eigenschaften und den bitteren Geschmack zwar nicht sehr wohlschmeckend, aber ein hervorragendes Heilkraut für Leber, Galle, Darm und Herz. Er wirkt schmerzstillend, fiebersenkend, harntreibend, appetitanregend und harmonisiert Störungen von Kapha und Vata.
➤ Verwendet werden die Blätter und Blüten, üblicherweise 1–3 g, 3-mal täglich mit heißem Wasser.

Barbari (Basilikum)

Basilikum (Barbari) ist eine heilige Pflanze der indischen Naturheilkunde – nicht zu verwechseln mit indischem Basilikum (Tulsi), einem Verjüngungsmittel (Rasayana), das alle drei Doshas ausgleicht. Unser Basilikum (Barbari) hat leichte, trockene, scharf penetrierende Eigenschaften, einen scharfen, bitteren Geschmack und wirkt besonders ausgleichend bei Kapha- und Vata-Störungen.
➤ 10–20 ml Frischsaft der Pflanze oder ein Aufguss der Blätter sind hilfreich bei Fieber.

Bola (Myrrhe)

Die leichten, heißen und trockenen Eigenschaften sowie der bittere, scharfe und zusammenziehende Geschmack der Myrrhe sind ideal zum Ausgleich aller drei Doshas. Verwendet wird der harzige Saft der Rinde, der schmerzstillend, keimtötend, harntreibend und blutreinigend wirkt. Bola ist hilfreich bei Bronchitis und Asthma. Nach der Einnahme wird es von Haut, Urin, Lungen, Genitalien und Schleimhäuten ausgeschieden und stimuliert sie dadurch. Es ist wirksam bei schmerzhafter oder ausbleibender Menstruation.
➤ Die übliche Dosis beträgt 0,5–1 g, 2- bis 3-mal täglich mit heißem Wasser oder Honig.

Brahmi (Nabelkraut)

Brahmi ist eine der wichtigen ayurvedischen Heilpflanzen für das psychische Gleichgewicht und bei geistigen Störungen. Durch seine leichten, heißen Eigenschaften und den bitteren Geschmack wirkt es sehr kontrollierend auf Kapha und Vata. Die Pflanze wirkt schmerzstillend, krampflösend, verbessert das Gedächtnis, ist gut für Herz und Haut sowie bei Menstruationsbeschwerden.
➤ Normalerweise wird das Pulver der gesamten getrockneten Pflanze in einer Dosis von 2–3 g, 2-mal täglich mit Wasser verwendet.

Damanaka (Beifuß)

Beifuß ist ein wichtiges Kraut in der ayurvedischen Massagetherapie und wird äußerlich oft für lokale Schwitzbehandlungen eingesetzt. Es verfügt über leichte, trockene und scharf penetrierende Eigenschaften, einen bitteren und zusammenziehenden Geschmack und ist hilfreich für alle drei Doshas (ganz besonders für Kapha und Vata). Die Pflanze wirkt schmerzlindernd, entzündungshemmend, fiebersenkend und stärkt Agni.
➤ Verwendet wird die gesamte Pflanze in einer Dosis von 3–4 g, 2-mal täglich mit heißem Wasser. Ihre Wurzeln sind in einer Dosis von 2-mal täglich 1 g wirksam bei Neurosen, Depression, innerer Anspannung und Schlaflosigkeit.

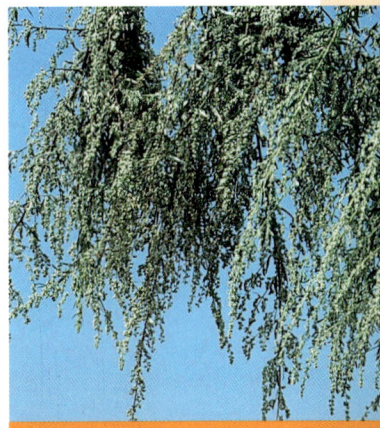

Der bei uns auch häufig als Küchenkraut verwendete Beifuß wirkt besonders Vata-senkend und sehr entspannend. Deshalb wird er gerne zur Harmonisierung des psychischen Gleichgewichts eingesetzt.

Guggulu (Indische Myrrhe)

Das Gummiharz der Indischen Myrrhe ist bei vielen Krankheiten hilfreich. Es kontrolliert alle drei Doshas, wirkt schmerzstillend, keimtötend und ist effektiv bei Arthritis, Lymphstauungen und Fettleibigkeit. Es senkt den Cholesterinspiegel und reinigt die Blutgefäße.

➤ Verwendet wird eine Dosis von 1 g, 2- bis 3-mal täglich mit heißem Wasser.

Jati (Jasminblüten)

Jasmin ist in der ayurvedischen Kosmetik und Wellness-Therapie eine vielverwendete Heilpflanze zur Entspannung und Verjüngung. Seine Heilkraft entfaltet der Jasmin unter anderem, indem seine Blätter mit Sesamöl verarbeitet werden und nun sehr wirksam zur Förderung der Wundheilung sind. Das Öl der Pflanze ist als lokale Anwendung hilfreich bei Analfissuren, Geschwürbildungen im Mund und anderen Körperöffnungen.

Lobana (Benzoe)

Benzoe, das Harz eines Styraxbaums, verfügt über leichte, trockene und heiße Eigenschaften sowie einen süßen und bitteren Geschmack. Damit kontrolliert es Kapha und Vata und erhöht Pitta. Benzoe wirkt auf Haut, Nieren, Lungen, während es von diesen ausgeschieden wird. Das Harz wirkt schmerzstillend, keimtötend, harntreibend, auswurffördernd und schweißtreibend. Es ist hilfreich bei Bronchitis und Zystenbildung.

➤ Die übliche Dosis beträgt 500 mg bis 1 g, 2-mal täglich mit heißem Wasser.

Malayavaca (Galgant)

Galgant ist eine sehr kraftvolle Heilpflanze, die eine stark vitalisierende und ausgleichende Wirkung hat. Sie verfügt über leichte, trockene, scharf penetrierende Eigenschaften und einen scharfen

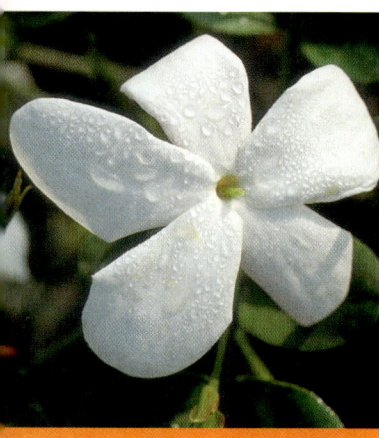

Jasmin ist eine der Lieblingspflanzen in der ayurvedischen Schönheitspflege. Ein Massage- oder Badeöl mit Jasmin duftet nicht nur verführerisch, sondern wirkt auch sehr entspannend, aphrodisierend und schenkt neue Lebensenergie.

Geschmack. Damit eignet sie sich hervorragend, um Kapha und Vata auszugleichen. Die Rhizome (Wurzeln) werden bei Husten, Erkältung, Halsentzündung und Atemnot verwendet.

➤ Die übliche Dosis beträgt 1–3 g, 3-mal täglich mit heißem Wasser.

Shallaki (Weihrauch/Olibanum)

Das Harz des Weihrauchbaums ist eines der populärsten Ayurveda-Heilmittel. Über seine therapeutischen Möglichkeiten bei Asthma und Arthritis wurde in den Medien ausführlich berichtet. Es besitzt leichte und scharf penetrierende Eigenschaften, scharfen und bitteren Geschmack und kontrolliert Kapha und Pitta. Shallaki wirkt schmerzlindernd, entzündungshemmend und auswurffördernd und hilft bei Arthritis und Bronchitis.

➤ Die übliche Dosis beträgt 1–3 g, 2- bis 3-mal täglich mit heißem Wasser.

Tagara (Indischer Baldrian)

Die leichten, heißen und öligen Eigenschaften sowie der bittere, scharfe und zusammenziehende Geschmack machen Tagara zu einem hervorragenden Therapeutikum bei Kapha- und Vata-Störungen. Die Pflanze wirkt schmerzstillend, entkrampfend, entspannend und sexuell stimulierend. Sie ist hilfreich bei innerer Anspannung, mentalen Störungen und Epilepsie.

➤ Verwendet wird das Pulver der Wurzeln in einer Dosis von 1–2 g, 2-mal täglich.

Upakuncika (Schwarzkümmel)

Schwarzkümmel ist ein bekanntes Therapeutikum für Allergiker. Mit seinen leichten, trockenen und scharf penetrierenden Eigenschaften und dem scharfen und bitteren Geschmack reduziert er Kapha und Vata und erhöht Pitta. Ebenso wirkt er sehr anregend auf den Stoffwechsel (Agni). Die

Pflanze wird durch Haut, Brust und Nieren ausgeschieden, die dadurch stimuliert werden. Sie wirkt schmerzstillend, auswurffördernd, harntreibend, fördert die Milchbildung und den Uterus.

➤ Verwendet werden die Samen in einer üblichen Dosis von 1–3 g, 2-mal täglich mit warmem Wasser. Ihre äußerliche Anwendung ist hilfreich bei Alopezie (krankhaftem Haarausfall) und Arthritis.

Ustakhuddus (Lavendel)

Lavendel wird in der ayurvedischen Therapie und Kosmetik für seine trockenen, scharfen, penetrierenden und heißen Eigenschaften sehr geschätzt. Sein scharfer und bitterer Geschmack wirkt ausgleichend auf Vata und Kapha und ist hilfreich bei Asthma und Bronchitis. Lavendel wirkt schmerzstillend, hilft bei mentalen Störungen, Epilepsie, Lähmungen, Ohnmacht, Palpitation (Herzklopfen) und Schwindel. Einige Tropfen Lavendelöl in einem heißen Bad lindern Ermüdungszustände.

➤ Verwendet werden die Blüten und Blätter der Pflanze in einer Dosis von 3–6 g.

Vaca (Kalmus)

Kalmus wird aufgrund seiner leichten und scharf penetrierenden Eigenschaften sowie des scharfen und bitteren Geschmacks auch der europäische Ingwer genannt. Er wirkt reduzierend auf Kapha und Vata und erhöht Pitta. Die Pflanze wirkt schmerzlindernd, krampflösend, ist gut für Stimme und Sprache sowie hilfreich bei Menstruationsbeschwerden und leichtem Bluthochdruck.

➤ Verwendet wird das Pulver der Rhizome und Wurzeln, 500 mg 3- bis 4-mal täglich mit Honig.

Vanapsika (Duftveilchen)

Das Duftveilchen wirkt durch seine leichten und öligen Eigenschaften und seinen scharfen und bitteren Geschmack ausgleichend und reduzierend

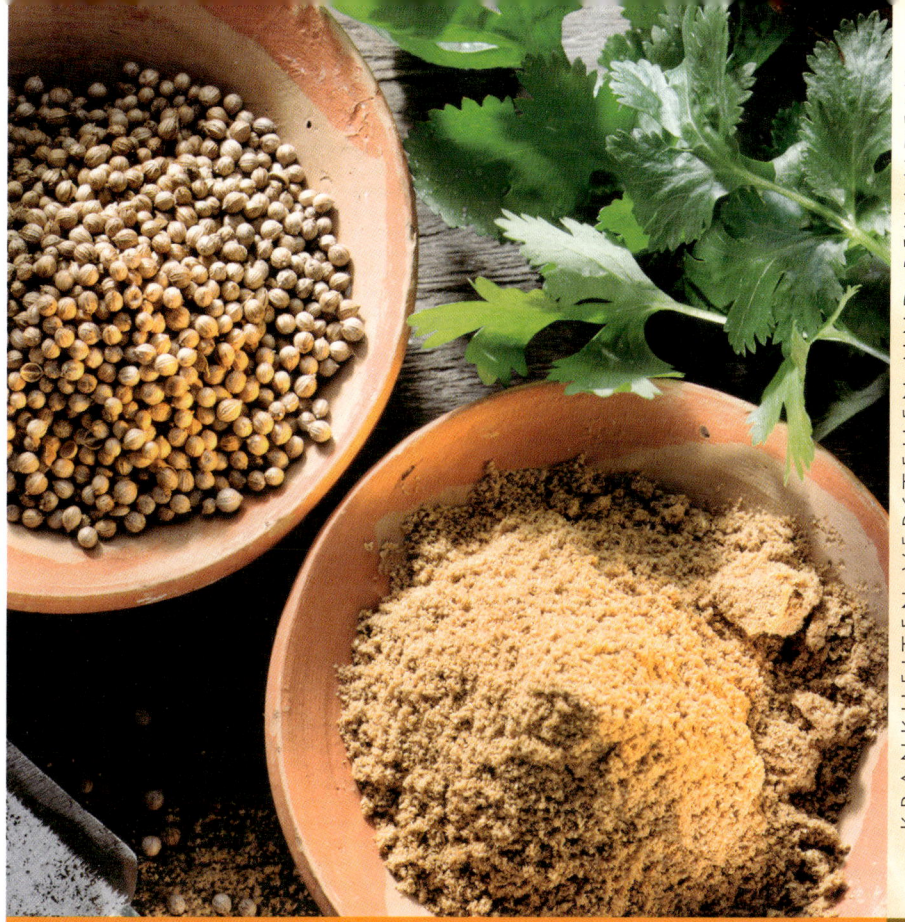

auf Vata und Pitta. Die Pflanze wirkt auswurffördernd, blutreinigend und fiebersenkend. Sie ist hilfreich bei Bronchitis, Erkältung und Hepatitis.

➤ Die übliche Dosis beträgt 2–3 g des Pulvers oder der Blätter, 2- bis 3-mal täglich mit heißem Wasser oder als Tee.

Yastimadhu (Süßholz)

Süßholz ist ein wertvolles Rasayana (Verjüngungsmittel). Es verfügt über schwere, kalte und ölige Eigenschaften, einen süßen Geschmack und kontrolliert Vata und Pitta. Die Wurzel ist gut für Hals, Haare, Augen und wirkt kräftigend. Sie wirkt außerdem blutstillend, abführend sowie auswurffördernd und ist hilfreich bei Magengeschwüren und Übersäuerung.

➤ Verwendet werden die Wurzeln in einer Dosis von 3–6 g, 2-mal täglich mit Wasser.

Gewürze und Kräuter, wie der Koriander auf dem Bild, können als ganze Samen, Pulver und frisches Kraut verwendet werden – sowohl in der (Haus-)Apotheke als auch in der Küche. Frische Korianderblätter verleihen den Speisen ein frühlingshaftes Aroma. Weitere Informationen zu Koriander und anderen Ayurveda-Gewürzen finden Sie ab Seite 142.

181

HILFE ZUR SELBSTHILFE

DAS WISSEN DER AYURVEDISCHEN HEIL-
KUNDE KÖNNEN AUCH LAIEN ANWENDEN –
ALS INDIVIDUELLE GESUNDHEITSVORSORGE,
UM EINE KRANKHEIT ZU VERHINDERN
ODER ZUM FRÜHZEITIGEN ERKENNEN UND
BEHANDELN. SO LIEGT DAS WOHL DES
MENSCHEN IMMER IN SEINER EIGENEN
HAND UND VERANTWORTUNG.

In einer bekannten Er-
zählung des Ayurveda wird
überliefert, wie ein be-
rühmter Vaidya (Ayurveda-
Arzt) zu seinen Schülern
sagte: »Was sollen all die
Therapien und Medika-
mente dem Patienten nüt-
zen, wenn seine Ernäh-
rungs- und Lebensweise
nicht stimmt!« Dies offenbart mit einfachen Worten
die Grundlage der gesam-
ten Ayurveda-Heilkunde, in
der Gesundheit und Hei-
lung in großem Maße vom
richtigen Verhalten im Alltag abhängen.

Wenn Sie die Empfehlungen in diesem Buch nutzen möchten, um Ihren Gesundheitszustand zu
verbessern, sollten Sie als Erstes Ihre Konstitution
(Prakriti) identifizieren (ab Seite 40). Anschließend können Sie Ihre gesundheitlichen Probleme
mit dem Vikriti-Test (Seite 62) und den Beschreibungen der Symptome gestörter Doshas, Dhatus
und Malas (ab Seite 157) einschätzen. Dann steht
Ihnen eine große Palette an unterstützenden Maßnahmen zur Verfügung, um die Problematik zu
minimieren, ohne den persönlichen konstitutio-
nellen Eigenschaften zu schaden.

Grundlage der individuellen Gesundheitsvorsorge ist immer ein moderates Verhalten, das die
Doshas ausgleicht und ihre Störungen behebt. Gelingt es mit der richtigen Ernährung, Lebensweise
und therapeutischen Maßnahmen, die Konstitution wieder in Einklang mit ihrem ursprünglichen
Zustand zu bringen, so werden alle weiteren medizinischen Behandlungsformen überflüssig.

Die wenigsten Menschen werden auf Anhieb
das Ziel erreichen, in Harmonie mit sich selbst
und der eigenen körperlichen und psychischen
Konstitution zu leben. Doch auch kleine Schritte
in die richtige Richtung zeigen bereits eine erfolgreiche Wirkung, wenn sie in Liebe, Bewusstheit
und Sorgfalt durchgeführt werden.

Nehmen Sie die folgenden Empfehlungen als Motivation und Wegweiser, und setzen Sie sich nicht
unter Druck, alles auf einmal umsetzen zu wollen.
Beginnen Sie stets mit einer langsamen Integration der gesunden und typgerechten Empfehlungen, und überfordern Sie sich in der täglichen
Praxis nicht. Erfahrungsgemäß erzielen wir weitaus bessere Ergebnisse, wenn wir einige wichtige
Therapieschwerpunkte über einen längeren Zeitraum verwirklichen, statt eine komplette Rosskur
ohne Dauer durchzuführen.

Die folgenden Gesundheitsempfehlungen und
Behandlungsformen wurden, so weit Sie sie selbst
ausführen können, in den vorangegangenen Kapi-
teln ausführlich erläutert.

VATA-BESCHWERDEN

Wenn unser Vata in ein Ungleichgewicht geraten
ist, leiden wir unter Störungen, die sich durch
übermäßige Vata-Eigenschaften auszeichnen. Auf
der körperlichen und psychischen Ebene entwickeln wir Beschwerden mit Merkmalen von zu
leicht, trocken, rau, kalt, nicht schleimig, fein und
beweglich. Diese lassen sich auf einfache Weise
durch die gegensätzlichen Qualitäten, zum Beispiel schwer, ölig, schleimig, heiß und unbeweglich, beruhigen.

Menschen mit zu hohem Vata sind geprägt von
innerer Unruhe, Unbeständigkeit und einem labilen Immunsystem. Ihr Körper reagiert sehr empfindlich auf Witterungseinflüsse, schwere Nahrung und Stresssituationen mit Blähungen, Verstopfung, Kältegefühl, trockener Haut und Ge-
wichtsverlust. Auf der psychischen Ebene
zeichnen sich Vata-Störungen durch große Unsi-

cherheit, Ängste und Nervosität aus. Das Gefühl von Leere und Verlust dominiert die gesamte Wahrnehmung, auch wenn es keinen realistischen Anlass für diese Ängste gibt. Der Betreffende kann sich nicht entspannen und findet weder körperlich noch geistig zur Ruhe. Trotz großer Erschöpfung wird er von Schafstörungen, Krämpfen, Ohrgeräuschen und Hyperaktivität geplagt.

Allgemeine Gesundheitsempfehlungen zum Vata-Ausgleich

➤ Um das Vata wieder ins Gleichgewicht zu bringen, ist es wichtig, Vata-erhöhendes Verhalten erst einmal strikt zu meiden. So sollten alle körperlich und geistig auszehrenden Gewohnheiten gemieden werden: zum Beispiel zu Bett gehen nach 22.30 Uhr, übermäßiger sexueller Verkehr mit wechselnden Partnern, anstrengende Reisen, Fast Food und eine unregelmäßige Lebens- und Ernährungsweise. Ebenso ist der Verzehr von kalten, ungekochten und schweren Nahrungsmitteln der Gesundheit von Vata abträglich. Statt Salat, Rohkost, Müsli und Vollkornbrot sind warme Gemüsesuppen, Eintöpfe und nährende Süßspeisen mit Gries, Milch und gemahlenen Mandeln sehr viel leichter zu verdauen und schenken dem Organismus neue Lebensenergie und Stabilität.

Spezielle Ernährungsempfehlungen

➤ Alle Nahrungsmittel mit süßen, sauren und salzigen Geschmacksrichtungen und einer wärmenden und öligen Qualität stellen die Grundlage einer Vata-reduzierenden Diät dar.

Weiterhin sollten Milch, Ghee, alle süßen Früchte und Süßspeisen regelmäßig in den Speiseplan integriert werden. Nährende und leicht verdauliche Getreidearten wie Reis, Hafer und Weizen sind den trockenen Getreidearten wie Gerste, Mais und Hirse stets vorzuziehen.

Um körperliche Kraft und genügend Aufbaustoffe zu gewinnen, sollten Mungbohnen und eine geringe Menge schwarzer Linsen regelmäßig und am besten zur Mittagszeit gegessen werden. Andere Arten von Bohnen sind nicht geeignet, aber etwas Geflügel kann für alle Nicht-Vegetarier eine weitere wertvolle Eiweißquelle sein.

Alle Nussarten, vor allem Mandeln, Pistazien und Walnüsse, sind für Vata ein sehr geeignetes Nahrungsmittel und schenken dem Organismus Wärme, Vitalenergie und Öligkeit.

Auf Gewürze reagiert der sensible Vata-Gaumen sehr empfindlich, und sie sollten minimiert werden. Am besten verträglich sind wärmende Gewürze wie Ingwer, Nelke, Zimt und Muskat.

Leicht verdauliche Gemüse dürfen in unbegrenzter Menge genossen werden. Besonders gut sind Zucchini, Auberginen, Spargel, Okras, Karotten, Kürbis, Knoblauch, Rote Bete und Kartoffeln. Blattgemüse hingegen sollten nur sparsam gegessen werden, in warmer Form, mit genügend Öl und einer süßlichen Geschmackskomponente. So dürfen zum Beispiel dem Spinat für eine Vata-Person niemals der berühmte Blubb Sahne und etwas Kartoffeln als süßer Ausgleich fehlen.

Therapeutische Empfehlungen und Ölanwendungen

➤ Zum therapeutischen Ausgleich dienen alle inneren und äußeren Ölbehandlungen. Die sanften Ölmassagen (Snehana) mit einem anschließenden Schwitzbad (Svedana) beruhigen unmittelbar das Nervensystem und schenken Ruhe, Wärme, Feuchtigkeit und angenehme Schwere. Um das sensible Verdauungssystem zu unterstützen, sind die inneren Ölungen, Einläufe (Bastis) und die milden Ausleitungsverfahren (Shodhana) als hauptsächliche therapeutische Maßnahmen zu empfehlen. Je nach Bedarf und Möglichkeit kön-

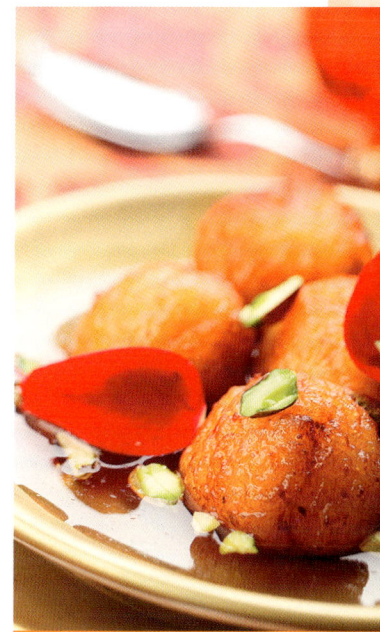

Vata braucht zum Ausgleich Wärme, Feuchtigkeit und Ruhe – ganz einfach zum Beispiel durch ein gutes Essen mit frisch gekochtem Gemüse und einem kleinen Dessert oder auch durch ein entspannendes Ölbad.

183

nen verschiedene Formen der Ölung ausgewählt werden. Ein tägliches Ölbad oder eine Massage mit warmem Sesam-, Rizinus- oder Mandelöl am Morgen und ein kleiner Nähreinlauf (Anuvasana Basti, Seite 171) mit etwas warmem Sesamöl am Abend können reine Wunder wirken.

Als therapeutische Ölbehandlungen zur Vata-Reduktion werden Karna Purana (Ohreinlauf), Nasya mit Öl, Akshitarpana (Augenbehandlung), Shirodhara (Stirnguss mit Öl) und Shirobasti (Kopfbehandlung mit medizinierten Anti-Vata-Ölen) empfohlen. Diese werden vor allem im Rahmen von Ayurveda-Kuren oder typgerechten Ayurveda-Behandlungen in ambulanten Praxen angeboten. Je regelmäßiger diese Maßnahmen angewendet werden, umso stabiler ist das Vata gegenüber inneren und äußeren Belastungen.

Ganzheitliche Lebensempfehlungen

➤ Neben all diesen wohltuenden Gesundheitsempfehlungen ist für Vata eine ruhige und ausgeglichene Lebensweise unabdingbar. Wenn eine sensible Vata-Konstitution täglich mit körperlichem und psychischem Stress überlastet wird, reichen eine Ölmassage und Gemüsesuppen in der Regel nicht aus, um die massiven Angriffe auf ihre Gesundheit abzuwehren.

Leidet ein Mensch unter Vata-Störungen, so benötigt er ein spezielles Programm im Alltag, um sich körperlich und geistig zu entspannen und zu regenerieren. Hierzu ist es unbedingt notwendig, alles Übermaß zu meiden, sei es in der Arbeit, beim Sprechen, Körpertraining oder Sex. Stattdessen sind ausreichend Schlaf, praktische Entspannungstechniken wie Meditation, entspannende Musik und eine angenehme Umgebung sehr wichtig. Alle kreativen und aktiven Entspannungstechniken wie meditatives Malen, sakraler Tanz oder Musizieren mit Klangschalen entsprechen dem lebendigen Vata-Naturell weitaus mehr als etwa Autogenes Training und schenken nicht nur tiefe Ruhe und Regeneration, sondern auch vitale Lebensfreude und neue Inspiration.

PITTA-BESCHWERDEN

Leidet ein Mensch unter Pitta-Störungen, ist er von einem starken inneren Feuer erfüllt, das ihm viel Energie schenkt, aber auch die Gefahr in sich birgt, zu verbrennen und zu zerstören. Die typischen Pitta-Symptome zeichnen sich vor allem durch ölige, heiße, saure und scharfe Eigenschaften aus – das äußert sich zum Beispiel in starkem Schwitzen (auch nachts), geröteter und empfindlicher Haut, allen Arten von Entzündungen und einer Übersäuerung des Magen-Darm-Trakts.

Auf der psychischen Ebene kocht und brodelt es ebenfalls: Ungeduld, Ärger, Reizbarkeit und Zerstörungswut lassen die Emotionen auf unkontrollierte Weise entgleisen und führen zu ständigen Konfrontationen mit anderen Menschen.

Allgemeine Gesundheitsempfehlungen zum Pitta-Ausgleich

➤ Grundsätzlich helfen alle Substanzen und Maßnahmen, in denen die Pitta-ausgleichenden Eigenschaften kalt und mild vorherrschen, um das körperliche und psychische Gleichgewicht wiederherzustellen.

Neben den Pitta-besänftigenden Ernährungsempfehlungen eignet sich vor allem ein intensives Bewegungs- und Sportprogramm, um den inneren Druck zu lösen und überschüssige Hitze auszuleiten. Alle nicht wettbewerbsorientierten Sportarten sollten bevorzugt werden, und Konkurrenzverhalten ist zu vermeiden. Lediglich die Dynamik und die Freude an der Bewegung dienen als Therapeutikum, nicht das Gewinnen.

Die meisten Pitta-Menschen sind es gewöhnt, ihre Probleme durch aktives Handeln und zielstrebiges Arbeiten zu lösen. Dies mag vielleicht für die Ansprüche im Berufsalltag richtig sein, funktioniert aber häufig nicht mit der eigenen Gesundheit. Denn hier wird nicht noch mehr Leistung und Druck benötigt, sondern genau das Gegenteil. Innere Gelassenheit, fließende Bewegungsabläufe und eine offene Wahrnehmung der eigenen Bedürfnisse, Wünsche und Sehnsüchte sind der Schlüssel zu Gesundheit und Glück im Pitta-Gleichgewicht.

Spezielle Ernährungsempfehlungen

➤ Alle Nahrungsmittel mit süßem, bitterem und zusammenziehendem Geschmack und kalten Eigenschaften sind zur Reduktion von Pitta geeignet. So sind bittere Salate wie Chicorée, Radicchio und Endivie sowie alle süßen Wurzelgemüse eine hervorragende Ausgleichskost und sollten täglich in den Speiseplan eingebaut werden.

Milch, Ghee, alle süßen Früchte und Süßspeisen dürfen ebenfalls ohne Einschränkung genossen werden, denn der süße Geschmack ist das wichtigste Therapeutikum zur Pitta-Reduktion. Als Getreide sollten Weizen, Reis und Gerste, von den Bohnenarten sollten Mung, Tuvera-Linsen und Masur (rote Linsen) bevorzugt werden.

Im Falle einer Pitta-Störung sollten möglichst alle Fleischsorten vom Speiseplan verbannt werden, denn sie wirken stark säuernd und erhitzend. Ideal wäre eine möglichst vegane Diät, das heißt frei von tierischem Eiweiß außer Milch und Ghee.

Auch bei auf den ersten Blick unbedenklichen Nahrungsmitteln wie Sesamsamen, Senfsamen, schwarzen Linsen, Auberginen, Karotten, Tomaten, Zitronen und allen scharfen Gewürze überwiegen die sauren und heißen Eigenschaften, welche die Disharmonie im Pitta-System fördern.

Sehr geeignet sind Zucchini, Kürbis, Spargel, Kartoffeln, Sellerie, Bananen, Mangos, Kokosnüsse, süße Granatäpfel, Weintrauben und andere süße Früchte. Ebenso bereichern alle ausgleichenden Gewürze wie Koriander, Gewürznelken, Ingwer, Kurkuma, Steinsalz und Fenchel die Nahrung durch ihre Wirkung und ihren Geschmack.

Therapeutische Empfehlungen und Ölanwendungen

➤ Als therapeutische Maßnahmen sind Abführen (Virecana) und regelmäßige Massagen mit medizinierten, Pitta-ausgleichenden Ölen sehr nütz-

lich. Besonders wirkungsvoll zum Pitta-Ausgleich ist die Fußmassage (Padabhyanga) oder ein kühlender Stirnguss (Shirodhara). Weitere Ölbehandlungen wie Ölziehen (Gandusha), Ohreinläufe (Karna Purana), Ölung der Nase (Nasya), Augenbehandlung (Akshitarpana) oder Ölung des Kopfes (Shirobasti) können ebenfalls mit einem milden, kühlenden Öl oder mit Ghee praktiziert werden. Wichtig ist eine regelmäßige Behandlung.

Die für Pitta-Störungen typischen brennenden, tränenden und empfindlichen Augen können durch Augenspülungen mit Kräutern, Absuden, Rosenwasser oder Ghee gelindert werden. Die einfachste Methode: täglich einen Tropfen warmes Ghee mit einer Spritzpipette in den Augenwinkel geben, und die Augen regelmäßig mit in Rosenwasser getränkten Wattepads kühlen.

Ganzheitliche Lebensempfehlungen

➤ Um den Heilungsprozess zu fördern und den Geist zu besänftigen, ist in der Pitta-ausgleichenden Therapie gemäßigte Ruhe äußerst empfehlenswert. Die ist am besten durch ruhige Sportarten wie Hatha-Yoga, Taiji oder meditatives Laufen zu finden. Beruhigende Farben wie Blau und Grün und Methoden der Tiefenentspannung wie Autogenes Training oder Yoga-Nidra sollten unbedingt in das Leben integriert werden. Hilfreich ist auch eine kühle Umgebung, zum Beispiel kühle Bäder oder Urlaub in nördlichen Ländern. Eine besonders gute Therapie zum Abbau von überschüssigem Pitta ist Singen: Es öffnet das Herz, befreit die Seele und schenkt innere Leichtigkeit und Freude. Egal ob im Kirchenchor, in der Mantra-Meditation oder im Auto – unbeschwert fröhliche oder spirituelle Lieder zu singen, wird unmittelbar eine besänftigende Wirkung entfalten.

Besonders schädlich wirken sich Alkohol, anregende Getränke und Rauchen auf den Orga-

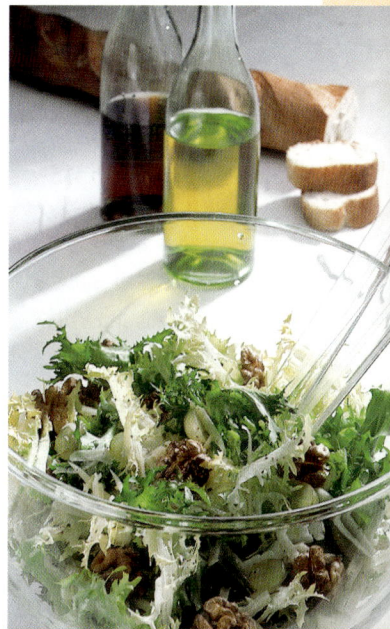

Pitta-Störungen entstehen vor allem durch starken mentalen Leistungsdruck und falsche Nahrung, die zur Übersäuerung führt. Bittere Salate sind ein hervorragender Ausgleich. Eines der wichtigsten Therapeutika für Pitta ist Ghee (Seite 101), das regelmäßig zum Essen und für Massagen und Behandlungen verwendet werden sollte.

185

nismus aus. Mit übermäßiger, Stress erzeugender Arbeit, exzessiven oder anormalen Sexpraktiken, Nachtwachen und starker Hitze sind sie die gravierendsten Störfaktoren für Pitta und sollten im Krankheitsfalle unbedingt vermieden werden.

KAPHA-BESCHWERDEN

Das Gefährliche an Kapha-Beschwerden ist, dass sie den Betroffenen wie ein unsichtbarer, schwerer Mantel einhüllen und mit Antriebslosigkeit, Trägheit und Motivationslosigkeit an der Umsetzung der ausgleichenden Maßnahmen hindern.

Menschen mit zu viel Kapha leiden durch die dem Kapha zugeordneten Eigenschaften von schwer, ölig, schleimig, kalt, unbeweglich und süß unter einem großen Phlegma, schweren Gliedern, anhaltender Müdigkeit, Verschleimungen und stetiger Gewichtszunahme. All dies lässt das Leben dumpf, unbeweglich und freudlos werden. Die daraus resultierenden Kapha-Beschwerden breiten sich nur langsam aus, sind dann aber besonders hartnäckig und zäh.

Allgemeine Gesundheitsempfehlungen zum Kapha-Ausgleich

➤ Die wirkungsvollste Gesundheitsempfehlung zum ganzheitlichen Ausgleich von Kapha ist der richtige Speiseplan. Das Glück von Kapha liegt auf der Zunge, und die täglichen Gaumenfreuden haben einen hohen Stellenwert in den persönlichen Kapha-Prioritäten. Normalerweise führt dies dazu, dass Kapha-Menschen sehr gerne essen und hier alle guten Vorsätze vergessen können. Doch ebenso birgt die richtige Ernährung hervorragende Therapiemöglichkeiten, um den Körper leicht, dynamisch und aktiv zu machen.

Ebenso wichtig für den Kapha-Patienten ist sein tägliches Bewegungsprogramm: Er sollte sich mindestens eine halbe Stunde lang (gerne länger) an der frischen Luft bewegen und dabei auch leicht ins Schwitzen kommen. Geeignete Sportarten für Kapha sind Laufen, Radfahren, Schwimmen und jede Form von Mannschaftssport. Die sozialen Kontakte und Verpflichtungen des Mannschaftssports motivieren die sonst eher träge Kapha-Persönlichkeit, regelmäßig das Bewegungstraining zu absolvieren und sich bei den sportlichen Aktivitäten anzustrengen.

Spezielle Ernährungsempfehlungen

➤ Um Kapha zu reduzieren, sind Nahrungsmittel mit leichter, trockener, rauer, heißer, nicht schleimiger und beweglicher Eigenschaft besonders sinnvoll. Ebenso wirkt der bittere und zusammenziehende Geschmack stark Kapha-reduzierend. Es ist also unerlässlich, den Stoffwechsel mit scharfen Gewürzen und bitteren Kräutern anzuregen und sich zum großen Teil von frischem Gemüse und leichtem Getreide zu ernähren.

Besonders empfehlenswert sind alle bitteren und zusammenziehenden Substanzen wie Spinat, Radicchio oder Artischocken sowie alle Zubereitungsformen, welche die heißen und scharfen Eigenschaften fördern. Hier eignet sich die indische oder thailändische Küche hervorragend, denn die gekochten, angebratenen und stark gewürzten Speisen reduzieren Kapha auf direkt spürbare Weise. Dagegen sind Milch, Ghee, Joghurt, alle Früchte, Eiscreme und Süßspeisen eher schädlich und sollten ebenso wie alle gebratenen, fettigen und schleimigen Speisen gemieden werden. Milch kann jedoch in geringen Mengen getrunken werden, nachdem sie mit Ingwer gekocht wurde.

Um Kapha abzubauen, ist es sehr empfehlenswert, eine Zeit lang auf alle tierischen Eiweiße, auch auf Milchprodukte und Käse zu verzichten und eine vegetarische Ernährung zu bevorzugen.

Eine der häufigsten Kapha-Störungen ist Übergewicht. Alle Kapha-reduzierenden Maßnahmen haben einen positiven Einfluss auf die natürliche Gewichtsregulation und führen den Körper in seine innere Spannkraft und Dynamik. Wer gerne etwas abnehmen möchte, sollte neben den Kapha-ausgleichenden Empfehlungen auch auf einen Ausgleich von Vata achten. Denn ein erhöhtes Vata ist ebenfalls für die Vermehrung von Fettgewebe verantwortlich, da es zu Störungen in der Zirkulation, schwachem Agni und blockierten Srotas führt. Deshalb ist es sehr wichtig, zum Abnehmen immer warme und gekochte Speisen zu essen!

Stattdessen ist der regelmäßige Genuss eiweißreicher Hülsenfrüchte wie Mungbohnen, Tuvera-Linsen und Masur-Linsen (rote Linsen) ideal, da sie leicht und beweglich machen. Schwarze Linsen hingegen sind nicht geeignet.

Blattgemüse, Kohl, Zucchini, Auberginen, Karotten und bittere Gemüse sind der Gesundheit sehr zuträglich. Spargel, Okra, Kürbis, Gurken und Kartoffeln sind die am wenigsten verträglichen Gemüse und sollten nur in kleinen Mengen gegessen werden. Vom übermäßigen Genuss süßer Früchte wird abgeraten, da dies zu Verschleimungen und Müdigkeit führen kann.

Sehr gut für Kapha sind trockene und leichte Getreidearten wie Gerste, Weizen, Mais und Hirse. Reis und Hafer sind weniger empfehlenswert und sollten nur in kleinen Mengen gegessen werden.

Ebenso sind alle Nussarten, zu viel Fett, Zucker (außer Honig) und Salz weniger empfehlenswert. Stattdessen dürfen alle Gewürze auch in größeren Mengen verwendet werden, besonders positiv wirken sich Chili, Pfeffer, Ingwer, Kurkuma und Hing auf den Organismus aus.

Therapeutische Empfehlungen und Ölanwendungen

➤ Zum Ausgleich von Kapha-Beschwerden eignen sich alle aktivierenden Maßnahmen der Ayurveda-Therapie. Besonders die anregenden Dampfbäder und Schwitztherapien (Svedana), therapeutisches Erbrechen (Vamana) und Abführen (Virecana) aktivieren den Stoffwechsel und leiten toxische Ablagerungen aus. Empfehlenswerte Massagen werden entweder mit scharfen, Kapha-reduzierenden Ölen oder auf trockener Basis mit Seidenhandschuhen (Garshan) oder Kräuterpulver (Udvarthana) auf sehr dynamische und vitalisierende Weise durchgeführt. Das gleiche Öl oder ein Dekokt von Anti-Kapha-Pflanzen kann auch

zum Ölgurgeln (Gandusha) und für Nasenspülungen (Nasya) verwendet werden.

Eine der besten Therapiemethoden, um den Stoffwechsel (Agni) anzuregen und Kapha zu reduzieren, ist Fasten. Durch den Verzicht auf feste Nahrung und ein begleitendes Therapieprogramm können typische Kapha-Beschwerden auf direkte Weise abgebaut werden. Besonders geeignet für eine Kapha-reduzierende Fastenkur ist das Frühjahr. Hier sollte – wenn möglich – ein regelmäßiges Fasten-Reinigungsprogramm von mindestens zehn Tagen durchgeführt werden.

Ganzheitliche Lebensempfehlungen

➤ Die wichtigste Lebensempfehlung für ein gesundes Kapha ist eine aktive Lebensweise, in der sich eine dynamische und vitale Lebensfreude mit ausreichend Rückzugsmöglichkeiten ganzheitlich verbinden kann.

Um das eigene Leben in Leichtigkeit erfolgreich zu meistern, benötigt Kapha ein ausreichendes Maß an Stimulanz und Anregung. So sollte das berufliche und familiäre Umfeld von Abwechslung, Herausforderungen und Bewegung geprägt sein. Interessante Reisen in unbekannte Welten, das Erlernen von Sprachen und die inspirierende Begegnung mit anderen Menschen können die Lebendigkeit und das Wohlbefinden von Kapha auf sehr genussvolle Weise ebenso steigern wie eine vernünftige Menge Alkohol und ein aktives Sexualleben.

Doch neben all der Anregung sollte auch genügend Raum und Zeit bleiben, um sich täglich von allen Verpflichtungen zurückziehen und eine entspannte Stunde auf dem Sofa mit einem guten Buch zu verbringen. Übermäßige Ruhe hingegen, Tagesschlaf, Untätigkeit sowie eine kalte Atmosphäre sind für Kapha äußerst schädlich und sollten unter allen Umständen gemieden werden.

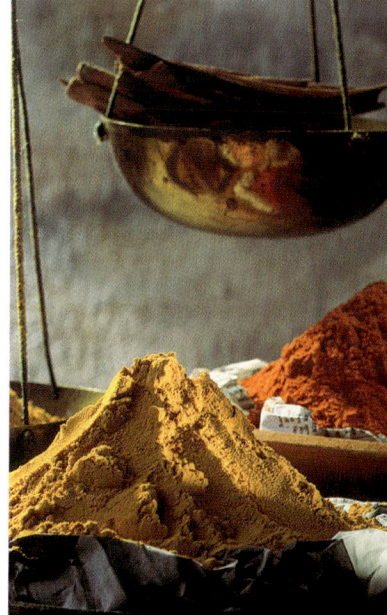

Kapha lässt sich am besten mit scharfen und anregenden Gewürzen wie Chili, Pfeffer und Ingwer ins Lot bringen. In regelmäßigen Abständen sollte eine Reinigungskur durchgeführt werden, und alle bewegungsfördernden Aktivitäten (wie Reisen) sollten einen festen Platz in der Lebensplanung finden.

187

GANZHEITLICHE HILFE BEI ALLTAGSBESCHWERDEN

Im Ayurveda werden die Beschwerden nach den Körperregionen eingeteilt. Da dies jedoch zum Nachschlagen etwas umständlich ist, sind sie hier in alphabetischer Reihenfolge genannt.

Selbstverständlich kennt Ayurveda nicht nur Behandlungsmethoden und Gesundheitsempfehlungen für die hier aufgeführten Beschwerden, sondern für unzählige weitere Krankheitsbilder. Die folgenden Empfehlungen sind altbewährte Hausmittel und stellen eine ganzheitliche Unterstützung für Ihre persönliche Gesundheit dar. Sie ersetzen keine individuelle Konsultation oder medizinisch begleitete Therapie.

WICHTIGE HINWEISE

➤ Grundsätzlich können alle Befindlichkeitsstörungen im Dosha-Bereich sehr gut mit einfachen Maßnahmen gelindert werden. Sobald sich die Störungen in den Körpergeweben (Dhatus) manifestieren und deutliche Krankheitssymptome auftreten, sollten Sie alle ayurvedischen Empfehlungen mit Ihrem behandelnden Arzt absprechen.
➤ Da im Ayurveda immer der ganze Mensch und nie die isolierte Krankheit behandelt wird, können allgemeine Therapieempfehlungen nur ein Wegweiser für einen individuellen Heilungsweg sein. Ohne ausführliche Diagnose und persönliche Betreuung sollten keine medizinischen Empfehlungen angewendet werden. Dies gilt ganz besonders für Schwangere, alte und gebrechliche Menschen.
➤ Viele der hier empfohlenen Tipps, Tees und Ernährungsregeln werden traditionell in Familien überliefert und praktiziert. Sie sind auch für Kinder sehr gut geeignet – auch wenn der Geschmack manchmal etwas gewöhnungsbedürftig ist. Probieren Sie es einfach einmal aus!

Sich selbst ayurvedisch zu diagnostizieren und zu behandeln, ist so gut wie unmöglich. Gemäß dem Sprichwort »Vor lauter Bäumen den Wald nicht sehen« fehlen uns für die Selbstdiagnose oft Objektivität und Abstand. Speziell bei der Betrachtung des psychisch-geistigen Bereichs oder um einzuschätzen, wie schwer eine Erkrankung ist, benötigen wir Führung und Anweisungen einer erfahrenen Persönlichkeit.

APPETITLOSIGKEIT

Bei Appetitlosigkeit helfen alle Agni-anregenden Gewürze der ayurvedischen Küche, den Stoffwechsel zu verbessern.
➤ Besonders gut sind Ingwer, Koriander und alle bitteren Kräuter. Eine hervorragende Wirkung haben *frische Ingwerstreifen, mit etwas Steinsalz und Zitronensaft beträufelt*, die vor der Mahlzeit eingenommen werden.
➤ Oft leiden Menschen nicht nur unter Appetitlosigkeit, sondern auch unter den daraus folgenden *Verdauungs- und Stoffwechselstörungen.*

Hier helfen die Einnahme von *1 TL Aloe-vera-Saft* sowie *1 TL Ashwaganda (Seite 110) mit 1/2 TL Honig in heißer Milch* zum täglichen Frühstück.

ASTHMA

Diese Krankheit ist das Ergebnis der Ansammlung von Kapha und Vata. Vata verursacht Krämpfe der Bronchien und Bronchiolen (feinere Verzweigungen bzw. Tuben der Bronchien) und erzeugt so eine Verengung der Tuben. Kapha produziert in den Lungen übermäßig viel Schleim. Beide Faktoren führen zu Schwierigkeiten bei der Atmung.
➤ Hilfreich für Asthmapatienten ist eine Ernährung, die Vata und Kapha verringert. So sind alle Gewürze, Honig, Weizen, Gerste, Rettich, Knoblauch, gekochte Zwiebeln, Rosinen und Datteln gut geeignet und sollten den täglichen Speiseplan ergänzen. Mandeln und Pistazien können in ganz geringen Mengen verzehrt werden. Milch sollte nur mit etwas Ingwer getrunken werden. Kalte Nahrungsmittel und Getränke, übermäßig viel Zucker, Joghurt, Fleisch und Fisch verstärken das Krankheitsbild und sollten vermieden werden.

Hilfreich sind ebenso alle Aktivitäten, die Vata und Kapha verringern:
➤ Sehr wirkungsvoll ist eine leichte Massage und Svedana (Schwitztherapie, Seite 98) der Brust mit

einem Anti-Kapha-Öl (Seite 102), die am besten täglich praktiziert werden sollten.

➤ Auch Inhalationen helfen. Kochen Sie dazu einen Absud (Tee) aus: *3–4 g Ajwain* 2- bis 3-mal täglich. Oder *1 g Vasa-Extrakt* 3-mal täglich. Oder *3–4 g Vasa-Pulver (Adhatoda vasika)* 2- bis 3-mal täglich; wenn Sie *500 mg Kalmuswurzelpulver* zufügen, wird die Wirkung noch verstärkt.

➤ Spezielle Atemübungen (Pranayama), Yoga und Meditation entspannen das Nervensystem, bauen Stressgefühle ab und lindern so die Ursachen des Asthmas auf ganzheitliche Weise.

BLÄHUNGEN

Blähungen zeigen an, dass sich zu viel Wind im Verdauungstrakt angesammelt hat – ein typischer Vata-Überschuss. So sind alle Vata-reduzierenden Ernährungs- und Gesundheitsempfehlungen die wichtigste Grundlage, um Blähungen zu vermeiden oder zu beseitigen.

➤ Da das Verdauungsfeuer (Agni) recht schwach ist, sollte auf stark gebratene Dinge, übermäßig viel Hülsenfrüchte, Hirse, Paprika, Kohl und Pilze verzichtet werden. Stattdessen sollten Naturjoghurt und Gewürze wie Fenchel, Ajwain, Koriander, Nelke, Muskat, Ingwer und Kardamom den täglichen Speiseplan bereichern.

➤ Einläufe (Bastis, Seite 167) mit *40 ml Sesamöl* reduzieren im Unterleib angesammeltes Vata.

➤ Sehr hilfreich ist Hingvashtaka-Pulver (eine fertige Mischung aus Hing, Ajwain, Cumin, Salz, Ingwer und Pfeffer): Vor den Mahlzeiten *je 2–3 g Hingvashtaka-Pulver mit etwas Ghee* einnehmen.

BLASENENTZÜNDUNG

Blasenentzündung ist eine typische Vata-Pitta-Problematik, die durch Ängste, Stress und Infektionen ausgelöst werden kann. Hier helfen *Bärentraubenblättertee* oder Koriandersud:

➤ Für den Koriandersud *1 TL Koriandersamen in 2 Tassen Wasser* aufkochen, 5 Minuten ziehen lassen und absieben. In kleinen Schlückchen trinken. Mehrmals am Tag frisch kochen und trinken.

➤ Um die Nieren zu entlasten, sollte auf schwarzen Tee, grünen Tee und Mate-Tee verzichtet werden. Sehr gut hingegen ist es, täglich *1 EL Kürbiskerne und 1 TL Pinienkerne* zu essen.

CHOLESTERINSPIEGEL, HOHER

Ein zu hoher Cholesterinspiegel ist aus ayurvedischer Sicht auf toxische Ansammlungen (Ama, Seite 25) im Darm zurückzuführen.

➤ Daher sind alle Agni-anregenden Ernährungsempfehlungen (Seite 132) die Grundlage einer Diät gegen zu hohes Cholesterin.

Zusätzlich ist die Einnahme von folgenden Rezepturen zu empfehlen:

➤ *1 frische Knoblauchzehe · 1 Scheibe Ingwerwurzel · 1 TL Zitronensaft.* Alle Zutaten mischen und fein zermörsern. Vor jeder Mahlzeit einnehmen.

➤ Eine Teemischung aus *1 TL Zimtrinde · 1/2 TL Trikatu (eine Gewürzmischung aus drei heißen, scharfen Pfefferarten)* pro Tasse zubereiten, mit etwas *Honig* süßen und 1- bis 2-mal täglich trinken.

➤ Am Morgen *1 Tasse heißes Wasser mit 1 TL Honig und 1 TL Zitronensaft* trinken.

DURCHFALL

Viele Menschen, die an zu hohem Pitta leiden, neigen zu Durchfall (Diarrhö). Dies muss nicht krankhaft sein. Um jedoch dem drohenden Energie- und Nährstoffverlust entgegenzuwirken, sollte die Verdauung etwas reguliert werden.

➤ Es ist sehr empfehlenswert, schwere, saure und ölige Nahrungsmittel (wie Gebratenes, Frittiertes oder Nüsse) sowie scharfe Gewürze, heiße Bäder, anstrengende Körperübungen, anregende Massagen, übermäßige Sonne und Hitze zu meiden.

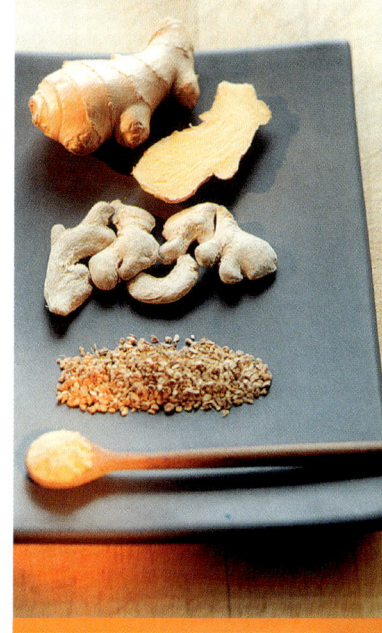

Ingwer gehört zu den wichtigsten Gewürzen der Ayurveda-Küche und ist das beste Mittel, um den Stoffwechsel anzuregen! Frischer Ingwer ist für alle Doshas gut verträglich und gleicht Störungen im Magen-Darm-Trakt aus.

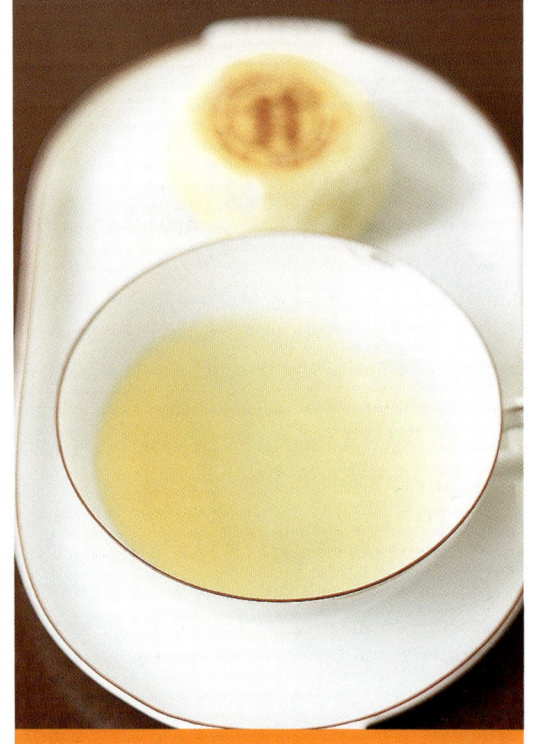

Für einen nach ayurvedischen Prinzipien zubereiteten Kräutertee werden immer möglichst frisch geerntete und getrocknete Kräuter aufgekocht. Man lässt den Tee ziehen und trinkt ihn dann lauwarm, nach Wunsch mit etwas Honig gesüßt. Für medizinische Zwecke stellt man ein Dekokt her und kocht die Zutaten so lange, bis die Flüssigkeit auf ein Viertel reduziert ist.

➤ Im Allgemeinen sind Reissuppe oder gerösteter Reis, Joghurt, Bananen, Mungbohnen, Masur Dal (rote Linsen), Cumin, Granatäpfel, Ziegenmilch und Äpfel sehr geeignete Nahrungsmittel.

Ein typischer Diätvorschlag des Ayurveda lautet: Am Morgen *2 gedünstete Äpfel mit etwas Ghee, 1 Msp. Kardamom und 1 Prise Muskatnuss* essen; mittags *etwas Joghurt und Ingwer in den gekochten Reis mischen.*

➤ In akuten Fällen: *1 TL Fenchelpulver · 1 TL Muskatnusspulver · 1/2 TL Ingwerpulver mit etwas Wasser vermischen.* 2-mal täglich in kleinen Schlucken getrunken, kann diese Mischung den Durchfall stoppen. *1g Mangosamen* 2- bis 3-mal täglich ist ebenfalls hilfreich, um den Durchfall zu kontrollieren.

ERKÄLTUNG UND SCHNUPFEN

Aus ayurvedischer Sicht ist der klassische Schnupfen eine typische Vata-Störung, die durch Vata-erhöhende Nahrung und Aktivitäten verursacht wird. Meine Kinder leiden sehr häufig unter Schnupfen, und sie reagieren besonders sensibel auf alle kalten und sauren Nahrungsmittel und Getränke (wie Eiscreme, Rohkost oder Orangensaft), auf zu späte Nachtruhe und auf emotionale Erregung. Doch auch Staub, Rauch, verschmutzte Luft, ein plötzlicher und ungewöhnlicher Wetterumschwung, Kälte und übermäßiger Sex sind häufig Ursachen für Erkältungen.

➤ Um Schnupfen vorzubeugen und die Krankheitsursachen zu mindern, ist es sehr empfehlenswert, jeden Morgen in die Morgenroutine eine Nasenspülung (Nasya oder Nethi) zu integrieren.

➤ Wenn die Nase bereits verstopft ist, helfen Inhalationen mit einem Zusatz von 1 bis 3 Tropfen ätherischem Eukalyptus- oder Thymianöl.

➤ Um das Vata zu reduzieren, ist es wichtig, kalte und saure Nahrung zu vermeiden, genügend zu ruhen (ohne jedoch tagsüber zu schlafen), heiß zu baden und 1/2 Liter Ingwerwasser am Vormittag zu trinken.

➤ Die ayurvedische Medizin empfiehlt eine klassische Heilkräutermischung: *Triphala (eine fertige Mischung), Guduchi (Tinospora cordifolia) und Kurkuma, zu gleichen Teilen.* 5–6g dieser Mischung 2-mal täglich mit etwas *Honig* einnehmen.

Als Erkältungstees haben sich zwei verschiedene Rezepturen sehr bewährt:

➤ Ein Tee aus *Veilchenkraut (Viola odorata),* der 2-mal täglich getrunken werden sollte.

➤ Eine Teemischung aus *1 TL Basilikum · 1 TL Bockshornkleesamen (Methi) · 1/2 TL Thymian · 1 Scheibe Ingwer.* Alle Zutaten mischen, in 1/2 Liter heißem Wasser aufkochen und 10 Minuten ziehen lassen. *1 Spritzer Zitronensaft zufügen, mit etwas Honig süßen* und 3 Tage lang jeweils 1/2 Liter in kleinen Schlucken trinken.

HAARPROBLEME

Frühzeitiger Haarausfall, frühes Ergrauen sowie Schuppenbildung sind meistens durch zu viel

Pitta im Kopf verursacht, das die Kopfhaut erhitzt und die Haarwurzeln schädigt (verbrennt). So dienen alle Behandlungsformen für Haar und Kopfhaut der Reduktion von Pitta und dem Kühlen des Kopfes.

➤ Sehr empfehlenswert ist es, die Kopfhaut täglich mit etwas *Kokosöl* zu massieren: Die Fingerspitzen immer wieder mit Kokosöl benetzen und dann die Kopfhaut vom Haaransatz Richtung Scheitel mit kleinen Kreisen massieren. Das Öl sollte mindestens 2 Stunden (oder besser über Nacht) einwirken können.

➤ Nach dem Waschen die Haare mit einem Sud aus Petersilie spülen. Dafür *1 Bund Petersilie in 1 Liter Wasser* 15 Minuten köcheln lassen und abkühlen. Der Sud kann für 2 bis 3 Haarspülungen verwendet werden.

➤ Eine intensive Kur zur Verbesserung der Kopfhautdurchblutung ist eine Paste, die aus 2 EL *gemahlenen Bockshornkleesamen (Methi) mit der 3- bis 4fachen Menge Wasser* angerührt wird. 5 Minuten in die Kopfhaut einmassieren und anschließend gründlich auswaschen.

➤ *2 EL weißer Sesamsamen und 2 TL Kokosflocken* zum Frühstück versorgen den Körper mit allen notwendigen Aufbaustoffen für das Haar.

HALS- UND MANDELENTZÜNDUNG

Ich habe einmal eine sehr spektakuläre und erfolgreiche Behandlung einer akuten Mandelentzündung miterlebt: Ein ayurvedischer Arzt strich dem Patienten zuerst *1 bis 2 EL Kurkumapulver (Gelbwurz)* mit dem Finger auf die geschwollenen Mandeln, anschließend musste der Patient einen *sehr starken, schwarzen Tee* trinken. Die zusammenziehende Wirkung des schwarzen Tees ließ die Kurkuma eindringen und zeigte eine fast unmittelbare Heilwirkung.

➤ Zusätzlich wird empfohlen, unterstützend *Süßholz, Kalmus oder Galgant* zu kauen.

➤ Da bei einer Mandelentzündung alle Doshas aus dem Gleichgewicht geraten sind, sollten vor allem sattvische Nahrungsmittel (Seite 107) bevorzugt werden. Saure und kalte Nahrungsmittel und Getränke sowie übermäßig viel Süßes sollten dagegen gemieden werden.

➤ Liegt noch keine akute Mandelentzündung vor, sondern lediglich eine Halsentzündung, ist es in der Regel ausreichend, den Hals mit Gurgelwasser zu spülen: *4 Tassen Wasser · 1 TL Bockshornkleesamen (Methi) · ¹/₂ TL Kurkuma · 1 Msp. schwarzer Pfeffer · 1 Msp. Salz* 5 Minuten lang im geschlossenen Kochtopf kochen. Etwas abkühlen lassen und mehrmals am Tag damit gurgeln.

HAUTERKRANKUNGEN

Hauterkrankungen sind immer ein Warnsignal des Körpers, das vor schwereren Beschwerden schützen soll. Alle Doshas können an dem Krankheitsprozess beteiligt sein, doch Pitta ist immer das am meisten betroffene Dosha. Im ersten Krankheitsstadium sammeln sich Vata, Pitta und Kapha an. Dies belastet das Blut und die Lymphe und damit auch Haut und Muskeln. Bei fortschreitendem Fehlverhalten werden alle drei Doshas massiv gestört.

Ursache sind oft eine falsche und Ama-erzeugende Ernährung, übermäßige Arbeit oder Sonneneinwirkung sowie mangelnde Hygiene.

In der ayurvedischen Medizin wird jede Hautkrankheit individuell behandelt, doch die Vermeidung der Krankheitsursachen sowie eine Pittareduzierende Diät (Seite 136) stellen immer die Basis aller notwendigen Maßnahmen dar.

Zusätzlich können die folgenden Empfehlungen und lokalen Anwendungen für die speziellen Hautkrankheiten eine wertvolle Hilfe sein.

Im Ayurveda wird die Haut als Spiegel der Seele betrachtet. Sie ist ein feinfühliges Abbild aller Funktionen und Organe im Körper. Hautkrankheiten sind oft Vorboten für weitere Beschwerden des inneren Organsystems und sollten deshalb ganzheitlich behandelt werden.

Akne

Die ayurvedische Aknetherapie basiert auf der Reduktion von Pitta, Kapha und Ama.

➤ Hierzu sollten alle fettigen, schweren, öligen, sauren und scharfen Nahrungsmittel gemieden werden.

➤ Abführen mit *Rizinusöl* (1-mal pro Woche, Seite 171) und die Einnahme von 1/2 *TL Kurkuma* (2-mal täglich) unterstützen die innere Reinigung.

➤ Vor dem Ausreinigen sollten die Aknepusteln mit einer *Knoblauchzehe* sanft massiert und nach dem Ausreinigen mit *Kurkuma* betupft werden.

➤ Als Gesichtsmaske wird eine Linsenpaste auf das Gesicht auftragen: *5 EL Linsen (geschälter Mung Dal) · 1 EL Koriandersamen* knapp *mit Wasser* bedecken, über Nacht einweichen und dann im Mixer fein pürieren. *1/2 TL Kurkuma · 1 TL Kalmuspulver · 2 TL Cistrosenwasser (Hydrolat aus Apotheke oder Naturkostladen)* dazugeben und zu einer glatten Paste vermischen.

Auf die Hautstellen großzügig auftragen und am besten über Nacht wirken lassen. An nächsten Morgen mit klarem Wasser abwaschen. Die Haut mit etwas Cistrosenwasser nachreinigen und mit *Aloe vera* befeuchten.

Ekzeme, Ausschläge

Auch bei Ekzemen und Ausschlägen sollte der Körper von überschüssiger Säure befreit werden.

➤ Hierbei helfen das Abführen mit *Rizinusöl* (1-mal pro Woche, Seite 171) und eine Pitta-reduzierende Ernährung (Seite 136).

➤ Die betroffenen Hautstellen können mit Packungen aus *Auberginen* oder *Weißkraut* wirkungsvoll behandelt werden. Dafür püriert man eine gekochte Aubergine oder hackt rohes Weißkraut im Mixer ganz fein und trägt die Masse auf die befallenen Stellen auf. Mit einem feuchten Umschlag fixieren und nach 15–20 Minuten vor-

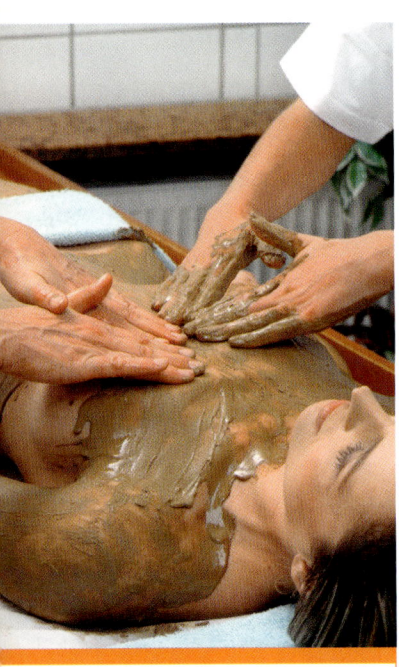

Heiße Breiumschläge und trockene Massagen mit Mehl und Kräutern (Udvarthana) regen den Stoffwechsel an und fördern die Entgiftung. Sie werden vor allem bei Kapha-Beschwerden eingesetzt.

sichtig abnehmen. Je nach Bedarf 1-mal täglich wiederholen.

➤ Zusätzlich hilft die Massage mit *Nachtkerzen-* oder *Borretschöl.*

Hautunreinheiten, Pusteln

Hautunreinheiten sind in der Regel eine Pitta-Problematik mit oder ohne Ama-Ansammlung.

➤ Auf jeden Fall sollten alle öligen, scharfen und sauren Nahrungsmittel sowie Schokolade vermieden werden.

➤ Sehr gut helfen lokale Hautbehandlungen mit natürlichen Masken (Ubathanas), die den Hautstoffwechsel anregen, die Poren reinigen und das Hautbild beruhigen. Es gibt viele verschiedene Mischungen, von denen ich hier einige einfache aufführen möchte.

Alle ayurvedischen Masken und Packungen sollten direkt vor dem Auftragen angerührt und frisch aufgetragen werden.

Paste (Ubathana) aus Koriandersamen: *2 EL Koriandersamen* ganz fein mahlen und *mit etwas Wasser* zu einer festen Paste verrühren. Auf die betroffenen Hautstellen auftragen, antrocknen lassen und mit etwas Öl und Wasser abrubbeln. Anschließend mit klarem Wasser die Haut nachreinigen. In akuten Fällen kann dieses Reinigungspeeling in die tägliche Hautpflege integriert werden.

Nach dem gleichen Prinzip können auch andere Pasten (Ubathanas) hergestellt werden. Am besten, man variiert die Zutaten immer wieder, um eine möglichst ausgewogene Hautreinigung zu bewirken:

Paste aus *Kalmus und Kurkuma (zu gleichen Teilen).*

Paste aus *Muskatnuss, Sandelholz und Kalmus (zu gleichen Teilen).*

Paste aus *Sandelholz und weißer Tonerde (zu gleichen Teilen).*

Neurodermitis

Neurodermitis hat eine ähnliche Symptomatik wie Schuppenflechte (siehe unten), ist nur weitaus aggressiver und unangenehmer für den Betroffenen und sollte von einem erfahrenen Ayurveda-Arzt oder -Therapeuten behandelt werden.

➤ Meditation und Entspannungsübungen sind in der ayurvedischen Neurodermitistherapie sehr wichtig, denn auf diese Weise können die psychosomatischen Ursachen wie Stress, Ängste und Sorgen ganzheitlich beseitigt werden.

➤ Zusätzlich sollten alle Vata- und Pitta-erhöhenden Nahrungsmittel und Lebensgewohnheiten gemieden werden.

➤ Für die tägliche Hautpflege eignen sich *Jojoba*- und *Nachtkerzenöl*. Diese nehmen den Juckreiz und schützen die Haut. Als Alternative kann auch *Senföl* verwendet werden. Das Öl wird mit den Fingern sanft auf die betroffenen Stellen massiert.

Schuppenflechte (Psoriasis)

Schuppenflechte ist eine Hautkrankheit mit typischen Vata-Symptomen und -Auslösern. Die Behandlung sollte von einem erfahrenen Ayurveda-Arzt oder -Therapeuten geleitet werden und beinhaltet in der Regel lokalen Massagen mit Senföl, Schwitzkuren (Svedana), Erbrechen (einmal pro Woche mit warmem Wasser) und Abführen (einmal pro Woche mit Rizinusöl).

➤ Zusätzlich werden Einreibungen mit Eigenurin empfohlen. Dafür wird der Urin tagsüber gesammelt, um damit am nächsten Tag morgens und abends die betroffenen Hautstellen einzureiben.

➤ Ganz wichtig ist auch die Veränderung der Ernährungsgewohnheiten. Alle trockenen und kalten Nahrungsmittel, zum Beispiel Knäckebrot, Rohkost und Tomaten, sollten unbedingt gemieden werden. Stattdessen sind Suppen und Eintöpfe aus Wurzelgemüse und Getreide sehr empfehlenswert.

Verbrennungen der Haut

➤ Kleinere Verbrennungen können, nachdem sie sofort gekühlt wurden, mit einer flüssigen Paste sehr gut im Heilungsprozess unterstützt werden: *1 Teil Sandelholz · 1 Teil Kurkuma · 4 Teile Aloe vera* zu einer flüssigen Paste vermischen und auf die betroffenen Hautstellen auftragen. Bei Bedarf noch 2- bis 3-mal wiederholen.

HEISERKEIT

➤ Neigen Sie zu Heiserkeit, sollten Sie grundsätzlich alle Milchprodukte und Käse aus Ihrem Speiseplan streichen.

➤ Bei akuter Heiserkeit hilft es, mit heißem Kurkuma-Wasser zu gurgeln und Kurkuma-Milch zu trinken: Jeweils *1 TL Kurkuma* mit *1 Tasse Wasser oder Milch* kurz aufkochen und anschließend als Gurgelwasser verwenden beziehungsweise als Kurkuma-Milch in kleinen Schlucken trinken. In akuten Fällen 4- bis 5-mal täglich wiederholen.

➤ Zusätzlich können Sie 3-mal täglich eine große Tasse Tee trinken: *1 Scheibe Ingwer · 1 Zimtstange · 1 TL Süßholz mit 1 großen Tasse Wasser* aufkochen und 10 Minuten ziehen lassen.

HUSTEN

Für Husten gibt es nur wenige unspezifische Behandlungsempfehlungen, da die Therapie sehr stark von den auslösenden Faktoren abhängt. Es gibt jedoch einige Rezepturen, die so ausgleichend auf alle drei Doshas wirken, dass sie in jedem Fall für Linderung sorgen können.

➤ Aus den folgenden Zutaten können Sie sich eine eigene Medizin herstellen. 6 bis 9 Pillen davon sollten Sie über den Tag verteilt kauen: *30 g Pippali (Piper longum) · 40 g Kandiszucker (Sharaka) · 40 g Rosinen · 40 g Datteln · 40 g Süßholz · 3 EL Honig* vermischen, im Mixer zerkleinern und Pillen von jeweils 500 mg herstellen.

In der Caraka Samhita werden fünf verschiedene Arten von Husten (Kasa) beschrieben, die aus einer Störung aller drei Doshas entstehen können. Eine entlastende, schleimlösende Diät mit Mungbohnen, Gerste und etwas Honig sowie Inhalationen mit Kräutern und Gewürzen gehören zu jeder empfohlenen Therapie.

> Zusätzlich ist es sinnvoll, einen Veilchentee zu trinken: *5g Veilchenkraut (Viola odorata) mit einer Tasse heißem Wasser* überbrühen, 5 Minuten lang ziehen lassen und 2-mal täglich trinken.

KOPFSCHMERZ UND MIGRÄNE

Viele Menschen erleben Kopfschmerzen oder Migräne als eine sehr hartnäckige Erkrankung, die immer dann auftritt, wenn Vata und Pitta gestört sind. Die meisten meiner Kopfschmerz-Patienten arbeiten zu viel und leiden unter chronischer Anspannung, mentaler Überlastung und Stress. Ihre regelmäßig auftretenden Migräne- oder Kopfschmerzanfälle sind ein letzter Hilfeschrei, der alle geistigen Aktivitäten sofort stilllegt.

> Sehr viel besser allerdings ist es, bereits im Vorfeld den Geist zu entspannen und alles zu vermeiden, was Vata oder Pitta erhöhen könnte.

> Gegen akute Kopfschmerzen hilft Nasya (Seite 167): *Je 1 Tropfen Sesamöl* morgens und abends in beide Nasenlöcher träufeln.

> Ebenso angenehm ist es, die Augen zu kühlen, indem man 2 Wattepads mit *Rosenwasser* tränkt und diese auf die geschlossenen Augenlider legt.

> Regelmäßige Meditationen, entspannende Spaziergänge am Wasser und kühlende Fußmassagen mit Ghee stärken das geistig-seelische Gleichgewicht und schenken einen freien Kopf in sattvischer Gelassenheit.

> In der ayurvedischen Ernährungstherapie werden folgende Nahrungsmittel empfohlen: Milch, Ghee, frische Butter, Gerste, Weizen, Mung-Dal, Zucchini, Kürbis, Bananen, Mangos, süße Granatäpfel, Weintrauben und andere süße Früchte. Geeignete Gewürze sind Koriander, Cumin, Gewürznelken, Ingwer, Steinsalz und Fenchel.

> *Gewürznelken* sind besonders wirkungsvoll, um den Kopf zu befreien: Lutschen Sie auf nüchternen Magen 2 Nelken etwa 10 Minuten lang.

Beschwerden des Kopfes werden im Ayurveda als Siroroga bezeichnet. Vata verursacht starke Schmerzen und Pulsieren im Kopf. Durch Pitta entsteht Brennen und Unbehagen und durch Kapha Schwere des Kopfes. Je nach Symptomen und Ursachen sollten die Beschwerden individuell behandelt werden.

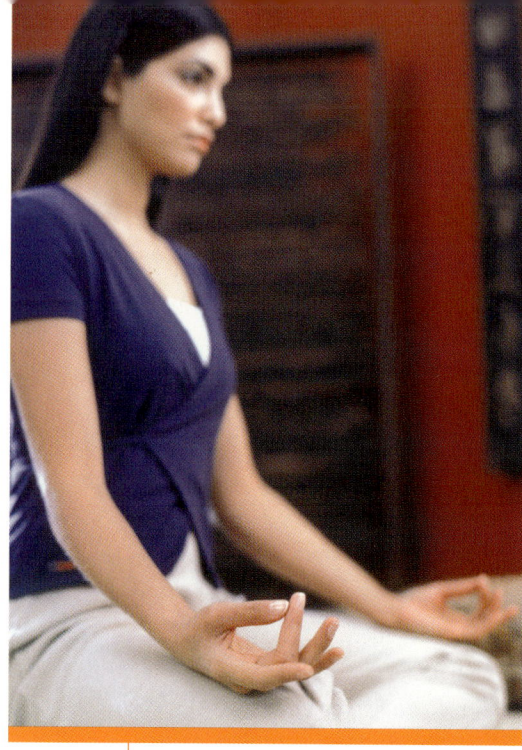

Bei innerer Anspannung, Kopfschmerzen und Migräne sind Ruhe, Entspannung und Meditation oft die beste Medizin, ebenso bei Magen-Darm-Beschwerden zum Ausgleich von Vata und Pitta.

> Vermieden werden sollten Fleisch, Sesamsamen, Urad-Dal (schwarze Linsen), Auberginen, Joghurt, Schafsmilch, gebratene Dinge und starke Gewürze wie Chili und Pfeffer.

MAGENSCHLEIMHAUTENTZÜNDUNG UND -ÜBERSÄUERUNG

Der Magen gehört zu den sauersten Organen des Körpers, und alle Beschwerden dieses wichtigen Verdauungsorgans werden durch erhöhtes Pitta verursacht (siehe auch Sodbrennen, Seite 196).

Oft liegt der Auslöser im übermäßigen Genuss von Pitta-erhöhenden Speisen wie Zitrusfrüchten, Fleisch, Alkohol, Kaffee und weißem Zucker. Innere Anspannung und Aggressionen erhöhen ebenso Pitta. Manchmal führen auch Vata-Ansammlungen zu einer Erhöhung von Pitta.

➤ Aus diesem Grunde sollten alle Pitta- und Vata-provozierenden Faktoren gemieden werden und Meditation oder andere Entspannungsmaßnahmen im Tagesplan ihren festen Platz finden.

➤ Empfehlenswerte Nahrungsmittel bei Magen-übersäuerung und -entzündungen sind Milch, Ghee, frische Butter, Gerste, Weizen, Mung-Dal, Zucchini, Kürbis, Bananen, Mangos, Kokosnüsse, süße Granatäpfel, Weintrauben und andere süße Früchte. Geeignete Gewürze sind Koriander, Cumin, Gewürznelken, Ingwer, Steinsalz, Fenchel.

➤ Zu vermeidende Nahrungsmittel sind neben den oben genannten Säurebildnern auch starke Gewürze wie Pfeffer und Chili, Sesamsamen, Urad Dal (schwarze Linsen), Auberginen, Schafsmilch, Joghurt und Gebratenes.

➤ Folgende Mischung kann sehr hilfreich sein: *Ungespritzte Rosenblüten, Fenchel, Gewürznelken, Koriandersamen, Kardamom und Kandiszucker (zu gleichen Teilen)* im Mörser fein zerstoßen. 2 g dieser Mischung mit etwas Wasser 2- bis 3-mal täglich einnehmen.

➤ Zusätzlich sollte 2-mal täglich, morgens und abends, je *3 g Shatavari-Pulver (Spargelwurzel) mit gekochter Milch* eingenommen werden.

➤ Ebenfalls eine gute Linderung verschafft eine Mischung aus *1 Msp. Amalaki · 1 Msp. Süßholz · 1 Msp. Guduchi (Tinospora cordifolia)* 2- bis 3-mal täglich *mit Honig oder Wasser* eingenommen.

Die Wirkung der Rezepturen hängt von der Ursache der Beschwerden ab. Probieren Sie einfach aus, welches Mittel Ihnen besonders gut hilft.

MAGENGESCHWÜR

Ein Magengeschwür hat seine Ursache immer in einem stark erhöhten Pitta und einem zu sauren Stoffwechsel. In manchen Fällen liegt auch eine zu geringe Schleimbildung des Magens vor (Kapha ist vermindert). Auf der psychischen Ebene können auch Vata-Problematiken wie Stress, Angst und Minderwertigkeitsgefühle die Auslöser sein.

➤ In den klassischen Behandlungsformen wird Pitta-erhöhende Nahrung gemieden (Seite 136) und auf Rauchen, Alkohol, Kaffee und schwarzen Tee vollends verzichtet.

➤ Die Psyche wird durch mentales Training, Meditation und ausgleichende Körperübungen zur besseren Stressbewältigung und Vermeidung von Ängsten gestärkt.

➤ Als Medizin wird ein Sud hergestellt: *2 g Shatavari-Pulver (Spargelwurzel) · 2 g Süßholz-Pulver · 150 ml Wasser · 150 ml Milch* zusammen so lange kochen lassen, bis die Flüssigkeit auf etwa 150 ml verdampft ist. Morgens und abends jeweils 75 ml davon trinken.

MUNDSCHLEIMHAUT- UND ZAHNFLEISCHENTZÜNDUNG

Wie bei allen Entzündungen ist auch bei der Entzündung von Mundschleimhaut oder Zahnfleisch Pitta der hauptverursachende Faktor.

➤ Daher sollten alle Maßnahmen zur Besänftigung von Pitta unternommen werden (Seite 136).

➤ Besonders wirkungsvoll ist es, alle sauren Speisen zu vermeiden.

➤ Sehr hilfreich: Ölziehen (Gandusha, Seite 70) mit *Jasmin-Thailam* (mediziniertes Öl, Seite 103, auch beim Fachversand zu bestellen, Seite 197). Sie können auch *2 EL Ghee mit ½ TL Kurkuma* erhitzen und damit den Mund ausspülen.

➤ Bittere Gemüse wie Spinat, Mangold, Blattsalat, Artischocke und Chicorée zu essen, ist nun sehr wohltuend.

➤ Bei Zahnfleischentzündung sollte das Zahnfleisch zusätzlich noch mit einer Mischung aus *Kurkuma und Amalaki (zu gleichen Teilen)* oder mit *Jasmin-Öl (siehe oben)* mehrmals täglich an den betroffenen Stellen massiert werden.

DIE KENNTNIS EINER EINZIGEN WISSENSCHAFT REICHT NICHT AUS, UM GESICHERTE AUSSAGEN FÜR DEN GEEIGNETEN HEILUNGSWEG ZU TREFFEN. DESWEGEN KANN NUR JEMAND, DER MEHRERE WISSENSCHAFTEN BEHERRSCHT (WIE MEDIZIN, PHILOSOPHIE UND PSYCHOLOGIE), ALS WAHRER ARZT BEZEICHNET WERDEN.

Sushruta Samhita 9,7

REIZDARM

Die Ursache eines Reizdarms finden wir vor allem in unregelmäßigen Ernährungsgewohnheiten, im Verzehr ungesunder und schwerer Nahrungsmittel sowie in emotionaler Besorgnis und mentaler Anspannung. All dies lässt Vata und Kapha aus dem Gleichgewicht geraten und belastet die Verdauungsorgane.

➤ Betroffene Patienten sollten alle Vata- und Kapha-belastenden Faktoren vermeiden und Meditation praktizieren.

➤ Hilfreich ist auch, regelmäßig Joghurt, Reis-Dal-Suppe (Khichari, Seite 170), Bananen, Äpfel, Granatäpfel und Papaya zu essen. Starke Gewürze wie Chili und Pfeffer sollten vermieden werden, milde Gewürze jedoch sind hilfreich.

RHEUMA

Der gesamte rheumatische Formenkreis lässt sich mit der ayurvedischen Medizin hervorragend behandeln.

➤ Neben speziellen Massage- und Reinigungstechniken hilft vor allem eine Vata- und Ama-reduzierende Diät, um die Ursachen für Rheuma, Arthrose und Gicht zu behandeln.

➤ Allein der strikte Verzicht auf alle kalten und sauren Speisen, auf tierische Eiweiße und Rohkost kann bereits gute Ergebnisse bringen.

SCHLAFSTÖRUNGEN

Schlafstörungen resultieren aus einem Überschuss an Vata, der durch zu viel Stress, Ängste, Übermüdung, Depressionen oder Verstopfung verursacht werden kann.

➤ Neben den allgemeinen Vata-reduzierenden Maßnahmen helfen eine kleine Fußmassage mit *Ghee* und eine Tasse *heiße Milch mit 1/4 TL Muskatnuss* vor dem Schlafengehen. Weitere Tipps für einen guten Schlaf finden Sie ab Seite 79.

SODBRENNEN

➤ Eine *Kardamomkapsel* oder ein Stück *rohe Kartoffel* zu lutschen kann sofort lindernd wirken.

➤ Die regelmäßige Einnahme von *Aloe vera* ist ebenfalls sehr hilfreich.

➤ Außerdem sollten alle Pitta-erhöhenden Nahrungsmittel gemieden werden.

ÜBELKEIT UND ERBRECHEN

Übelkeit und Erbrechen ist oft eine Problematik der nach oben gerichteten Vata-Energie (Udhanavata), die mit den folgenden Maßnahmen harmonisiert werden kann.

➤ Sehr wirkungsvoll: zum Frühstück *1 Glas warmes Wasser mit 1 Spritzer Zitronensaft und 1 Msp. Kardamom* trinken, außerdem *10 Mandeln* essen, die über Nacht in Wasser eingeweicht und am Morgen geschält wurden.

➤ Ebenso wird empfohlen, mehrmals am Tag etwas *Fruchtsaft oder Milch* in kleinen Schlucken zu trinken.

➤ Gegen den Brechreiz hilft es, *Gewürznelken oder Kardamomsamen* zu kauen.

All diese Empfehlungen wirken auch sehr gut in der Schwangerschaft.

VERSTOPFUNG

➤ Um Verstopfung zu vermeiden, sollten alle Vata-erhöhenden Nahrungsmittel und Lebensgewohnheiten so weit wie möglich reduziert werden.

➤ Der regelmäßige Genuss von eingeweichten Trockenfrüchten (Rosinen, Aprikosen und Pflaumen) und genügend Flüssigkeit machen den Stuhl weich und geschmeidig.

➤ Zusätzlich helfen Einläufe (Bastis, Seite 171) mit *30 ml Rizinusöl*.

➤ Hilfreich ist es auch, *4–5 g Triphala* (eine Ayurveda-Kräutermischung) mit etwas heißem Wasser abends vor dem Schlafengehen einzunehmen.

ZUM NACHSCHLAGEN

BÜCHER, DIE WEITERHELFEN

➤ Pegrum, Juliet: *Vastu Vidya. Die indische Kunst des harmonischen Wohnens.* Urania Verlag, Neuhausen/Schweiz 2001
➤ Ranade, Subhash: *Ayurveda – Wesen und Methodik.* Haug Verlag, Heidelberg 1994
➤ Rhyner, Hans-Heinrich/Karner, Irene: *Das Ayurveda-Kamasutra. Zeit für Sinnlichkeit.* Bauer Verlag, Freiburg 2002/AT-Verlag
➤ Rhyner, Hans-Heinrich: *Das Praxishandbuch Ayurveda. Gesund leben – sanft heilen.* Urania Verlag, Neuhausen/Schweiz 2001
➤ Rosenberg, Kerstin/Rhyner, Hans-Heinrich: *Das große Ayurveda-Ernährungsbuch. Gesund leben – genussvoll essen.* Urania Verlag, Neuhausen 2003
➤ Rosenberg, Kerstin: *Das Ayurveda-Praxisbuch für Frauen. Gesund, schön und sinnlich.* AT-Verlag, Aargau 2004
➤ Schmiecke, Markus: *Die Kraft der lebendigen Räume. Das große Vastu-Buch.* AT-Verlag, Aargau 2000
➤ Schutt, Karin: *Ayurveda für jeden.* Gräfe und Unzer Verlag, München 1996
➤ Srikana, Sena: *Ayurveda-Lehrbuch. Kompendium des Ayurveda-Klassikers Caraka Samhita.* Vasati Verlag, Schöna 2003
➤ Tiwari, Maya: *Das große Ayurveda-Handbuch. Die Geheimnisse des Heilens.* Windpferd Verlag, Aitrang 2001
➤ Trökes, Anna: *Das große Yogabuch.* Gräfe und Unzer Verlag, München 2000; weitere Titel: *Power durch Yoga / Yoga – Mehr Energie und Ruhe.* Buch mit CD / *Yoga für Rücken, Schulter und Nacken / Die Yoga-Box.* Gräfe und Unzer Verlag, München

➤ Zoller, Andrea/Nordwig, Hellmuth: *Heilpflanzen der Ayurvedischen Medizin.* Haug Verlag, Heidelberg 1997

ADRESSEN, DIE WEITERHELFEN

➤ *Mahindra-Institut*
The European Academy of Ayurveda
Forsthausstraße 6, D–63633 Birstein
Telefon 0 60 54 / 9 13 10
www.mahindra-institut.de

Ayurveda-Ausbildungen, Seminare und Kuren in Deutschland, Österreich und der Schweiz. Hier erreichen Sie auch Kerstin Rosenberg – wenn Sie Fragen haben, für individuelle Beratungsgespräche oder Seminare/Ausbildungen unter ihrer Leitung.

➤ *P. D. Patel Ayurveda Hospital*
Collage Road, 387001 Nadiad, Gujarat, India
E-Mail: dr.gupta@mahindra-institut.de

➤ *VEAT – Verband Europäischer Ayurveda-Therapeuten*
Hofstraße 53, CH–8032 Zürich
Telefon 00 41 / 1 / 2 60 70 72
E-Mail: VEAT@ayurveda-forum.de

Sektion Deutschland:
An der Falkenwiese 6, D–85128 Nassefels
Telefon 00 49 / (0) 84 24 / 88 57 59

www.ayurveda-forum.de
www.ayurveda-portal.de

Hier erfahren Sie Adressen von Ayurveda-Ärzten, -Therapeuten und -Kurhäusern im In- und Ausland.

➤ *Berufsverband der Yogalehrenden in Deutschland (BDY)*
Jüdenstraße 37, 37073 Göttingen
www.yoga.de

Adressen von qualifizierten Yogalehrern.

Bezugsadressen/Versender

➤ *Ayurveda-Shop*
Forsthausstraße 6, D–63633 Birstein
Tel. 0 60 54 / 90 95 16
➤ *Shatavari Ayurveda-Versand*
Prellerstraße 39, D–01309 Dresden
Telefon 03 51 / 3 11 93 18

DANK

➤ Herzlichen Dank an Hubert Nägeli, Geschäftsführer der Firma »Die Fliese«, der uns in seinem schönen Showroom für Bäder mit besonderem Flair fotografieren ließ.
Die Fliese, art + design,
Emil-Kurz-Straße 2, D–85737 Ismaning
Telefon 0 89 / 9 62 40 10
E-Mail: hn@die-fliese.com
➤ Ebenfalls herzlichen Dank an Buko Hartmann, Geschäftsführer von »Amla Natur«, der uns viele ayurvedische Produkte für die Fotoproduktion zur Verfügung stellte.
Amla Natur GmbH
Postfach 12 42, D–21249 Tostedt
Telefon 0 41 82 / 29 16 61
E-Mail: info@amla.de, www.amla.de
Bringt regelmäßig ein Ayurveda-Journal und den Katalog »AyurVeda Marktplatz« heraus.
➤ Außerdem danken wir dem *Mahindra-Institut,* Birstein, für die Auswahl an Originalzitaten und klassischen Abbildungen.

SACHREGISTER & GLOSSAR

HILFREICHE AUSSPRACHEREGELN

c wie tsch	zum Beispiel Caraka: Tscháraka
ch wie tsch-h	zum Beispiel Khichari: K-hích-hari
j wie dsch	zum Beispiel Rajas: Rádschas
s wie ss	zum Beispiel Sattva: Ssátwa
sh wie sch	zum Beispiel Shukra: Schúkra
v wie w	zum Beispiel Veda: Wéda
y wie j	zum Beispiel Yoga: Jóga

h nach Konsonanten als hörbarer Hauchlaut
zum Beispiel Abhyanga: Ab-hjánga

IMPRESSUM

© 2004 GRÄFE UND UNZER VERLAG GmbH, München
Alle Rechte vorbehalten. Nachdruck, auch auszugsweise, sowie Verbreitung durch Bild, Funk, Fernsehen, Internet, durch fotomechanische Wiedergabe, Tonträger und Datenverarbeitungssysteme jeder Art nur mit schriftlicher Genehmigung des Verlages.

Programmleitung: Ulrich Ehrlenspiel
Redaktion: Ilona Daiker
Lektorat: Felicitas Holdau
Satz und Gestaltung: Felicitas Holdau
Layout und Umschlaggestaltung:
Claudia Fillmann, Independent Medien-Design, München
Herstellung: Susanne Mühldorfer
Lithos: Repro Ludwig, Zell am See
Druck: Appl, Wemding
Bindung: Großbuchbinderei Monheim

ISBN 3-7742-6286-1

Auflage	5.	4.	3.	2.	1.
Jahr	2008	07	06	05	04

WICHTIGER HINWEIS

Die Inhalte des vorliegenden Ratgebers wurden sorgfältig recherchiert und haben sich in der Praxis bewährt. Alle Leserinnen und Leser sind jedoch aufgefordert, selbst zu entscheiden, ob und inwieweit sie Anleitungen und Anregungen aus diesem Buch umsetzen wollen. Autorin und Verlag übernehmen keine Haftung für die Resultate.

BILDNACHWEIS

Fotoproduktion: Kai Stiepel, München

Weitere Fotos:
Anzenberger: Seite 55 (P. Panjiar);
Bilderberg: Seite 29, 110, 138, 165, 172, 174 (D. Schmid);
BW Photoagentur: 192;
Corbis: Seite 19/3, 20, 52, 56, 113, 126, 135, 177, 180;
face to face: Seite 16;
Gettyimages: Seite 19/5;
GU-Archiv: Seite 25, 48 (N. Olonetzky), 75 (M. Wagenhan);
Imago: Seite 168 (Sommer);
Jahreszeiten Verlag: Seite 69, 190;
Jump: Seite 23, 77, 78, 88, 91, 97, 99 (K. Vey), 106 (M. Sandkühler), 136, 189 (A. Falck), 194 (K. Vey);
Laif: Seite 64, 163 (Kirchner);
Look: Seite 14 (J. Greune);
Mahindra-Institut: Seite 37, Hinterleger;
Mauritius: Seite 11, 19/1, 19/4, 38 (Tunger), 41 (Pöhlmann), 45, 59, 85, 86/1, 86/2, 87 (Halaska), 104 (Jiri), 119, 161 (J. Beck), 179;
Staatliches Museum für Völkerkunde München: Hinterleger;
Stockfood: Seite 109, 169 (Minh & Wass), 181 (Eising), 183 (Wieder), 187 (Eising);
Teubner: Seite 185;
Zefa: Seite 19/2, 47, 111, 114, 116

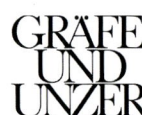

GRÄFE UND UNZER

Ein Unternehmen der
GANSKE VERLAGSGRUPPE

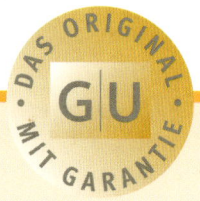